# SOBRE A EFICIÊNCIA ECONÔMICA E SEXUAL DOS CORPOS
## CRÍTICA DA RAZÃO EUCÓRPICA

Editora Appris Ltda.
1.ª Edição - Copyright© 2025 dos autores
Direitos de Edição Reservados à Editora Appris Ltda.

Nenhuma parte desta obra poderá ser utilizada indevidamente, sem estar de acordo com a Lei nº 9.610/98. Se incorreções forem encontradas, serão de exclusiva responsabilidade de seus organizadores. Foi realizado o Depósito Legal na Fundação Biblioteca Nacional, de acordo com as Leis nos 10.994, de 14/12/2004, e 12.192, de 14/01/2010.

Catalogação na Fonte
Elaborado por: Dayanne Leal Souza
Bibliotecária CRB 9/2162

| | |
|---|---|
| G216s 2025 | Garcia-Severino, Fulvio Cesar Sobre a eficiência econômica e sexual dos corpos: crítica da razão eucórpica / Fulvio Cesar Garcia-Severino, Sandra Aparecida Riscal. – 1. ed. – Curitiba: Appris, 2025. 332 p. : il. ; 23 cm. – (Coleção Educação, Tecnologias e Transdisciplinaridades). Inclui referências. ISBN 978-65-250-7280-7 1. Análise genealógica. 2. Discurso. 3. Razão eucórpica. 4. Anatomia. 5. Fisiologia. 6. Corpo. I. Garcia-Severino, Fulvio Cesar. II. Riscal, Sandra Aparecida. III. Título. IV. Série. CDD – 571 |

Livro de acordo com a normalização técnica da ABNT

**Appris** _editorial_

Editora e Livraria Appris Ltda.
Av. Manoel Ribas, 2265 – Mercês
Curitiba/PR – CEP: 80810-002
Tel. (41) 3156 - 4731
www.editoraappris.com.br

Printed in Brazil
Impresso no Brasil

Fulvio Cesar Garcia-Severino
Sandra Aparecida Riscal

# SOBRE A EFICIÊNCIA ECONÔMICA E SEXUAL DOS CORPOS

## CRÍTICA DA RAZÃO EUCÓRPICA

**Appris**
*editora*

Curitiba, PR
2025

# FICHA TÉCNICA

**EDITORIAL**
Augusto Coelho
Sara C. de Andrade Coelho

**COMITÊ EDITORIAL**
Ana El Achkar (Universo/RJ)
Andréa Barbosa Gouveia (UFPR)
Antonio Evangelista de Souza Netto (PUC-SP)
Belinda Cunha (UFPB)
Délton Winter de Carvalho (FMP)
Edson da Silva (UFVJM)
Eliete Correia dos Santos (UEPB)
Erineu Foerste (Ufes)
Fabiano Santos (UERJ-IESP)
Francinete Fernandes de Sousa (UEPB)
Francisco Carlos Duarte (PUCPR)
Francisco de Assis (Fiam-Faam-SP-Brasil)
Gláucia Figueiredo (UNIPAMPA/ UDELAR)
Jacques de Lima Ferreira (UNOESC)
Jean Carlos Gonçalves (UFPR)
José Wálter Nunes (UnB)
Junia de Vilhena (PUC-RIO)

Lucas Mesquita (UNILA)
Márcia Gonçalves (Unitau)
Maria Aparecida Barbosa (USP)
Maria Margarida de Andrade (Umack)
Marilda A. Behrens (PUCPR)
Marília Andrade Torales Campos (UFPR)
Marli Caetano
Patrícia L. Torres (PUCPR)
Paula Costa Mosca Macedo (UNIFESP)
Ramon Blanco (UNILA)
Roberta Ecleide Kelly (NEPE)
Roque Ismael da Costa Güllich (UFFS)
Sergio Gomes (UFRJ)
Tiago Gagliano Pinto Alberto (PUCPR)
Toni Reis (UP)
Valdomiro de Oliveira (UFPR)

**SUPERVISORA EDITORIAL**
Renata C. Lopes

**PRODUÇÃO EDITORIAL**
Adrielli de Almeida

**REVISÃO**
José Bernardo

**DIAGRAMAÇÃO**
Andrezza Libel

**CAPA**
Eneo Lage

**ILUSTRAÇÃO DA CAPA**
Dall-e

**REVISÃO DE PROVA**
Lavínia Albuquerque

## COMITÊ CIENTÍFICO DA COLEÇÃO EDUCAÇÃO, TECNOLOGIAS E TRANSDISCIPLINARIDADE

**DIREÇÃO CIENTÍFICA**
Dr.ª Marilda A. Behrens (PUCPR)

Dr.ª Patrícia L. Torres (PUCPR)

**CONSULTORES**
Dr.ª Ademilde Silveira Sartori (Udesc)

Dr. Ángel H. Facundo
(Univ. Externado de Colômbia)

Dr.ª Ariana Maria de Almeida Matos Cosme
(Universidade do Porto/Portugal)

Dr. Artieres Estevão Romeiro
(Universidade Técnica Particular de Loja-Equador)

Dr. Bento Duarte da Silva
(Universidade do Minho/Portugal)

Dr. Claudio Rama (Univ. de la Empresa-Uruguai)

Dr.ª Cristiane de Oliveira Busato Smith
(Arizona State University /EUA)

Dr.ª Dulce Márcia Cruz (Ufsc)

Dr.ª Edméa Santos (Uerj)

Dr.ª Eliane Schlemmer (Unisinos)

Dr.ª Ercilia Maria Angeli Teixeira de Paula (UEM)

Dr.ª Evelise Maria Labatut Portilho (PUCPR)

Dr.ª Evelyn de Almeida Orlando (PUCPR)

Dr. Francisco Antonio Pereira Fialho (Ufsc)

Dr.ª Fabiane Oliveira (PUCPR)

Dr.ª Iara Cordeiro de Melo Franco (PUC Minas)

Dr. João Augusto Mattar Neto (PUC-SP)

Dr. José Manuel Moran Costas
(Universidade Anhembi Morumbi)

Dr.ª Lúcia Amante (Univ. Aberta-Portugal)

Dr.ª Lucia Maria Martins Giraffa (PUCRS)

Dr. Marco Antonio da Silva (Uerj)

Dr.ª Maria Altina da Silva Ramos
(Universidade do Minho-Portugal)

Dr.ª Maria Joana Mader Joaquim (HC-UFPR)

Dr. Reginaldo Rodrigues da Costa (PUCPR)

Dr. Ricardo Antunes de Sá (UFPR)

Dr.ª Romilda Teodora Ens (PUCPR)

Dr. Rui Trindade (Univ. do Porto-Portugal)

Dr.ª Sonia Ana Charchut Leszczynski (UTFPR)

Dr.ª Vani Moreira Kenski (USP)

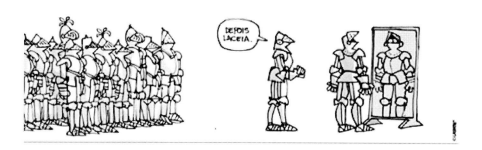

(Laerte, 2020)

O [corpo] quase SEMPRE LACEIA

# PREFÁCIO

A obra *Sobre a eficiência econômica e sexual dos corpos: crítica da razão eucórpica*, de Fulvio Cesar Garcia-Severino, consiste em uma investigação profunda e rigorosa sobre as interseções entre corpo, discurso e poder, fruto de sua tese de doutorado, apresentada ao Programa de Pós-Graduação em Educação da Universidade Federal de São Carlos, sob orientação da Prof.ª Dr.ª Sandra A. Riscal, e nos convida a uma reflexão crítica sobre as formas como o corpo é percebido, concebido, representado e disciplinado através dos séculos — e, especialmente biologizado — pelo discurso biomédico.

O autor propõe o que denominou de *crítica da razão eucórpica* como núcleo teórico de sua investigação, um conceito-ferramenta que oferece uma análise potente e contundente sobre como o corpo biológico — referido como *eucorpo* — se torna um padrão de eficiência tanto econômica quanto sexual, em detrimento de outras formas de existência corporais. Para tanto, o leitor irá se deparar com a construção de uma linha genealógica que vai do século XVIII ao XXI, traçada a partir dos modos sobre como o *corpo biomédico*, inicialmente concebido nesses períodos, continua a influenciar nossas percepções e entendimentos em relação ao corpo na contemporaneidade.

Fulvio nos revela que, sob o nome de *eucorpo*, uma variedade de outros corpos foi subsumida e desaparecida no interior de um discurso que, além de biologizante, é também medicalizado, tendo sido estabelecido como dominante. Esses corpos, referidos como *oicorpos*, são controlados e regulados não pela eficiência, mas pela normatização de uma superfuncionalidade mecânica e cibernética. Assim, a *razão eucórpica* impõe uma semiologia que racionaliza e submete os corpos a uma lógica disciplinar, produzindo subjetividades que precisam ser moldadas, vigiadas, examinadas — podendo, ainda, ser passíveis de uma punição com vistas à correção.

Fulvio também introduz o conceito de *iansanidade* como uma força de resistência e subversão a essa lógica opressiva. Nesses termos, a *iansanidade* representa a capacidade de retirar a subjetividade das profundezas da engrenagem mecânico-cibernética, propondo uma ruptura com a sutura empírico-metafísica que condiciona os corpos ao imago do *eucorpo*.

É por meio dela que os corpos podem recuperar sua vontade, espírito, consciência, desejo, sensibilidade; enfim, suas potências, rompendo com a objetificação e a utilitarização imposta pela *razão eucórpica*.

Este livro vai além de uma análise histórica ou sociológica; ele nos propõe um mergulho nas profundezas das práticas discursivas que sustentam a estrutura da *razão eucórpica*, revelando como tal racionalidade se torna um dispositivo de poder que redefine constantemente os padrões de normalidade e, com efeito, a anormalidade, a saúde e a doença, o útil e o descartável. Logo, a *iansanidade* emerge como uma espécie de força disruptiva.

Ainda, ao desvelar as tramas e os dispositivos que sustentam a *razão eucórpica*, Fulvio não apenas oferece uma crítica incisiva do presente, mas também abre caminhos para novas formas de pensar e viver o corpo. Sua obra é um convite à reflexão e à ação, incitando-nos a questionar e resistir às formas de poder que tentam silenciar a diversidade e a multiplicidade dos corpos. A *iansanidade*, nesse contexto, não é apenas uma forma de resistência, mas um chamado à transformação radical das formas de subjetivação e de convivência social.

Em tempos de profundas crises sanitárias, sociais e políticas, *Sobre a eficiência econômica e sexual dos corpos: crítica da razão eucórpica* se destaca como uma leitura essencial para aqueles que buscam entender as complexas relações entre corpo, poder e subjetividade. Essa obra não apenas ilumina as práticas do passado, mas também nos oferece ferramentas teóricas e críticas para enfrentar os desafios do presente e imaginar futuros onde a radicalização das potências dos corpos emerge como possibilidade.

Porto Alegre, julho de 2024.

**José Luís Ferraro**
*Doutor em Educação. Professor do Programa de Pós-Graduação em Educação da Pontifícia Universidade Católica do Rio Grande do Sul (PUCRS). Bolsista Produtividade em Pesquisa do Conselho Nacional de Desenvolvimento Científico e Tecnológico (CNPq)*

*Esta pesquisa foi aprovada pelo Comitê de Ética em Pesquisa (CEP-UFSCar) da Comissão Nacional de Ética em Pesquisa (Conep): CAAE 88174018.1.0000.5504.*

# SUMÁRIO

[INTRODUÇÃO] . . . . . . . . . . . . . . . . . . . . . . . . . . . . . . . . . . . . . . . . . . . . . . . . . . . . . . . . . . . . .15

[CAPÍTULO 1]
CRÍTICA DA RAZÃO EUCÓRPICA. . . . . . . . . . . . . . . . . . . . . . . . . . . . . . . . . . . . 25
1.1 Economia natural do Eucorpo . . . . . . . . . . . . . . . . . . . . . . . . . . . . . . . . . . . . . . 26
1.2 Anatomofisiologia do eucorpo . . . . . . . . . . . . . . . . . . . . . . . . . . . . . . . . . . . . 36
1.3 A razão eucórpica . . . . . . . . . . . . . . . . . . . . . . . . . . . . . . . . . . . . . . . . . . . . . . . 58
   1.3.1 Panorama geral . . . . . . . . . . . . . . . . . . . . . . . . . . . . . . . . . . . . . . . . . . . . . 58
   1.3.2 Espírito, vontade e consciência. . . . . . . . . . . . . . . . . . . . . . . . . . . . . . . .71
   1.3.3 O eucorpo mecânico-cibernético. . . . . . . . . . . . . . . . . . . . . . . . . . . . . 93
   1.3.4 Ciborgues, fármaco-ciborgues e psiborgues . . . . . . . . . . . . . . . . . . .113

[CAPÍTULO 2]
SUBJETIVICÍDIOS. . . . . . . . . . . . . . . . . . . . . . . . . . . . . . . . . . . . . . . . . . . . . . . . .127
2.1 Breve introdução . . . . . . . . . . . . . . . . . . . . . . . . . . . . . . . . . . . . . . . . . . . . . . .127
2.2 Da subjetividade ao *subjetivicídio* . . . . . . . . . . . . . . . . . . . . . . . . . . . . . . . .131
2.3 A vida dos *Oicorpos:* « *Il faut défendre les oïcorps* » (ou pacto oicórpico). . . . . . . . 139
2.4 A energia subjetiva dos *Corpos Iansânicos: iansanidade e iansanoabjeção.* . . . . . . 158
2.5 Produção de *Superoicorpos.* . . . . . . . . . . . . . . . . . . . . . . . . . . . . . . . . . . . . . 170
2.6 A não vida dos *Aneucorpos.* . . . . . . . . . . . . . . . . . . . . . . . . . . . . . . . . . . . . . . 190

[CAPÍTULO 3]
RAZÃO EUCÓRPICA COMO SISTEMA DE PENSAMENTO E DE PRÁTICA . . .205
3.1 Lições de anatomia . . . . . . . . . . . . . . . . . . . . . . . . . . . . . . . . . . . . . . . . . . . . . 205
3.2 A sutura empírico-metafísica como pensamento da razão eucórpica. . . . . . . . . .213
3.3 Dois dispositivos: o "cuidado-de-si" e o "conhece-te a ti mesmo" . . . . . . . . . . . 237
   3.3.1 Genealogia dos dispositivos. . . . . . . . . . . . . . . . . . . . . . . . . . . . . . . . . 238
   3.3.2 Manual de funcionamento dos dispositivos . . . . . . . . . . . . . . . . . . . . .251
3.4 O Sistema Iansano-afetivo . . . . . . . . . . . . . . . . . . . . . . . . . . . . . . . . . . . . . . . 259

[CAPÍTULO 4]
POR ONDE ANDARÁ O EUCORPO?. . . . . . . . . . . . . . . . . . . . . . . . . . . . . . . . .289
4.1 Um pouco de ficção científica . . . . . . . . . . . . . . . . . . . . . . . . . . . . . . . . . . . . .289
4.2 Seria possível uma semiologia iansânica?. . . . . . . . . . . . . . . . . . . . . . . . . . . . .309

REFERÊNCIAS. . . . . . . . . . . . . . . . . . . . . . . . . . . . . . . . . . . . . . . . . . . . . . . . . . . .317

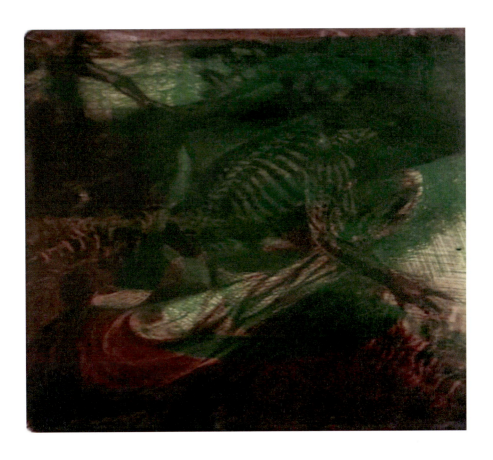

*foro íntimo*

11,7 x 19,5 cm

Técnicas: maneira negra e ponta seca, duas cores

Impressa em papel Hahnemühle

Álbum *Cordel paulistano*, de Wilson R. da Silva

Obra artesanal, sem data

# [INTRODUÇÃO]

## (1)

Lembro-me de uma aula sobre Genética que eu ministrava em um dos anos do ensino médio numa escola pública, em 2007. O conteúdo eram as disjunções cromossômicas que ocorriam durante a meiose. A expressão "disjunções cromossômicas" parece inofensiva à primeira leitura, mas ela vem associada a (e muitas vezes como sinônimo de) outra trazida pelos livros didáticos (e livros de Genética clássicos do ensino superior): "aberrações cromossômicas".

Durante o processo de meiose, especialmente na metáfase II, todos os cromossomos duplicados se dispõem no equador da célula para, na fase subsequente (anáfase II), serem separados, implicando a produção de gametas "perfeitos". Ocorre que, em alguns casos, alguns daqueles cromossomos não se separam na anáfase II, acarretando que uma das células recebe dois cromossomos e outra não recebe nenhum. A partir daí, caso uma dessas células seja fecundada, as características do ser formado vão totalmente contra o esperado para um ser humano "normal".

A questão mais importante dessa descrição científica talvez passasse despercebida por mim se em uma turma que eu lecionava não houvesse uma aluna com a chamada "Síndrome de Turner"[1]. Ela, de posse de um livro didático, com o qual acompanhava minhas aulas, questionou: *"Professor, eu sou uma **aberração?**"*. Obviamente, muitos estudantes já haviam percebido que ela era diferente dos demais e, naquele momento, obteriam a explicação e descrição científica que a definiria como aberração, como abjeto. Como professor, o que eu poderia, deveria e teria condições de fazer nessa situação? As aulas de Biologia também deveriam tratar de diversas outras questões, como por exemplo a cor, as sexualidades, enfim, as inúmeras diferenças. Hoje, eu me questiono: "Que discursos os professores carregam e apresentam aos alunos para tratar dessas

---

[1] A síndrome de Turner é resultante de uma alteração cromossômica que afeta unicamente mulheres. Em vez dos 46 cromossomos (44 autossômicos e dois sexuais, 44XX), a pessoa tem apenas 45; um dos cromossomos sexuais é ausente. Trata-se de uma aneuploidia do tipo 2n-1, ou 44XØ. São características fenotípicas das portadoras: esterilidade, baixa estatura, o pescoço é alado, com extensão entre o pescoço e ombros, a inteligência é quase normal, com comprometimento de algumas funções cognitivas. Cerca de um a cada cinco mil nascimentos femininos apresenta a síndrome (*cf.* GRIFFITHS *et al.* **Introdução à Genética.** 9 ed. Rio de Janeiro: Guanabara Koogan, 2008). Os termos usados nesta nota são a expressão dos autores do livro.

questões?"; "A partir de quais formações discursivas esses discursos são reproduzidos e ressignificados?"; "Quais as consequências?". Mas essas questões demoraram a surgir.

No curso de graduação em Fisioterapia, entrei em contato com a obra de Foucault e a pergunta da aluna voltou a me incomodar. Já no final do curso, em 2010, durante um estágio profissional na Neuropediatria, quando eu atendia um menino de cerca de 10 anos diagnosticado com mielomeningocele[2], ele fez uma pergunta que novamente me desestruturou: *"Tio, quando eu vou ficar bom e poder ser **igual** aos outros meninos da minha escola?".* A essa pergunta eu nunca pude responder, mas passei a entender que as perguntas poderiam ser outras, que nunca foram feitas, pelo menos para mim. Por que não foram feitas? Em que lógica e em que discursos as perguntas que são feitas se pautam? As perguntas feitas a mim desestabilizariam outro professor, outro profissional? Desestabilizariam pelos mesmos motivos? Nos casos rememorados, mesmo as perguntas que desestabilizariam os discursos correntes estão carregadas da mesma lógica: a diferença como aberração (no primeiro exemplo), a igualdade como parâmetro para a inferioridade (no segundo exemplo).

No final de 2011, fui convidado a trabalhar novamente na coordenação administrativa e pedagógica do Núcleo de Extensão UFSCar Escola (onde eu havia trabalhado por uns seis anos algum tempo antes), no curso pré-vestibular, cujo foco do trabalho está na formação política dos alunos, especialmente nas questões de exclusão e preconceito (étnico-raciais, orientação sexual, gênero). Esse trabalho permitiu aprimorar minhas leituras, tanto acadêmicas quanto de mundo, o que me incentivou imensamente à elaboração desta pesquisa.

Outro momento bastante relevante, aconteceu durante um trabalho de assessoria em educação com professores de Biologia, em 2013, durante o desenvolvimento de uma atividade em que poderiam ser explorados preconceito e discriminação — embora não fosse "função" da atividade, que era trabalhar a parte "técnica", me dispus à provocação. Perguntei aos professores se se sentiam preparados para trabalhar com seus alunos a questão indígena, a questão do racismo e da LGBTfobia. Todos levantaram

---

[2] A mielomeningocele é uma malformação do tubo neural resultante de um defeito no fechamento da sua porção caudal (final); cerca de 80% dos casos ocorrem na região lombar. A malformação caracteriza-se por herniação da porção inferior da medula espinal e das meninges sobrejacentes. A protrusão (hérnia) consiste em um saco meníngeo distendido preenchido por líquido cerebrospinal (ou líquor, ou cerebrorraquidiano). Há total comprometimento sensitivo-motor abaixo da região de protrusão. (*Cf.* AFIFI, A. K.; BERGMAN, R. A. **Neuroanatomia funcional**. 2. ed. São Paulo: Editora Rocca, 2008).

as mãos expressando que sim. Começamos a debater algumas questões, entre as quais destaco duas: quando questionados sobre o "Dia do Orgulho Hétero", praticamente todos concordaram não haver problema nessa comemoração; quando questionados se a frase "100% negro" estampada na camiseta de uma pessoa negra é semelhante à frase "100% branco" em uma camiseta de uma pessoa branca e se, portanto, teriam o mesmo "peso", novamente, praticamente todos concordaram que sim.

O meu percurso pela Biologia e pela Fisioterapia permitiu-me olhar para o corpo e questionar seus movimentos e gestos, suas linguagens e silêncios, suas estruturas e funcionamentos, mas sobretudo para os disciplinamentos e dispositivos que ainda "vigiam e punem" os corpos.

Apreender esses acontecimentos que relatei nos dias de hoje permite sugerir algumas explicações à dificuldade extrema existente neste momento para alguns corpos, sobretudo de negros, *queers*, mulheres, indígenas e pessoas com deficiência. Não sei dizer se os movimentos negro, LGBTQIA+, feminista, de grupos indígenas, de grupos de pessoas com deficiência tinham ideia que estavam, num passado não muito distante, tão ameaçados em seus direitos, em suas subjetividades, em seus corpos, enfim, em suas vidas, como revela o sentimento atual (esta pesquisa teve início depois do golpe de 2016 e seguiu até 2022). Por outro lado, parece-me que, para o campo científico, a situação encontrava-se sob controle e que avançávamos nas discussões e nos debates relativos àqueles temas. Hoje, também o "corpo" da Ciência e da Arte correm sérios riscos. Algo de muito errado acontecia na percepção dos cientistas (sejam das Exatas, das Biológicas ou das Humanas).

Atualmente, parece-me que apenas olhávamos para uma panela de pressão no fogo, suspeitávamos estar tudo sob controle e que em breve abriríamos a panela e encontraríamos uma deliciosa sopa que saciaria nossa fome. Mas quando nos demos conta, a panela fazia um barulho estranho, continuamos olhando para ela sem saber bem o que fazer, não sabíamos se desligávamos o fogo e perderíamos a maravilhosa sopa que supúnhamos estar fazendo com tanta dedicação e cuidado, ou se tentávamos avaliar a válvula, a borracha, o cabo da panela, a tampa... Algo, "de repente", estava funcionando mal. Tentamos, mas a panela explodiu. Havíamos pensado que entendíamos de panela de pressão, que sabíamos cozinhar sopas ou qualquer outra receita. Dominávamos a arte e a técnica de fazer panelas de pressão, publicávamos milhares de artigos sobre como produzir a melhor panela de pressão, sobre como cozinhar as melhores comidas e da melhor forma, sobre a atuação e o benefício de cada ingrediente, sobre como alimentar as pessoas da melhor maneira e com maior economia... Mas a panela explodiu.

## (2)

A realidade é um tempo efêmero, dura, em termos discursivos, menos do que o tempo de uma palavra. Enquanto dizemos uma palavra, outras já ditas tornam-se passado e só podem ser compreendidas dora-vante por meio da memória. Um parágrafo, uma história contada, um acontecimento, tudo é passado. A memória é o que nos liga do efêmero momento que representa o presente ao que aconteceu, tudo isso nos dá a ideia da realidade. O futuro, nessa lógica, seria apenas uma ilusão discur-sivamente inventada pela memória presente do passado. Nesse sentido, não existiria um presente, nem um passado, tampouco um futuro, mas a soma de tudo isso permitir-nos-ia conceber a realidade e, talvez, fazer algumas previsões. A memória seria a interpretação de um discurso que expressamos enquanto dizemos, se dissermos.

A autoestima, por vezes, nos prega peças — eu acreditava, no auge dos meus 30 anos, ser um ótimo professor. Permito-me o exercício, talvez quase ascético, de uma (auto)crítica antes de iniciar. Este trabalho (ou eu) pretende uma análise discursiva... Lembrei-me de que há cerca de 15 anos também me servi de objeto de pesquisa para um trabalho de mestrado. Minhas aulas foram também gravadas, transcritas e analisadas. Uma amiga que fizera o trabalho, depois de pronto, pediu que eu não o lesse. Havia muitas críticas e me dissera que após finalizado já não concordava com várias delas e que eu poderia me sentir extremamente mal. Nunca li a dissertação dela. Até agora.

Antes de iniciar as análises desta obra, me dispus a ler o trabalho dela e ver como me sentiria na condição não de pesquisador, mas de pes-quisado. Por sorte, o afastamento temporal daquele que eu era ajudou--me a ler com certo distanciamento pessoal. Havia verdades sobre mim, não verdades em si, mas verdades. Ver-se discursivamente é um ato que acontece paralelamente no presente e no passado. Olho-me e enquanto executo essa ação ela já é passado, já se transforma enquanto executo, além disso, *trago*[3] o passado, em memória, para o presente, ambos acon-

---

[3] Permito-me uma ambiguidade em "trago", tanto verbo "trazer" como "tragar", que produz uma ação de mão dupla, se existisse uma física vetorial na linguagem, ela seria assim representada: [].

tecem simultaneamente. Mas não é um passado, é minha interpretação em um momento presente específico de um passado também específico. Acontecem conjuntamente uma aproximação e um afastamento. Esse afastamento me permitiu olhar para as concepções que eu tinha, completamente diferentes das que tenho hoje; a aproximação me permite olhar para essas concepções e fazer a crítica que me proponho neste trabalho. Isso me permite questionar sobre o que seria necessário às pessoas (e a mim) para responder às perguntas que fiz acima. Olho para aquele que eu era e o vejo dotado de discursos científicos apresentando verdades como se seus assujeitamentos pudessem ser evitados e neutralizados — mas eles estavam todos lá e faziam com que as verdades do discurso científico fluíssem como verdades.

Provavelmente, no futuro, olharei para este trabalho e farei outras críticas; outros farão críticas — isso é ciência. Uma conclusão óbvia é que possivelmente obstáculos epistemológicos não nos acometem apenas quando pesquisamos, mas também quando pensamos, quando ensinamos e quando experenciamos o mundo, enfim, quando vivemos.

O afastamento que o "método científico" impõe entre o pesquisador ou a pesquisadora e o objeto, não obstante permitir enxergar coisas afastadas da emoção e próximas da racionalidade, também produz outras racionalidades que disputam as emocionalidades. Esta pesquisa parte do pressuposto de que os discursos podem revelar esse embate e é isso que pretendo fazer aparecer a partir do empreendimento genealógico.

## (3)

O que denomino, neste livro, *Razão Eucórpica* está ligado à forma de apreender o corpo (especialmente o humano, mas não apenas esse) como uma realidade material biológica e a todos os efeitos provocados por essa racionalidade. Além de racionalidade, também é um dispositivo, pois entendo que o dispositivo tem como efeito a configuração de uma forma de pensamento que, embora seja razão, é menos racionalidade do que emocionalidade — mas essa separação é puramente uma lógica aristotélica requentada, aqui separada como forma pedagógica de contrapor coisas que não são contrapostas.

A nossa concepção do nosso próprio corpo está fortemente atrelada à concepção biológica. A compreensão e a interpretação das nossas experiências corporais demandam um conjunto de termos que estão atrelados ao vocabulário biológico (mais especificamente ao médico), o qual permite inteligibilidade, e é a partir desse vocabulário que a realidade corpórea é compartilhada.

A dor, por exemplo, embora uma condição subjetiva, pode ser reduzida a explicações objetivadas, descritas como um conjunto de eventos fisiológicos, que, de certa forma, unifica todas as experiências dolorosas. Esse pequeno exemplo ilustra o embate entre o discurso de uma pessoa sobre sua experiência dolorosa e o discurso científico sobre o mesmo acontecimento, a dor. O corpo, portanto, embora investigado, descrito e esmiuçado como realidade, é nada mais do que uma categoria de análise das Ciências Biológicas, que, embora tenha se transformado de categoria em objeto a partir do século XIX, não perdeu seu poder como grade de inteligibilidade que categoriza, hierarquiza, compara, mede e atribui significados, como nos séculos XVII e XVIII. Para Foucault, a grande ruptura para o pensamento moderno, no século XIX, foi a apropriação dos signos como objeto, em vez de categoria, e, doravante, em uma linha histórica do tempo: a gramática como estruturação dos enunciados torna-se filologia; a história natural, biologia; e abre-se caminho para o pensamento evolutivo.

## (4)

Esta pesquisa é resultado de um empreendimento arqueogenealógico sobre o corpo a partir do discurso biomédico. Tratou-se mais do que produzir uma *genealogia do corpo*, produziu-se uma *genealogia dos corpos*. O objetivo inicial era compreender que corpo era ensinado nas escolas a partir do acompanhamento de aulas de Biologia e análise discursiva de seus enunciados. A pesquisa se voltou também para os séculos XVIII e XIX a fim de construir uma linha genealógica entre o corpo biomédico construído nesses séculos e o corpo biológico ensinado no século XXI. Entre esses dois corpos (chamados por um mesmo nome, *eucorpo*) encontrou-se uma variedade de outros corpos subsumidos e desaparecidos no discurso do corpo biomédico. O *eucorpo* tornou-se o padrão de eficiência econômica e sexual para inteligibilidade daqueles outros corpos por meio do assédio e do aniquilamento de elementos que teriam potencialidade de compor a subjetividade: vontade, espírito, consciência, desejo, sensibilidade. Não obstante, todos esses foram incorporados em uma engrenagem mecânico-cibernética que menos atribui um superfuncionamento para a "máquina corporal" do que controla e regula os corpos por meio desse superfuncionamento. Esse modo de conceber o corpo (como instituição) condiciona uma racionalidade, composta de discursos (enunciados e práticas), que impõe uma semiologia para a inteligibilidade dos diversos corpos: denominei esse conjunto de procedimentos *Razão Eucórpica*. Com efeito, os corpos são tornados recursos utilizáveis, os *oicorpos*: somos todos oicorpos, estamos inseridos em uma engrenagem social cuja eficiência econômica e sexual é demandada como superfuncionamento. Trata-se uma espécie de pacto social sub-reptício (*pacto oicórpico*), no qual alguns corpos não se encaixam e, portanto, precisam ser destituídos do próprio corpo (os *aneucorpos*) — avaliados, vigiados e punidos, preponderantemente, pelo sistema-dispositivo jurídico — e aqueles cujos corpos foram tão utilizados e/ou tão reprimidos em suas subjetividades que se tornaram doentes (os *superoicorpos*) — avaliados, vigiados e "tratados" pelo sistema-dispositivo médico. Eucorpo (como corpo anatomometafísico produzido pela racionalidade eucórpica) e oicorpos (como corpos anatomopolíticos) são tornados um por meio de uma sutura empírico-metafísica em que os oicorpos tornam-se a imagem e semelhança do eucorpo (e não mais de Deus). O rompimento dessa sutura como inteligibilidade requer *iansanidade*, que seria resultado da capacidade de retirar a própria subjetividade (vontade, espírito, consciência, desejo, sensibilidade) das profundezas da engrenagem mecânico-cibernética. Por isso, todo o sistema eucórpico produz *iansanoabjeção* (evitação das iansanidades); com efeito, as iansanidades precisam ser constantemente recalcadas, reprimidas e ressentidas para que a engrenagem eucórpica funcione, sua principal estratégia é o *fetiche eucórpico* como a ilusão de se ter um eucorpo.

## (5)

O objetivo inicial deste trabalho era compreender como os corpos ganham materialidade nos discursos científicos propagados nas escolas. Que corpo é esse de que se fala sobretudo nas aulas de Biologia? Mas, para compreender que corpo é esse, foi necessário viajar para o século XVIII e entender a construção científica desse corpo, e é dessa história genealógica que emerge uma racionalidade que se forma no século XIX e se fortalece no século XX. O que vivemos hoje é efeito dessa racionalidade que vem invadindo e colonizando diversas áreas do conhecimento como um superdispositivo.

O Capítulo 1 apresenta a discussão genealógica sobre a razão eucórpica, continuando, no Capítulo 2, com a genealogia dos subjetivicídios. Enquanto o Capítulo 1 trata do corpo anatomometafísico e propõe uma genealogia desse, o Capítulo 2 trata dos corpos anatomopolíticos. O estudo genealógico permitiu encontrar nuances entre os diversos corpos subsumidos na representação anatomometafísica do corpo biológico. Essas nuances ganharam dimensões maiores ao aparecerem diferenças gritantes entre os corpos que vivem no mundo e esse corpo dos discursos biomédicos. Mais do que subsumido no discurso biológico, aquele corpo anatomometafísico roubou e aniquilou (o melhor seria "parasitou") a subjetividade dos corpos que habitam o mundo, o que chamei *subjetivicídio*. É sobre esse processo que trata o Capítulo 2: como esse *subjetivicídio* teve efeitos no sistema médico e no sistema jurídico.

No Capítulo 3, a pesquisa segue com a análise dos enunciados e dos discursos das professoras acompanhadas pela pesquisa estabelecendo as relações discursivas entre o corpo anatomometafísico e os corpos anatomopolíticos sob a ótica das categorias que criei a partir do estudo genealógico. O objetivo dessa análise é evidenciar o funcionamento dos discursos quanto às suas condições de emergência, às suas formas de distribuição e aos modos de seletividade dos temas e dos conteúdos em função dos rituais das circunstâncias, que envolvem tabus, formas de segregação e vontades de verdade.

O Capítulo 4 insere as tecnologias na discussão sobre a razão eucórpica e questiona se é possível pensar os corpos por meio e através de outra semiologia, capaz de agregar uma hermenêutica dos corpos e dos sujeitos.

No momento pelo qual passava o Brasil — pós-golpe de 2016 e com o avanço de um conservadorismo necropolítico pela extrema-direita — frente à possibilidade de censura e aniquilamento dos discursos, dos corpos e das experiências dos sujeitos por meio de técnicas e de estratégias de ação sobre os corpos, a ciência precisa ser uma forma de resistência pela produção de pensamentos e discussões.

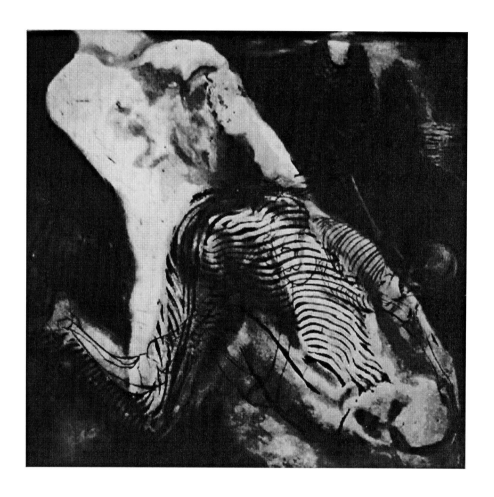

*Dias cinza-chumbo*

19,2 x 19,2 cm
Técnicas: água-tinta e *spit-bite*, uma cor
Impressa em papel Hahnemühle
Álbum *Cordel paulistano*, de Wilson R. da Silva
Obra artesanal, sem data.

# |CAPÍTULO 1|

# CRÍTICA DA RAZÃO EUCÓRPICA

> *Sua pele amarelada mal dava conta de encobrir os mecanismos de músculos e artérias debaixo dela. Seu cabelo escorrido era de um preto lustroso; os dentes, de um branco perolado. Tais características luxuriantes, porém, apenas tornavam mais horrendo o contraste com o rosto enrugado, os lábios negros e retos e os olhos aquosos, os quais pareciam quase da mesma cor branco-acinzentada das órbitas em que se encaixavam.*
> (Frankenstein, Mary Shelley, 2015 [1818-1831], p. 131).

Este capítulo apresenta a discussão genealógica sobre o corpo a partir da noção de *oikos*. A tese tratada aqui é a de que a apropriação da noção de *oikos* pela Ecologia (como disciplina) teve afinidade eletiva (*Wahlverwandtschaften*) com a construção da noção do corpo pela Fisiologia — ambas vinculadas e atreladas à noção biopolítica que a economia política tornou possibilidade: esses dois discursos, o fisiológico e o ecológico, tiveram, com efeito, possibilidade de coalescência *vis-à-vis* com o discurso econômico. O poder e a autoridade científica das Ciências Biológicas/Biomédicas transformaram e direcionaram a concepção e a representação do corpo como um objeto privado; não diferente, também *ambiente* tem caráter de propriedade privada.

Finalizo o capítulo com a constituição da razão eucórpica nos materiais científicos dos séculos XVIII e XIX. O recorte desses dois séculos justifica-se porque, como considera Foucault, é no século XVIII que ocorre o nascimento da biopolítica e no século XIX o nascimento do corpo e do homem como objeto do conhecimento. Embora o conjunto arqueológico definido nesta seção contraponha a ideia de que o corpo tenha nascido no século XIX e proponha que o objeto que nasce nesse século é o *eucorpo*.

O objetivo é perceber como o corpo se tornou objeto científico em disputa por várias concepções filosóficas e como ele foi captado e produzido pelas Ciências Biológicas/Biomédicas: esse objeto nunca foi o corpo que conhecemos, sempre foi o *eucorpo*, e é essa apreensão — como prática e produção de verdades — que denomino *Razão Eucórpica*.

## 1.1 Economia natural do Eucorpo

Faure[4] afirma que não é possível falarmos do nosso corpo e de seu funcionamento sem recorrermos ao vocabulário médico; o corpo transformou-se "naturalmente" em um conjunto de órgãos, sede de processos fisiológicos e bioquímicos. A Anatomia foi a primeira disciplina ensinada aos estudantes de Medicina europeus do século XIX; a falta de cadáveres suficientes tornou a produção artística bastante influenciada pela exploração e descrição dos corpos, impondo à arte também um vocabulário. É a partir do empréstimo das palavras desse vocabulário que construímos nossas representações e experiências acerca do nosso corpo, ao mesmo tempo que ele adquire certa materialidade. Criado pela Medicina do século XIX, o corpo surge como um agregado de células, tecidos e órgãos animado por leis físicas e químicas, e a vida, portanto, como obediência a essas leis. Nesse contexto, o corpo torna-se um emaranhado (*enchevêtrement*, nas palavras de Faure) entre a ciência e a política — e, acrescento, entre epistemes e economias.

Embora o título deste tópico se refira ao termo que nomeei de *eucorpo*, ele, como realidade simbólica, estava em produção, não possuía existência, exceto pela elaboração de uma economia natural que começava agir sobre ele, enquanto o pensamento biológico do século XIX surgia como irrupção pelo empreendimento científico de apreender a vida: o que faz do ser vivo um ser vivo, o que é essa coisa chamada vida que dá vida aos seres vivos?

A ciência que conhecemos hoje por Biologia nasceu em 1800 com esse nome pela publicação de Burdach[5], mas ganha significado dois anos depois com as publicações de Lamarck e sobretudo Treviranus (*Biologie, oder Philosophie der Lebenden Natur – Biologia, ou Filosofia da Natureza Viva*)[6]. De filiação com a *Naturphilosophie*, Treviranus pretendia que a Biologia fosse uma ciência unificadora de todas as formas vivas, o que permitiria que as questões da existência humana fossem de interesse "biológico"[7]. Esse interesse "biológico" nada se aproxima do sentido de biológico atri-

---

[4]  FAURE, O. Le regard des médicin. *In:* CORBIN, A.; COURTINE, J. J.; VIGARELLO, G. (org.). **Histoire du corps 2.** De la Révolution à la Grande Guerre. p. 15-50, Paris: Éditions du Seuil, 2005.

[5]  *Gedanken tiber den urspriinglichen Sinn der Ausdriicke Botanik, Zoologie und Biologie* [Reflexão sobre o significado original dos termos Botânica, Zoologia e Biologia], *Sutlhojfs Araki*, Beiheft vii (1966) 1-10. (Nota de Schiller, 1968).

[6]  SCHILLER, J. Physiology's struggle for independence in the first half of the nineteenth century. **History of Science**, 7, 1968, p. 64-89.

[7]  MENDELSOHN, E. The biological sciences in the nineteenth century: some problems and sources. **History of Science**, 3, 1964, p. 39-59.

buído atualmente. O que consideramos como biológico atualmente seria relacionado com a visão da Anatomia e da Fisiologia, que durante todo o século XIX consolidou-se de forma completamente distinta daquele que era o pensamento "biológico" da Biologia. A Biologia do início do século XIX estava mais relacionada às raízes românticas da natureza como em Kant, Fitche, Schelling, Goethe: haveria uma *Weltseele* (alma do mundo) capaz de unir forças, mesmo que aparentemente opostas; da mesma forma que natureza e espírito teriam uma unidade integrada, os mundos orgânico e inorgânico também teriam uma integração — esse pensamento direcionou muitas pesquisas, desviando-se de um caminho mais metafísico (atribuído à *Naturphilosophie*) para um caminho mais experimental e materialista, como o que aconteceu com a Fisiologia.

Interessante destacar que Darwin, n'*A origem das espécies* (de 1859), não usou nenhuma vez a palavra Biologia, mas essa disciplina começa a ganhar os contornos que tem atualmente a partir da sua publicação. A unificação da Biologia e seus significados atuais são mais visíveis a partir da síntese evolucionista (Teoria da Evolução darwiniana somada às Leis da Genética de Mendel). Assim, constata-se que a lacuna deixada por Darwin, sobre as leis que regulariam a hereditariedade, teria sido preenchida pela Genética e descrita por todos os conhecimentos acumulados pela Anatomia Comparada e pela Fisiologia, deslocando, com efeito, as ideias da *Naturphilosophie*.

> As leis que regulam a hereditariedade são inteiramente desconhecidas. Ninguém sabe explicar por que determinada peculiaridade surgida em diversos indivíduos da mesma espécie ou de espécies diferentes seja ora hereditária, ora não [...]. Mas as doenças hereditárias, além de diversos outros fatos, me levam a crer que essa regra seja mais abrangente, e que mesmo não havendo razão aparente para que certa peculiaridade tenha de aparecer nesta ou naquela idade, ainda assim seu surgimento no descendente tende a se dar no mesmo período de sua aparição no ancestral. Acredito que essa regra seja da maior importância para se explicarem as leis da embriologia.[8]

Canguilhem[9] acredita que o que impediu Darwin de compreender e chegar a conclusões próximas às que Mendel chegou, em 1865, pode ser atribuído ao obstáculo epistemológico de seu sistema de pensamento.

---

[8] DARWIN, C. **A origem das espécies**. 3.ed. Belo Horizonte/Rio de Janeiro: Villa Rica Edições, 1994 [1859], p. 43.

[9] CANGUILHEM, G. **Ideologia e Racionalidade nas Ciências da Vida**. São Paulo: Martins Fontes, 1977.

Segundo Canguilhem, era surpreendente que Darwin não tenha associado sua teoria com a utilização das técnicas de hibridização que criadores e horticultores executavam. O primeiro capítulo (o mesmo da citação anterior), com o nome de *Variação no estado doméstico*, apresenta uma ampla descrição de como ocorrem as modificações nos indivíduos a partir de cruzamentos entre raças[10]. Esse capítulo, inclusive, é a base de toda a dedução que ele faz a partir de suas observações e relações entre os diversos lugares que visitou na sua viagem no *HMS Beagle*. Talvez o obstáculo epistemológico se explique pelo fato de Darwin ter voltado suas observações às "transformações" entre espécies (interespecífica), na economia natural, e não dentro da mesma espécie (intraespecífica):

> Quando tentamos estimar quantitativamente a diferença estrutural entre as raças domésticas da mesma espécie, logo ficamos tomados de dúvida, por não sabermos se elas seriam descendentes de uma ou várias espécies originárias. Seria bem interessante se pudéssemos elucidar essa questão. Se se pudesse mostrar, por exemplo, que o galgo, o sabujo, o *terrier*, o *spaniel* e o *buldogue*, que, como todos sabemos, propagam tão efetivamente seu tipo, descendem todos de uma única espécie, isso seria suficientemente ponderável para lançar dúvida quanto à imutabilidade das diversas espécies nativas de canídeos — raposas, por exemplo — que vivem em diferentes partes do mundo. Não acredito

---

[10] "Raça" aqui denota o que a Taxonomia biológica considera como subespécie. O conceito de espécie sofreu modificações; foi a Genética quem permitiu chegar a um conceito mais "acabado" – digo acabado porque depois houve poucas mudanças no conceito. Diz-se que indivíduos são da mesma espécie quando são capazes (ou têm possibilidade) de gerar descendentes férteis (capazes também de se reproduzir), para tanto, esse conjunto de indivíduos deve habitar uma mesma região, no mesmo tempo. Indivíduos de subespécies diferentes ainda são considerados da mesma espécie, ou seja, têm capacidade de se reproduzir e produzir descendentes férteis. Um exemplo é a inclusão dos humanos na classificação biológica; somos classificados como *Homo sapiens sapiens* (Gênero *Homo*; espécie *Homo sapiens*; subespécie *sapiens*). Pesquisas paleontológicas/arqueológicas indicam que outra subespécie viveu juntamente com a nossa há milhares de anos, a *Homo sapiens neanderthaliensis*. Há, pelo menos, duas hipóteses para explicar o desaparecimento da segunda. Ou os *H. sapiens sapiens* foram mais adaptados que os *H. sapiens neanderthaliensis* e "venceram" a seleção natural, ou ambas as subespécies se reproduziram entre si, resultando que *H. sapiens sapiens* atual é uma mistura das duas. De qualquer forma, raça, biologicamente falando, é uma categoria taxonômica abaixo de espécie na escala taxonômica, que denota simplesmente que indivíduos de subespécies (ou raças) diferentes possuem características fenotípicas diferentes, mas não tão diferentes a ponto de evitar a reprodução. O conceito de "raças" humanas parece ter essa noção como *différance* em seu rastro genealógico, o que implicaria atribuir características diferenciadoras — por vezes com rótulos de "melhores ou piores". Os estudos da frenologia do século XIX e início do século XX têm muito dessa racionalidade, reforçados pela Genética; o embuste do "darwinismo social" é um efeito desse pensamento. O conceito de espécie é mais difícil de ser empregado – e tem limitações – em espécies unicelulares, como protozoários, algas, bactérias e vírus, sobretudo quando sua reprodução é assexuada; em plantas, o conceito também apresenta limitações.

> [...] que todos os cães descendem de uma única espécie selvagem; entretanto, no caso de outras raças domésticas, existem evidências mais ou menos ponderáveis em favor dessa hipótese.[11]

Algumas considerações são importantes aqui. O conceito de espécie com que Darwin opera é diferente do conceito de espécie com que a Biologia opera após a síntese evolucionista. Atualmente, esse conceito está essencialmente ligado à Genética, pela possibilidade da produção de indivíduos férteis. Darwin não definiu espécie, mas a relacionou a características de afinidade entre seres vivos (ecológicas, em termos atuais, e relativas à economia natural, nas palavras dele), a relações embriológicas, à distribuição geográfica, à sucessão geológica e a características físicas visíveis dos corpos dos indivíduos. A Genética foi indiscutivelmente importante para a nova concepção de espécie e de evolução (Neodarwinismo ou Teoria Sintética da Evolução[12]), mas trouxe a reboque todas as outras áreas, sobretudo Anatomia e Fisiologia — o conceito de "fenótipo" evidencia isso. Quando a Anatomia e a Fisiologia passam a servir como elementos explicativos para preencher a lacuna deixada por Darwin, duas correntes filosóficas que competiam por discursos para explicar o fenômeno vital (a vida) precisam agora ajustar-se. Embora a teoria de Darwin sobre a seleção natural tenha modificado a concepção teológica que as ciências naturais tentavam, desde Galileu, combater, abria espaço para epistemes positivistas e materialistas ganharem espaço nos discursos científicos. Enquanto Darwin e outros pensadores da filosofia natural e da história natural buscavam explicações sobre a vida a partir dos mecanismos de regulação externos, a Anatomia, e, especialmente, a Fisiologia buscavam compreender os mecanismos de regulação interna[13] — justamente a lacuna deixada por Darwin.

---

[11]   DARWIN, 1994 [1859], p. 45.

[12]   A Teoria Sintética da Evolução ou Neodarwinismo é a junção da teoria evolutiva darwiniana com as leis da Genética. Como Darwin não conhecia os mecanismos de hereditariedade (concebidos posteriormente pela Genética), parte da sua teoria ficou sem explicação. Embora Darwin compreendesse que certas características eram transmitidas para os descendentes, ele não compreendia como esse processo acontecia. Foi a partir do conceito de gene e sobretudo da concepção do DNA (por Watson e Crick, em 1953) que os conhecimentos da Genética Mendeliana e da Genética Molecular permitiram elucidar (ou preencher) a lacuna deixada por Darwin. É a partir dela que desenvolvo algumas concepções associando também a noção de *oikos*. Na concepção da Teoria Sintética, "evolução" não tem sentido de "progresso" como em Darwin, mas de "mudanças"; o fator principal no processo de evolução é a seleção natural decorrente da relação ambiente-fenótipo-genótipo.

[13]   CANGUILHEM, 1977.

Como a explicação de Darwin é dotada de perguntas e dúvidas; como suas conclusões são provenientes de deduções, muitos pensadores — sobretudo os fisiologistas (p. ex. Claude Bernard) — o acusam de metafísico. Soma-se o fato de que não apresenta nenhum dado experimental em sua obra, recurso metodológico imprescindível para os fisiologistas.

Nietzsche[14], por outro lado, acusa Darwin de naturalizar o homem, mas, como o homem poderia ser natural se a natureza é imoral, e o homem, moral? E se acreditamos na moral, condenamos a existência. Se a natureza fosse "algo em si", ela seria amoral (sem moral) — pois a moralidade está imbuída de valores unicamente humanos —, mas como é apreendida pelo olhar humano, essa amoralidade adquire um valor que a tornaria imoral. Nietzsche acusava Darwin e os fisiologistas de moralizarem a natureza, dessa forma, a existência — como um "algo em si" apreendido pelas ciências biológicas — torna-se condenada à inexistência, como a própria "coisa em si" que ela nunca foi. O mundo torna-se, portanto, ficção; a *vontade de potência* (em Nietzsche) seria uma forma de niilismo (negação da realidade moral) que auscultaria essa ficção para, com efeito, emancipar-se dela.

Quando Darwin afirma que "a conformação estrutural do pica-pau, cujas patas, cauda, bico e língua são tão admiravelmente adaptados à função de apanhar os insetos que se abrigam sob as cascas das árvores"[15], ele está falando de fenótipos, ou seja, das características físicas (visíveis) do corpo do animal, anatômicas e fisiológicas, que começam a demandar elucidação e encontram respostas justamente na Anatomia e na Fisiologia. Quando o conceito de fenótipo extrapola as características visíveis pela Anatomia e compreende-se que funções fisiológicas, como a digestão, são provenientes da produção de enzimas por genes, tanto a Anatomia quanto a Fisiologia passam — nessa visão epistemológica — a responder mais e melhor ao fenômeno vital (embora tudo isso somente ocorra no século XX).

Em 1861, Henry Freke publica seu ensaio *On the origin of species by means of organic affinity* (*Sobre a origem das espécies por meio da afinidade orgânica*) em uma nítida disputa de discursos com o trabalho de Darwin, que tinha basicamente o mesmo título: *On the origin of species by means of natural selection* (*Sobre a origem das espécies por meio da seleção natural*).

---

[14]  NIETZSCHE, F. W. **Vontade de potência.** Petrópolis, RJ: Vozes, 2017a.

[15]  DARWIN, 1994 [1859], p. 36.

Sobre o ensaio de Freke, Darwin, na publicação da terceira edição (traduzida na edição de 1994) — produzindo um breve estado da arte sobre as publicações com tendência evolucionária, ou que, segundo ele, assim reivindicavam —, afirma que "as bases de sua teoria [de Freke] e o tratamento que dá ao assunto são inteiramente diferentes do meu [...] seria supérfluo da minha parte empreender a difícil tentativa de apresentar aqui uma noção resumida de seus pontos de vista"[16]. Freke também pontua o local epistemológico de onde fala: "o interesse criado pelo trabalho recentemente publicado do senhor Darwin sobre a mesma questão, associado ao fato de que o distinto naturalista chegou a conclusões idênticas às que tentei estabelecer"[17], "refiro-me ao fato de nós dois — cada um na sua visão peculiar — acreditarmos que toda criação orgânica originou de um único germe primordial"[18].

A diferença importante entre os dois trabalhos é que Darwin apresenta a origem das espécies por meio da seleção natural com dados geológicos, ambientais, morfológicos dos indivíduos, típicos da linha de pensamento da história natural, Darwin não buscava encontrar uma origem comum a todas as espécies (embora pontue esse pensamento), mas compreender *o mecanismo* pelo qual cada espécie existente se formava. Por outro lado, Freke, a partir de dados químicos e fisiológicos, pretendia concluir que, teoricamente, e por indução, a partir dos dados apresentados, a origem das espécies a partir de uma única forma, universalmente aplicada a todas as espécies seria sempre a transição do mundo inorgânico para o orgânico: "o que Darwin alcançou por analogia, eu tentei estabelecer por indução"[19].

Freke apresenta interessantes concepções, por exemplo, a vida como um agente organizador, que transforma o mundo inorgânico em orgânico; ele percebe isso na semente ao germinar e produzir um organismo, ou nos esporos de briófitas e fungos, mas não compreende o organismo como uma totalidade organizadora. Por exemplo, para ele, o caule (nas plantas) e os músculos, ossos e nervos (nos animais) seriam estruturas organizadas, provenientes de um agente capaz de organização, mas essas estruturas não teriam capacidade organizadora; o processo de organização seria uma função fisiológica. Freke estava fortemente alinhado à concepção segundo

---

[16] DARWIN, 1994 [1859], p. 30.

[17] FREKE, H. **On the origin of species by means of organic affinity**. Londres: Longman and Co. Row, 1861, p. 6.

[18] *Ibidem*, p. 7.

[19] *Idem*.

a qual o ser vivo é uma organização do mundo inorgânico. No entanto, as partes do ser vivo eram organizadas pela natureza — essa natureza era divina. Contrário totalmente às ideias dos fisiologistas, que defendiam a regulação do organismo de forma autônoma, e contrário às ideias de Darwin, defendia um determinismo da natureza. De qualquer forma, suas ideias já estavam em conflito com a formulação da Teoria Celular[20] (de 1830), mas o discurso teológico ainda persistia na disputa por verdades.

Há, nessa lógica, um completo distanciamento epistemológico da teoria darwinista, pois estruturas do corpo dos organismos não teriam capacidade de modificação, direcionando seu raciocínio para uma concepção determinista e finalista — e ainda de imutabilidade dos organismos. Freke também descreve o que pode ser considerado o início de dois conceitos centrais para o estudo da embriologia evolutiva, analogia e homologia[21], quando descreve as semelhanças nas estruturas de grupos animais, o que ele chamou de "repetição". Ele observou a semelhança anatômica entre diferentes espécies de mamíferos (leão, cavalo, cachorro, rato), mas associou isso à ideia de que se as "estruturas organizadas" são idênticas é devido a uma força que as manteve assim e como apresentam apenas arranjo e número diferentes, ele conclui que uma "força maior" a criou — Freke dá o nome a essa força de embrião[22] (*embryonic germ*), capaz de descarregar função fisiológica nos materiais (inorgânicos) da natureza. Darwin deu a essa "força" o nome de *seleção natural*, desvinculada da "Criação". O modo como as pesquisas de Freke ficaram relegadas ao ostracismo pode ser visto no fato de que os livros de Biologia não o citam. Embora Freke tenha utilizado referenciais da Química, da Anatomia, da Zoologia e da

---

[20] A Teoria Atômica está para a Química e a Física, assim com a Teoria Celular está para a Biologia. Ao mesmo tempo, sem a Teoria Atômica, a Teoria Celular seria outra coisa (reflexo disso são as disciplinas Biofísica e Bioquímica, sem as quais não seria possível conceber o funcionamento celular — e por extensão a fisiologia — da forma como concebemos). A Teoria Celular enuncia que a célula é a unidade morfológica e fisiológica dos seres vivos, o que implica que todos os seres vivos e suas partes são formados por células e que todo fenômeno fisiológico ocorre devido ao funcionamento e atividade das células. Daí decorre o afastamento de Freke; segundo a Teoria Celular, o organismo e todas as suas partes (por meio das células) comporiam um agente organizador — ou auto-organizador, desde Claude Bernard, em termos cibernéticos, uma vez que todos os seres vivos são capazes de homeostase, ou ainda em termos físico-químicos, capazes de gerenciar a entropia.

[21] São considerados, atualmente, análogos órgãos ou estruturas que possuem a mesma função sem a mesma origem embrionária (p. ex. asas dos insetos e asas das aves); são considerados homólogos órgãos ou estruturas que têm a mesma origem embrionária, sem necessariamente ter as mesmas funções (p. ex. os membros superiores dos mamíferos, as asas das aves e as nadadeiras anteriores dos peixes).

[22] A embriologia como disciplina já havia definido embrião como um período da ontogenia dos seres vivos, mas Freke inicia o seu ensaio diferenciando o conceito de embrião daquele usado por ele, no caso do ensaio ele considera: "the earliest embryonic germ or ovule from which an organized being has originally sprung" (p. 1) (O primeiro germe ou óvulo embrionário do qual um ser organizado surgiu originalmente).

Botânica, estava alinhado à filosofia da teologia natural, e finalizou seu ensaio afirmando que nenhum conhecimento científico poderia discordar das escrituras sagradas e das palavras de Deus e que, portanto, seu trabalho de forma alguma incorria neste "erro" (as aspas são minhas):

> [...] nada neste trabalho avança de maneira que não esteja perfeitamente em harmonia com o Mosaico da Criação [...] e que Deus me perdoe se ousei contemplar — ou mesmo insanamente estabelecer — qualquer resultado contrário a qualquer interpretação *verdadeira* de Suas Palavras"[23].

No entanto, Freke tentava responder às mesmas perguntas que mobilizavam as pesquisas "biológicas" do século XIX — o que é a vida e como descrever o fenômeno ou força vital.

Darwin, embora com inclinações teológicas e evocando por vezes o Criador (Canguilhem também afirma esse viés no discurso darwiniano), assim finaliza seu trabalho:

> [...] deduzo por analogia que provavelmente todos os seres vivos organizados algum dia existentes no mundo descendam de uma forma primordial, na qual a vida tenha sido num determinado instante insuflada pela primeira vez. [...] Dentro de meu modo de pensar, concorda melhor com o que sabemos das leis legadas à matéria pelo Criador que a produção e extinção dos habitantes antigos e atuais sejam devidas a causas secundárias, como as que determinam o nascimento e a morte de cada indivíduo. [...] E como a seleção natural trabalha exclusivamente em prol e função de cada ser, tudo o que cada um adquiriu, seja no que se refere ao corpo, seja no que se refere à mente, tenderá a evoluir no sentido de alcançar a perfeição[24].

Embora o primeiro trecho da citação aproxime Darwin do pensamento de Freke, fortemente relacionado à teologia natural, corrente filosófica com relevante força na Inglaterra no século XIX, Darwin se distancia de Freke, deslocando o processo de seleção natural para atuação fora do poder do Criador, considerando-a consequência de uma economia natural (do ambiente) *rumo à perfeição*. Darwin apresenta uma ideia de evolução determinista e aparentemente direcionadora, diferente da

---

[23] "[...] nothing has been advanced in this publication which is not perfectly in harmony with the Mosaic record of Creation; [...] God forbid that I should dare to contemplate — far less insanely attempt to establish —any result at variance with the *true* interpretation of His Word" (FREKE, 1861, p. 135; destaque no original).

[24] FREKE, 1861, p. 348-352.

ideia de evolução biológica aceita atualmente. Há, provavelmente, aqui o exemplo de como as ideias e as diferentes concepções e pensamentos precisam se alinhar com as demandas do campo científico. No próximo item apresento outra argumentação que suponho permitir compreender por que Darwin teve mais sucesso do que Freke na explicação evolutiva.

É também no século XIX que Ernest Haeckel cria a palavra Ecologia (*Oecologie*) em sua obra *Generelle Morphologie der Organismen* (*Morfologia geral dos organismos*) (de 1866)[25]. Haeckel era um médico e zoólogo, e toda disciplina que chamamos hoje de Biologia (principalmente no século XIX e, menos, no XX), era praticamente de domínio dos médicos. O próprio Freud iniciou seus estudos de Neurologia e de Anatomia com animais, sobretudo um peixe primitivo (lampreia, *Petromizon spp.*)[26]. Assim como Freud era leitor de Darwin e muito influenciado pelas suas publicações, a obra de Haeckel tencionava fazer um estudo sobre a morfologia dos organismos a partir da perspectiva evolutiva darwiniana. Guiado por concepções mecanicistas, mas também pela *Naturphilosophie*, Haeckel dividia a Biologia segundo processos que os seres vivos desempenhavam, sobretudo os fisiológicos (enquanto a Morfologia tinha caráter estático, a Fisiologia tinha caráter dinâmico), quando a Química e a Física eram determinantes nessa vertente do pensamento biológico. A Ecologia se assentava próxima à Fisiologia, pelo seu caráter dinâmico.

O século XIX foi marcado por diversas correntes filosófico-epistemológicas que buscavam encontrar e/ou definir o "fenômeno vital". Principalmente vitalistas e mecanicistas, mas também empiristas, teólogos na natureza, químicos e físicos, entre outros, disputavam o cenário científico. É impossível definir cada cientista como seguidor de uma linha específica. Na Inglaterra, eram mais proeminentes os estudos sobre o fenômeno vital, o empirismo e a teologia natural; na Alemanha, os movimentos românticos (Goethe, por exemplo) e a *Naturphilosophie*; na França, a Química e a Física associadas à Anatomia, o que chamamos de Fisiologia, com bases vitalistas fortes, mas também mecanicistas e materialistas. Nesse sentido, o mecanicismo assumia diferentes formas de expressão, assim como o vitalismo — não havia correntes puramente vitalistas ou mecanicistas[27,28].

---

[25] HAECKEL, E. **Generelle Morphologie der Organismen.** Allgemeine Grunzüge der Organischen-Wissnchaft, mechanisch bergründet durch die von Charles Darwin reformirte descendez-theorie. Berlin: Druck und Verlag von Georg Reimer, 1866.

[26] SACKS, O. **O rio da consciência.** 1. ed. São Paulo: Editora Schwarcz, 2017.

[27] SCHILLER, 1968; MENDELNSOHN, 1964.

[28] FREZZATTI-JÚNIOR, W. A. Haeckel e Nietzsche: aspectos da crítica ao mecanismo do século XIX. **Scientiæ Studia**, v. 1, n. 4, 2003, p. 435-61.

Atualmente, é impossível o estudo da Ecologia sem que se relacionem evolução, genética e fisiologia[29], mas também química, física e matemática — o conceito de "ecossistema" diz respeito à associação da Biologia (fatores bióticos) com a Física e a Química (os fatores abióticos), sem os quais se reduz ao conceito de "comunidade"[30]. A partir das décadas de 1960 e 1970, a Ecologia passa a demandar conhecimentos das áreas da Sociologia, da Ciência Política, da Antropologia, da Economia, do Direito entre outras. Para que se possa entender e contornar os efeitos da humanidade sobre o ambiente, começa a nascer uma outra disciplina: a Biologia da Conservação. Há outro movimento interessante dentro da Biologia na passagem do século XX para o XXI, talvez pela necessidade de sua consolidação: disciplinas como Embriologia, Citologia e Botânica, por exemplo, são paulatinamente transformadas, respectivamente, em Biologia do Desenvolvimento, Biologia Celular, Biologia Vegetal.

Do meu ponto de vista, a Ecologia é a Biologia, ou Biologia é Ecologia. Não é possível falar sobre a "biologia" de qualquer espécie sem evocar a Genética, a Fisiologia, a Anatomia, a Embriologia, a Evolução, em suma, a Ecologia. O corpo que constitui o objeto científico biológico chega pela Ecologia preenchendo a lacuna deixada por Darwin; esse corpo é o *eucorpo*.

---

[29] KREBS, C. J. **Ecology:** the experimental analysis of distribuition and abundance. 5. ed. São Francisco, CA: Benjamin Cummings, 2001.

[30] A Biologia considera níveis hierárquicos de organização dos seres vivos, baseados na Teoria Celular. O nível mais elementar é o da **célula**; do agrupamento de células (semelhantes em função e estrutura), formam-se os **tecidos**. Do agrupamento de tecidos (com funções complementares), formam-se os **órgãos**. Do agrupamento de órgãos, também com funções complementares, formam-se os **sistemas.** Ao conjunto dos sistemas (sistema digestório, sistema excretor, sistema nervoso etc.) forma-se o **organismo**. Para cada um desses níveis, há uma disciplina responsável, mas que interage com outras (Citologia, Histologia, Anatomia, Fisiologia). O agrupamento de organismos forma o conceito de **população**. O conjunto de populações forma o conceito de **comunidade**. Até comunidade, os conceitos são constituídos pela união dos conceitos anteriores. De comunidade ao próximo nível de organização, o **ecossistema**, essa lógica muda. O ecossistema não é concebido como o conjunto de comunidades, mas pela interação das populações que compõem a comunidade, entre elas e o ambiente físico-químico. No conceito de comunidade são considerados somente os fatores biológicos (bióticos, os seres vivos). No conceito de ecossistema são agregados os fatores abióticos (químicos e físicos: temperatura, pH, umidade, área, energia). A Ecologia assume a explicação biológica de **população** a **ecossistema**. O **organismo** é o nível que intersecciona Fisiologia e Ecologia — por exemplo, a Ecofisiologia Vegetal e a Ecofisiologia Animal. Mas não há como compreender biologicamente o organismo sem compreendê-lo tanto pelo funcionamento interno (Fisiologia) como pela interação com outros organismos e o ambiente (Ecologia). As disputas dentro da Biologia na compreensão da vida são grandes; a Genética, por exemplo, que estaria mais próxima da Citologia, também avança os níveis de organização e chega na Ecologia, por meio da Genética de Populações. Na superfície discursiva do conceito de organismo, surge **corpo**, que, embora não seja um nível de organização, ocupa todos.

## 1.2 Anatomofisiologia do eucorpo

*Corpo* é tão somente uma palavra. Mas apenas há essa palavra porque há uma vontade de que ela seja também porta-voz de algo; esse algo é uma infinidade de outros "algos", que também recebem o nome de corpo, mas talvez fosse melhor dizer no plural, corpos. Não obstante, corpos não é simplesmente o plural de corpo, ao mesmo tempo que o é pelo desejo de que seja. O que une corpo e corpos é um conjunto de positividades que sintetizo com o nome *eucorpo*. Positividades, explica Paul Veyne[31], são o conjunto das condições que condicionam as práticas que produzem aqueles "algos" de que falamos quando nos referimos aos corpos: o corpo existe realmente, mas não como corpo; existir é diferente de ser algo.

O que chamo de *eucorpo* encontra sua metáfora na obra *Frankenstein* (de 1818), de Mary Shelley. *Eucorpo* deriva da raiz grega *eu-* (muito usada em Biologia, significa, em linguagem biológica, "verdadeiro"). *Eucorpo* seria o corpo "verdadeiro", uma ironia proveniente dos estudos da Anatomia e da Fisiologia, o que Foucault chamou de corpo anatomometafísico.

A personagem Victor Frankenstein revela, no segundo capítulo, que sua preocupação epistemológica estava voltada aos mistérios do céu e da terra, à substância exterior das coisas, ao espírito da natureza humana e ao segredo da alma do homem, em resumo, "minha investigação teria como foco a metafísica, ou, em um sentido mais elevado, os mistérios do mundo físico"[32].

Mary Shelley apresenta Victor Frankenstein inicialmente como um entusiasta da filosofia oculta, do misticismo e da alquimia dos séculos XV e XVI, pelas citações de Paracelso, Alberto Magno e Cornélio Agrippa. Futuramente, ao ingressar na universidade, entra em contato com a "verdadeira" ciência da natureza por meio da química e se torna um incansável leitor. A busca do princípio vital se desloca para o conhecimento dos fenômenos físicos e químicos que comandam o corpo; Anatomia e Fisiologia eram vistas com um viés metafísico.

Canguilhem[33] diferencia a Fisiologia da Filosofia Natural, por meio da visão filosófico-epistemológica. A primeira estava preocupada com o meio interno, enquanto a segunda, com o meio externo. Por outro lado,

---

[31] VEYNE, P. **Como se escreve a história e Foucault revoluciona a história.** 4. ed. Brasília: Editora da Universidade de Brasília, 1998.

[32] SHELLEY, M. **Frankenstein:** ou o prometeu moderno. 1. ed. São Paulo: Penguin Classics Companhia das Letras, 2015 [1818], p. 107.

[33] CANGUILHEM, 1977.

era objetivo da Biologia, que nascia da *Naturphilophie* alemã justamente nessa época, compreender a existência humana. Elias[34] atribui aos alemães da *intelligentsia* (classe média intelectual do século XIX contrária à corte) um forte posicionamento social, pois traziam às suas produções intelectuais o amor à natureza e à liberdade, a exaltação solitária, as rendições às emoções do coração sem o freio da "razão fria".

Frankenstein considera que a metafísica pode tornar-se uma ciência experimental, ou, pelo menos, traz um nítido "e se...?":

> Talvez tenha sido produto de algum milagre, mas cada uma das etapas da *descoberta* ocorreu de forma distinta e *verificável* [...]. Depois [...] logrei descobrir a causa da geração da vida; e mais importante, tornei-me capaz de reanimar a matéria morta[35].

Nietzsche[36] também apresentou o mesmo questionamento sobre a metafísica, mas para ele, caso o mundo metafísico existisse — e considerava ironicamente uma possibilidade verdadeira — ele apenas seria percebido se a cabeça humana fosse cortada. No entanto, isso seria apenas um problema puramente científico, criado pela paixão, pelo erro e pela autoilusão.

Antes, porém, da "descoberta", Mary Shelley narra o percurso epistemológico que Victor Frankenstein executou para chegar à questão vitalista mais importante do século XIX.

> A filosofia natural, e em particular a química, no sentido mais abrangente do termo, tornou-se praticamente minha única preocupação (p. 122). Um dos fenômenos que de maneira mais peculiar chamava-me a atenção era a estrutura do corpo humano [...]. De onde, eu frequentemente me perguntava, vinha o princípio vital? [...] Resolvendo tais circunstâncias no pensamento, decidi dali em diante dedicar-me mais particularmente àqueles ramos da filosofia natural relacionados com a fisiologia[37].
>
> [...] para mim, um cemitério não passava de um receptáculo de corpos destituídos de vida, os quais, de morada do vigor e da beleza, haviam se tornado comida para vermes.

---

[34] ELIAS, N. **O processo civilizador volume 1:** uma história dos costumes. 2. Ed. Rio de Janeiro: Jorge Zahar Ed. 1994 [1939], 276 p.

[35] SHELLEY, 2015 [1818], p. 124-125, grifos meus.

[36] NIETZSCHE, F. W. **Humano Demasiado Humano:** um livro para espíritos livres. São Paulo: Companhia das Letras, 2017b.

[37] SHELLEY, 2015 [1818], p. 123-124.

> Agora eu era levado a examinar a causa e o progresso dessa deterioração, e obrigado a passar dias e noites em câmaras mortuárias e necrotérios. Minha atenção se concentrava em todos aqueles detalhes mais insuportáveis à suscetibilidade dos sentimentos humanos[38].

Nos trechos destacados, Mary Shelley vislumbra o embate entre diferentes concepções que viriam a acontecer ao longo do século XIX: a Química, que era ferramenta metodológica para o estudo da fisiologia; a Fisiologia, que ao longo do século demandou a sua separação da Filosofia Natural; e a Biologia — que então nascia e buscava compreender a existência humana. Todas essas concepções estavam fundadas na ideia vitalista da existência do princípio vital — a Fisiologia compreendendo essa visão de forma materialista e mecanicista (o corpo é um objeto material, uma máquina movida pelas leis da mecânica de Newton).

O século XIX torna o corpo materialidade, mas precisa vencer a disputa pelos métodos de sua apreensão como realidade. A Biologia como ciência que existia ainda em diferentes formatos de ideias e concepções era o palco metafísico dessa disputa. Se por um lado o trabalho de Darwin apreende o corpo de uma forma dispersa em uma linha temporal, juntando as peças como em um quebra-cabeças que organiza diversas espécies numa mesa de autópsia geológica; Haeckel defende, apoiado nas ideias darwinistas, que os corpos devem ser analisados pela morfologia em sua relação com a química e a física. A mesa de autópsia de Haeckel seria formada por caixas onde os organismos são colocados, comparados e classificados.

O fisiologista Claude Bernard[39] compõe o grupo de cientistas que estão do outro lado dessa disputa. Enquanto ele considera o trabalho de Darwin associado à *Naturphilosophie*[40] (ou aos naturalistas), porque os indivíduos (e seus corpos) desapareceriam nas transformações a que

---

[38] *Ibidem*, p. 124.

[39] BERNARD, C. **Introduction à l'étude de la medicine expérimentale.** Paris: J. B. Baillière et Fills, 1865.

[40] *"Il faut admirer sans doute ces vastes horizons entrevus par le génie des Goethe, Oken, Carus, Geoffroy Saint-Hilaire, Darwin, dans lesquels une conception générale nous montre tous les êtres vivants comme étant l'expression de types qui se transforment sans cesse dans l'évolution des organismes et des espèces, et dans lesquels chaque être vivant disparaît individuellement comme un reflet de l'ensemble auquel il appartient"* (Bernard, 1865, p. 128).

"Sem dúvida, é de se admirar os amplos horizontes vislumbrados por gênios como Goethe, Oken, Carus, Geoffroy Saint-Hilaire, Darwin, nos quais uma concepção geral nos mostra todos os seres vivos como a expressão de tipos que se transformam incessantemente através da evolução dos organismos e das espécies, e nos quais cada ser vivo desaparece individualmente como um reflexo do conjunto ao qual pertence" (Bernard, 1865, p. 128, tradução minha).

são submetidos pela evolução, Darwin nega essa aproximação, colocando-se afastado também dessas ideias, as quais considerou místicas ou metafísicas demais. Defensor veemente do empirismo, com profundas raízes cartesianas, sua mesa de autópsia é diferente da de Hackel e da de Darwin, e, também, diferente da dos anatomistas. Ele se debruça sobre uma bancada em que os corpos não são esquartejados, mas abertos e testados quanto às suas funções em prover a vida — o olhar dos fisiologistas e médicos se volta para o interior, extraindo o que não se enxerga no exterior, expondo o que a natureza não é capaz de mostrar. Para ele[41], os naturalistas, quando veem os animais, veem seus hábitos e sua moral; o químico e o físico entendem dos corpos brutos (inorgânicos), enquanto todos olham para os mesmos objetos — os únicos que conseguem extrair a verdade são aqueles que, além de observarem, empreendem métodos experimentais para fazer aparecer o que a natureza esconde: estes são os fisiologistas. Ele também se afasta da Anatomia, pois defende que, ao separar as partes dos corpos, perde-se a totalidade dos fenômenos, ao separar o organismo em partes, estas tornam-se substâncias mortas que perderiam sua essência. A Fisiologia se transforma na explicação da lacuna intraespecífica deixada pela explicação interespecífica do darwinismo — o corpo é esse objeto experimental, sobretudo o corpo humano, porque destacaria intraespecificamente a separação entre animal e humano. O eucorpo é o resultado dessa investida.

Para Claude Bernard, as teorias da Física e da Química serviriam como referência de princípios lógicos para a Biologia, e se transformam em hipóteses assim que são apropriadas pela ciência biológica[42], do contrário, a Fisiologia se reduziria a meros fenômenos físico-químicos — o que a colocaria no mundo inorgânico; a Mecânica e a Física Matemática seriam a passagem entre a matemática propriamente dita e as ciências experimentais. Já a Matemática traz princípios dedutivos lógicos que estariam abaixo da razão, pois suas verdades não podem ser verificadas experimentalmente, mas apenas aceitas. Esse, inclusive, é um dos prin-

---

[41] *"Le naturaliste qui observe des animaux dont il veut connaître les mœurs et les habitudes, le physiologiste et le médecin qui veulent étudier les fonctions cachées des corps vivants, le physicien et le chimiste qui déterminent les phénomènes de la matière brute; tous sont dans le même cas, ils ont devant eux des manifestations qu'ils ne peuvent interpréter qu'à l'aide du criterium expérimental, le seul dont nous ayons à nous occuper ici"* (Bernard, 1865, p. 48-49). "O naturalista que observa os animais cujos costumes e hábitos deseja conhecer, o fisiologista e o médico que desejam estudar as funções ocultas dos corpos vivos, o físico e o químico que determinam os fenômenos da matéria bruta; todos esses têm diante de si manifestações que só podem ser interpretadas com o auxílio do método experimental, o único do qual deveríamos nos ocupar" (Bernard, 1865, p. 48-49, tradução minha).

[42] Claude Bernard usa exatamente este termo, no singular: *science biologique*.

cipais motivos pelos quais os trabalhos de Mendel ficaram afastados da Biologia por cerca de 40 anos, sendo apenas apropriados no século XX. Segundo Claude Bernard, a principal diferença da Fisiologia está no fato de que os fenômenos do ser vivo só podem ser olhados como fenômenos internos (ou do interior dos corpos) que sofrem pouca influência dos fatores externos (ambiente), mas que só são possíveis de apreender pelo método experimental, pois, diferentemente dos corpos vivos, os brutos são desprovidos de espontaneidade — a busca dos fenômenos vitais estaria nessa espontaneidade, ou, em outros termos, na autorregulação (cibernética) que permite a autonomia dos corpos frente ao ambiente.

> Mas os fenômenos da vida, em relação ao homem e aos animais superiores, podem se modificar sem qualquer mudança cósmica exterior apreciável, pequenas modificações termométricas e barométricas não exercem qualquer influência real sobre as manifestações vitais; e, ainda que não seja possível dizer que essas influências cósmicas exteriores sejam essencialmente nulas, há circunstâncias em que seria praticamente ridículo considerá-las[43].

Darwin não usou nenhuma vez o termo Biologia em seu trabalho, enquanto em Haeckel e em Bernard a disputa pelo termo é premente. Novamente a Ecologia resolve esse dilema entre ambiente interno (corpo, fisiologia) e externo (ambiente propriamente dito, ecologia), ela se põe nesse intermédio — o aspecto central do estudo da Ecologia é o organismo em contato com o ambiente externo. Nesse caso, evoca-se a Fisiologia para compreender como é possível certos organismos (e por extensão, seus corpos) serem capazes de suportar diferentes condições ambientais. Os livros atuais que tratam da fisiologia concedem ao "grande fisiologista francês do século XIX"[44], Claude Bernard, a "descoberta" da homeostase (mas que apenas recebeu esse nome futuramente), que é justamente a capacidade (fisiológica) de os organismos regularem seu meio interno a despeito da variação do meio externo (ambiente).

A Ecologia também se apropriou da ideia de autorregulação (cibernética) para compreender a natureza. Um artigo de 1988, de Lauri Oksanen[45], discute a influência de várias escolas ecológicas na compreensão

---

[43] BERNARD, 1865, p. 135; tradução minha.

[44] GUYTON, A. C.; HALL, J. E., **Textbook of medical physiology.** 11. ed. Philadelphia, Pennsylvania: Elsevier Inc., 2006, p. 4.

[45] OKSANEN, L. Ecosystem Organization: Mutualism and Cybernetics or Plain Darwinian Struggle for Existence? **The American Naturalist**, v. 131, n. 3, 1998, p. 424-444.

do ambiente e da natureza; a escola de Odum teve grande influência nas concepções cibernéticas de natureza. A afinidade eletiva da Ecologia e da Fisiologia se revela justamente nessa concepção e, com efeito, torna-ram-se intrincadas e inseparáveis para explicar tanto os corpos quanto a natureza: "Para um ecólogo evolucionista, a natureza é tanto um teatro ecológico onde o jogo evolutivo acontece quanto o produto direto desse jogo"[46]. Evocando a escola de Odum, revela:

> Ou o ecossistema é ordenadamente de uma maneira cibernética [...] ou a falta de caos se desenvolveu a partir de lutas darwinianas sem regulação entre populações competidoras, todas sozinhas e sem influência, exceto umas pelas outras, em um estado neutro de vida. A última parece implausível para nós[47].

O esquema da figura 1.1 mostra a inseparável relação da Ecologia com a Fisiologia, ambas ciberneticamente intrincadas. O modelo de Odum[48] é corrente na compreensão ecológica dos ecossistemas.

A autorregulação dos sistemas ecológicos se dá pelas energias química e térmica transportadas entre os níveis tróficos. A produtividade diz respeito à resultante das transformações químicas (orgânicas) — o que estaria disponível como energia (química) para o outro nível trófico. A assimilação diz respeito às transformações fisiológicas constituindo os corpos dos seres vivos que compõem o nível trófico; a respiração diz respeito às perdas energéticas, na forma de calor, resultado das transformações fisiológicas da assimilação. As perdas fecais dizem respeito à matéria orgânica não assimilada e não utilizada pelos seres vivos daquele nível trófico. O esquema de representação dos ecossistemas segue o modelo de fluxo econômico, a moeda "financeira" é a energia química, que é passada de um nível a outro e sofre transformações, ao mesmo tempo que regula todo o sistema. Os nomes *produtores* (para, comumente, os organismos fotossintetizantes ou autotróficos) e *consumidores* (os chamados heterotróficos, ou que não convertem matéria inorgânica em orgânica — biomassa) também remetem a uma engrenagem produtiva, que traz tanto um rastro fisiocrático quanto utilitarista — é a própria *economia da natureza* de que falava Darwin, mas em uma visão mais moderna e sofisticada.

---

[46] *Ibidem*, p. 424.

[47] *"Either the ecosystem is orderly in the [cybernetic] way we described or its lack of chaos just happened to develop from unregulated Darwinian struggles between competing populations, all alone and uninfluenced, except by each other, on a neutral slate of life. The latter seems implausible for us"* (Patten; Odum, 1981 *apud* Oksanen, 1988, p. 424).

[48] ODUM, E. P. **Ecologia**. São Paulo: Pioneira, 1969.

Figura 1.1 – Modelo cibernético de fluxo de energia nos ecossistemas

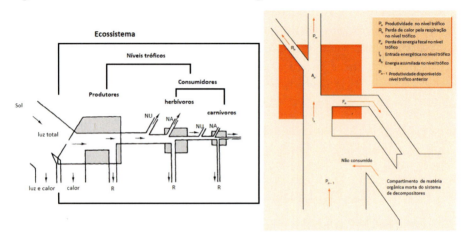

(a) NU: energia não utilizada; NA: energia não assimilada ou excretada; R: respiração (perda de energia para o ambiente); os polígonos pintados de cinza representam os corpos dos organismos (ou biomassa, energia assimilada). (b) em detalhe, um nível trófico de consumidor.
Fonte: adaptado de: (a) Odum (1969); (b) Begon et al. (2006)

Canguilhem[49] faz uma genealogia dos termos "regulador" e "regulação", cujos conceitos considera de extrema importância para o desenvolvimento dos estudos biológicos. Segundo Canguilhem, atualmente, o termo "regulação" é conotado por "cibernética", o segundo foi criado por Ampère em 1834 para designar a ciência dos meios de comando, mas ficou adormecido por um século. Dicionários famosos como o *Littré* e o *Oxford* trazem definições para regulação, nos séculos de XVII a XIX, somente relacionadas à política e à mecânica. É Leibniz quem traz pela primeira vez a noção de regulação, contrariando a de Newton. Enquanto para Newton a regulação do mundo por Deus é incessante, Leibniz defende a imutabilidade:

> Essa máquina de Deus [o mundo] é mesmo, segundo eles [Newton e a escola de Cambridge], tão imperfeita, que Deus é obrigado a limpá-la de vez em quando por meio de um concurso extraordinário, e até de reajustar, como um relojoeiro faz com sua obra[50].

---
[49] CANGUILHEM, 1977.
[50] *Ibidem*, p. 76.

Leibniz considerava que a regulação do mundo (comparando regra e regulamentação na polícia do Estado e na regulação das máquinas) tinha uma relação originalmente estática e pacífica: a regularidade seria uma propriedade original, não seria, portanto, conquistada a partir de uma instabilidade ou reconquistada de uma degradação. Entre o otimismo leibniziano e as inquietudes newtonianas, o pensamento que ganhou força durante um século e meio depois (séculos XVII e XVIII) e funcionou como paradigma na mecânica, na fisiologia, na política, na economia foi o de Leibniz[51].

No entanto, há uma inversão no século XIX. Entre as ideias darwinianas, mais próximas das concepções newtonianas e as ideias frekeanas, mais próximas das concepções leibnizianas, as que ganham maior status de produção de verdade são as darwinianas. Importante questionar o porquê da possibilidade dessa mudança no século XIX. Não existe, como já afirmara Foucault, uma mentalidade ou espírito da época que promove uma linha de pensamentos, mas condições de aparição e circulação dos discursos.

Para Leibniz, existe uma verdade fixa e permanente dos julgamentos que não deve ser continuamente posta em dúvida. Não existiria uma verdade dupla, cuja verdade humana fosse diferente da verdade divina — o conceito de Deus é o conceito de verdade: a realidade e o conhecimento devem ser compreendidos em conjunto; não haveria ciência nem regras que estivessem em contradição com a natureza do princípio divino[52]. O mundo para Leibniz é resultado da perfeição suprema divina, ou, como diz Nietzsche[53], a avaliação superior da moral. Freke, assim como Leibniz, buscavam na metafísica (de Deus) a explicação de seus questionamentos — embora Leibniz seja platônico e Freke, aparentemente, não. A função matemática (e não os números) é a lei de Deus para Leibniz (porque "o cálculo versa somente sobre a ordenação e a mútua condicionalidade de relações puramente qualitativas, sem entrar em nenhuma classe de relações quantitativas"[54]), enquanto para Freke a produção da vida decorre da função organizadora. Ambas as concepções imprimem finalidade e imutabilidade às leis de Deus;

---

[51] Idem.

[52] CASSIRER, E. **Filosofía de las formas simbólicas**. Vol. I El linguaje. México: Fondo de Cultura Económica, 1971.

[53] NIETZSCHE, 2017a.

[54] CASSIRER, 1971, p. 91.

ambos são teleologicamente semelhantes. Darwin e Newton pensavam opostamente diferente de Freke e Leibniz.

Entre Freke e Darwin, a "evolução" tomaria caminhos diferentes; para Freke, a evolução seria uma "revolução" cíclica: do mineral ao vegetal, do vegetal ao animal e do animal novamente ao mineral, o que mantém o ciclo é a *função organizadora* do mundo vegetal[55]. Para Darwin, a evolução é um processo contínuo de modificações rumo à perfeição — o que implicaria tornar o humano (sobretudo o civilizado) o mais "evoluído", ou seja, o mais próximo da perfeição. Leibniz acreditava que a natureza era inteligível porque era o corolário de uma progressão algébrica, portanto, plenamente descrita pela lei geral da série, de outro modo seria absurda e indigna do sábio[56]. A teoria da evolução proposta por Darwin não caberia numa função algébrica; não que a proposta de Freke coubesse, mas, por sua condição cíclica, permaneceria autoevidente e cumprindo teleologicamente, da mesma forma, as leis divinas. Leibniz acreditava em um Deus *ex machina* que intervinha segundo leis fixas e permanentes[57]; assim como as de Freke, suas explicações eram fundadas em uma origem metafísica.

Para Newton, "apenas as qualidades são manifestadas, mas as causas continuam ocultas"[58]. "Newton enfatiza continuamente e com toda a energia a existência de objetos que nosso conhecimento empírico não pode alcançar de forma alguma"[59], mas ele afirma, ao mesmo tempo, que há um ser supraempírico que não pode mais obstruir o curso contínuo de nossa observação e de nossa análise científica dos fenômenos. Newton não pretende a destruição ou superação da metafísica, mas a delimitação dos campos entre essa e a matemática exata.

Na Fisiologia, a noção de regulação chega pelo termo *economia*, para os fisiologistas, para os naturalistas, ou mesmo os filósofos, o termo economia animal é equivalente às expressões máquina animal ou fábrica

---

[55] *"We have, I say, as I regard it, therein disclosed to us an example of the nature of each of the successive steps in that circle of changes which is uninterruptedly in revolution from the mineral to the vegetable, from the vegetable to the animal, and from the animal again to the mineral world"* (Freke, 1865, p. 106).

[56] CASSIRER, 1971.

[57] *Idem.*

[58] *Ibidem*, p. 377.

[59] *Ibidem*, p. 417.

animal; Canguilhem[60] se baseia nas concepções de Buffon e Lavoisier para justificar a primeira, e nas de Hume, a segunda.

Embora Canguilhem use anacronicamente o termo "ecologia" para se referir ao que Darwin chamava de "economia natural", pode-se, dessa forma, intuir um caráter mecânico ao mundo por meio da natureza. Por outro lado, apresenta o desvio darwiniano em relação ao paradigma otimista leibniziano, pois tanto a natureza quanto os organismos são máquinas mutáveis, dessa forma mais próximo das inquietudes newtonianas, o que conota de certo modo também que economia natural e funcionamento do organismo (e por extensão corpo e fisiologia) são sinônimos:

> Pois como todos os seres vivos estão lutando, por assim dizer, para se apoderar de cada lugar na **economia da natureza**, se alguma espécie não se tornar modificada e não alcançar um grau de aperfeiçoamento correspondente ao dos seus competidores, ela logo será exterminada [...]. Mas o isolamento provavelmente age mais eficientemente no que se refere a constituir um obstáculo à imigração de organismos mais bem adaptados, em razão de suas áreas terem sofrido alguma modificação de caráter fisiográfico — alteração climática, soerguimento das terras etc. Assim, novos lugares na **economia natural** daquela região estarão abertos para que os antigos habitantes passem a lutar por eles e a se adaptar às suas condições, através de modificações na sua estrutura e condição física[61].

Buck-Morss[62] considera que a Europa deslocou dois discursos, o do político e o do contrato social em relação à economia doméstica (*oikos*) tornando possível uma dupla visão: enquanto a Europa proclamava a liberdade como estado natural do homem e seu direito inalienável, a escravização de milhares de trabalhadores coloniais era, paradoxalmente, aceita como natural — esse paradoxo levou à ascensão da nascente economia global moderna. Assim, o pensamento colonialista e escravagista (sobretudo nos séculos XVIII e XIX) imprimiu forte influência na produção intelectual iluminista no Ocidente. A escravidão existia como metáfora ou noção simbólica que legitimava a escravidão real. Na disputa pela "razão" ou "racionalidade", o racismo do século XIX era julgado pela

---

[60] CANGUILHEM, 1977.

[61] DARWIN, 1994 [1859], p. 104-105, grifos meus.

[62] BUCK-MORSS, S. Hegel e Haiti. **Novos Estudos**, 90, p. 130-171, 2011.

razão política[63]. Hanna Arendt também pontua que, no século XIX, duas ideologias (prefiro chamar sistemas de pensamento) sobressaíram, a que interpreta a história como luta econômica das classes e a que a interpreta como luta natural das raças.

A visão e a concepção do corpo que temos atualmente foi fundada sobre uma racionalidade científica que instituiu antagonicamente os corpos: esses e aqueles. O século XIX foi também o século em que o sentido de nacionalidade ascendeu, reforçando essa visão antagônica; Proudhon, na publicação de 1861, *La Guerre et la Paix. Recherches sur le principe et la constituition du droit des gens* (*A Guerra e a Paz: Pesquisas sobre o princípio e a constituição das nações*), também ressalta que

> [o] direito da força, ou do mais forte, [...] é um direito real, tão respeitável, tão sagrado como todo outro direito, e [...] é sobre este direito da força, no qual a consciência humana [...] sempre acreditou, que repousa em definitivo o edifício social[64].

Darwin também faz o mesmo deslocamento apontado por Buck--Morss quando considera a economia natural, não como "ecologia", mas como relações fisiológicas do corpo, ou economia animal:

> Em primeiro lugar, é muito grande nossa ignorância acerca da **economia natural** de qualquer ser organizado, para que possamos determinar a maior ou menor importância dessa ou daquela variação[65].
>
> Não é de modo algum evidente, à luz das ideias ordinariamente admitidas, por que a estrutura do embrião deva ser mais importante para tal propósito [definir o valor ou a função fisiológica dos órgãos] do que a do adulto, já que só esse desempenha completamente o seu papel na **economia da natureza**[66].

A expressão "economia natural de qualquer ser organizado" (na primeira citação) pode ser substituída, atualmente, por "a biologia de qualquer ser organizado"; por outro lado, a expressão "o seu papel na economia da natureza" (na segunda citação) pode ser substituída por "seu papel ecológico"; esse anacronismo permite inferir o caminho conjunto

---

[63] ARENDT, H. **Origens do totalitarismo.** São Paulo: Editora Schwarcz, 2012, 825 p.

[64] PROUDHON, 1861, p. 13-14 *apud* FERNANDES, José Marques. Da (in)justiça da guerra ao direito da força. A singular visão proudhoniana. *In*: MACEDO, A. G.; SOUZA, C. M. de; MOURA, V. (org.). **XVI Colóquio de outono Conflito e Trauma.** Centro de Estudos Humanísticos da Universidade do Minho: Edições Húmus, 2015.

[65] DARWIN, 1994 [1859], p. 164.

[66] *Ibidem*, p. 307, grifos meus.

que a economia natural e a economia animal (Ecologia e Fisiologia) tri-lharam, embora inicialmente estivessem separadas epistemologicamente.

De modo a entender a recepção das ideias darwinistas, recorro à discussão e à crítica de Nietzsche. A vida era a "coisa em si" que o século XIX buscava, sem entender que Kant já avisara da incognoscibilidade. Haeckel, ferrenho darwinista, por exemplo, considerava Kant apriorístico, e que "a experiência reflexiva ou o pensamento experimental [seriam] as únicas vias e métodos para se atingir a verdade"[67]. Nietzsche, inclusive, nega a existência da coisa em si, e, por consequência, a existência da vida, mas a entende como vontade de potência — o que revela diversas outras camadas sobre a concepção biológica do conceito de vida: vida é tão somente metáfora.

Como Nietzsche é contrário à expressão da verdade das coisas em si, o que se apresenta no trabalho de Darwin, portanto, seria resultado da moral e de uma vontade de potência que reflete os dominadores — porque a moral, antes de ser um conjunto de prerrogativas que determina o certo e o errado, o bom e o mau, é um movimento interpretativo de um sujeito. Segundo Nietzsche, Darwin deu exagerada relevância para as circunstâncias externas; o fenômeno vital seria a força que cria potência de dentro para fora; não haveria finalidade, mas uma batalha das partes. Nietzsche atribui à escola de Darwin uma mecânica da domesticação: os mais fortes, os melhores, os mais perfeitos, os mais robustos, os mais bem-dotados, ao vencerem a batalha pela existência, ocultam a batalha e tem-se como resultado a definição da moral. A moral cristã como cultura é domesticação; o que Darwin considera como selvagem seria o retorno à natureza e a cura da cultura, "os mais fortes e os mais felizes são fracos quando têm contra si os instintos organizados do rebanho, a pusilanimidade dos fracos e o grande número"[68]. Domesticação nada mais é do que o controle da economia natural de comportamentos para o uso privado de acordo com as necessidades daquele que domestica. Na visão de Nietzsche, os fortes de Darwin poderiam ser os fracos dependendo da moral — há, portanto, um embate moral nas definições, já destacado n'*A genealogia da moral*. Também, para Nietzsche, não haveria progresso na evolução, mas veríamos apenas a representação de um nível.

---

[67] HAECKEL, 1904 *apud* FREZZATI-JR., 2003.

[68] NIETZSCHE, 2017a, p. 434.

Evocando a discussão de Buck-Morss[69], o deslocamento do discurso político do pacto social fica evidente quando tanto Haeckel quanto Darwin diferenciavam os selvagens dos civilizados. Segundo Buck-Morss, a Europa já precisava lidar com o paradoxo da escravidão negra desde Hobbes e Locke, no século XVII; para Hobbes a escravidão seria uma disposição natural da luta de todos contra todos; para Locke a escravização negra seria uma instituição aceitável. A seleção natural de Darwin teria, como efeito, um aspecto hobbesiano, "naturalizando" ainda mais a luta de todos contra todos?

> Animais criados por povos selvagens de diversas regiões muitas vezes têm de lutar por sua própria subsistência, expondo-se em certo grau à seleção natural. Indivíduos dotados de constituição ligeiramente diferente terão maior probabilidade de sobrevivência sob determinados climas, e há razões que nos levam a crer serem correlatas a constituição e a coloração externa[70].

Haeckel[71], por exemplo, considerava que não obstante a sensibilidade ser uma propriedade fundamental da matéria, a consciência era um produto psíquico secundário próprio dos animais superiores e do humano. Ele dividia a sensibilidade em 12 níveis, do inferior ao superior. O primeiro nível é o dos átomos, que teriam afinidade entre elementos; o segundo, o das moléculas, com propriedade de atração e repulsão — ambos sensibilidade sem consciência. Das células (nível 3) e seres unicelulares (níveis 4 e 5) até os animais inferiores (cnidários e esponjas) não haveria consciência, apenas sensibilidade; a partir dos artrópodes e vertebrados (nível 10) haveria uma pré-consciência. O nível 11 (sensibilidade com consciência e pensamento) é atribuído aos répteis, aves, mamíferos e aos humanos selvagens e bárbaros; o nível 12 (*sensibilidade com atividade intelectual na arte e na ciência*) é atribuído aos civilizados (leia-se: europeus).

Essa diferenciação nos níveis 11 e 12 se assemelha bastante à visão grega antiga (aristotélica) que diferenciava o *zoon* do *zoon politikón*, em outras palavras, o animal do animal político, ou ainda, os que vivem no *oikos* dos que vivem na *pólis*: os sujeitos-*oikos* e os sujeitos políticos — ou, no sentido moderno, ambos se tornaram os sujeitos sociais; alguns mais animais sociais, alguns mais humanos sociais. A "*pólis*", na modernidade, é um grande *oikos*.

---

[69] BUCK-MORSS, 2011.
[70] DARWIN, 1994 [1859], p. 166-167.
[71] HAECKEL, 1904 *apud* FREZZATI-JÚNIOR, 2003.

Darwin também diferenciava os civilizados dos selvagens, da mesma forma que os termos "selvagens" e "civilizados" eram elementos fortes na produção intelectual europeia desde o século XVII: por exemplo, Hobbes, Locke[72] e futuramente Hegel, Marx[73,74,75], Darwin e Haeckel. Para Mbembe[76], aos olhos do europeu do século XIX, "vida selvagem" é apenas outra forma de "vida animal". Desses elementos emerge uma ambiguidade: uma vez que o darwinismo coloca o humano descendente do animal, como afastar a condição humana da condição animal? A proposta evolutiva de Haeckel para a sensibilidade e a consciência reatualiza a distinção entre *oikos* e *polis* ateniense.

> Quando não mais olharmos para um ser organizado **como um selvagem olha para um navio**, ou seja, para algo inteiramente além de sua compreensão; quando considerarmos toda e qualquer produção natural como algo que tenha sua própria história; quando contemplarmos toda estrutura complexa e todo tipo de instinto como o resultado final de numerosas adaptações, cada qual útil para seu possuidor, quase que da mesma maneira que entendemos ser qualquer grande invenção mecânica o resultado do labor (*labour*), da experiência, da razão e até mesmo dos erros de um sem-número de trabalhadores; quando for assim que enxergarmos cada ser organizado, que novo e enorme interesse não irá adquirir — e falo por experiência própria — o estudo da História Natural[77].

Esse trecho de Darwin é particularmente interessante por pelo menos dois pontos e demonstra seu pensamento em relação aos selvagens (os outros) e os civilizados (o europeu): o navio de que Darwin fala parece se relacionar com o significado meramente de embarcação e de todo trabalho racional e técnico que a construiu, na qual, ele mesmo, esteve quando de sua viagem no *HMS Beagle* (*His Majesty's Ship Beagle*). Tudo se passa como se as coisas tivessem uma concretude tal que apenas o olhar civilizado fosse capaz de apreender por meio da razão, do trabalho e da experiência. Darwin conclui o argumento afirmando que os seres organizados (os seres

---

[72] Buck-Morss, 2011.

[73] *Idem.*

[74] MATORY, J. L. Marx, Freud e os deuses que os negros fazem. A teoria social europeia e o fetiche da vida real. **Revista Brasileira de ciências Sociais,** v. 13, n. 97, 2018, p. 1-19.

[75] GILROY, P. **O Atlântico Negro.** 2. ed. São Paulo: Editora 34, 2017.

[76] MBEMBE, A. Necropolítica. **Arte & Ensaios, Revista do PPGAV/EBA/UFRJ,** n. 32, dez. 2016, p. 122-151.

[77] DARWIN, 1994 [1859], p. 349-350, grifos meus.

vivos) devem ser concebidos assim, ignorando a grande metáfora europeia da escravidão da sua época que se fazia concreta nos navios negreiros. Também é importante pontuar que a viagem feita pelo comandante Robert FitzRoy do *Beagle* estava inserida no contexto de expansão marítima que havia se iniciado no século XVIII e que a Inglaterra pretendia conhecer as "potencialidades" do mundo cujo interesse colonial se transferia do eixo Atlântico (já bastante colonizado) para o Pacífico[78].

Contraponho a visão de navio apresentada por Darwin com a de Paul Gilroy em *O Atlântico negro*, relativa justamente à Inglaterra do século XIX:

> Deve-se enfatizar que os navios eram os meios vivos pelos quais se uniam os pontos naquele mundo atlântico. Eles eram os meios móveis que representavam os espaços de mudança entre os lugares fixos que eles conectavam. Consequentemente, precisam ser pensados como unidades culturais e políticas em lugar de incorporações abstratas do comércio triangular. Eles eram algo mais — um meio para conduzir a dissenção política, e, talvez, um modo de produção cultural distinto. O navio oferece a oportunidade de se explorarem as articulações entre as histórias descontínuas dos portos da Inglaterra, suas interfaces com o mundo mais amplo[79].

Matory também relaciona a produção intelectual do século XIX atravessada por diversas ambivalências. Marx e Freud representavam a ambivalência racial no fetichismo que apresentavam. *Fetisso* (mais próxima de feitiço) foi a palavra portuguesa empregada aos africanos para se referir a sua religiosidade e cultura, especialmente à *magia curadora*[80] e aos objetos consagrados pelos africanos no comércio. Fetichismo foi atribuído por portugueses e holandeses às mercadorias dos parceiros africanos, que eram acusados de falsificar moedas e supervalorizar seus próprios produtos e desvalorizar os dos europeus. O iluminismo afrancesou o termo para *fétiche* e foi associado com exploração, despotismo e excesso de consumo. Marx, nos termos de Matory, apresentou sua própria versão no "fetiche da mercadoria", em relação ao preço do produto em função

---

[78] PASSETTI, G. **O mundo interligado:** poder, guerra e território nas lutas na Argentina e na Nova Zelândia (1826-1885). Tese (doutorado em História Social) apresentada ao programa de Pós-Graduação em História Social, da Faculdade de Filosofia, Letras e Ciências Humanas da Universidade de São Paulo, São Paulo, 2010.

[79] GILROY, 2017, p. 60.

[80] O destaque é interessante pelo termo possivelmente associado a algum tipo de medicina, embora o autor não discorra sobre isso.

do tempo gasto para a produção; nesse sentido, o trabalho intelectual (inclusive do próprio Marx) seria impagável. Matory redefine fetiche como aquilo que descobrimos

> [...] quando procuramos certo conjunto de características em nossas teorias e em nossos deuses. Primeiro, [há] um deslocamento de valor e agência de algumas coisas e pessoas para (ou a favor de) outras coisas ou pessoas. E, segundo, as teorias e os deuses mais poderosos e duradouros são aqueles que encarnam a ambivalência de seus criadores e adoradores.[81]

Tanto Matory quanto Buck-Morss atribuem à Europa menos um silenciamento do que uma subversão da experiência da Revolução Haitiana (1791-1804) em plena irrupção da Revolução Francesa (1789-1799), que se resume novamente no termo ambivalência, como o próprio fetiche: *Égalité-Liberté-Fraternité* apenas para humanos.

É nesse contexto que Canguilhem[82] chama de "princípio de saúde [da população]" o que Foucault chamou de biopolítica e questiona se a revolução industrial na Inglaterra e a revolução política na França não impuseram à ciência e à sociedade uma noção de que natureza fosse explicada pela história e pelo equilíbrio de conflitos. Dessa forma, a regulação natural da população só poderia ser explicada por uma filosofia utilitarista: a incorporação da teoria malthusiana no darwinismo é uma evidência, assim como a regulação pela *vis medicatrix rei publicæ* (o poder de cura do Estado) ganha respaldo no modelo hipocrático da Medicina.

O que Nietzsche descreve no século XIX como crítica ao darwinismo encontramos na produção de teorias eugenistas (seleção artificial das raças) e no darwinismo social (seleção social dos mais "fortes"/"aptos" por meio de uma mecânica social — que nada mais seria do que um *fitness* econômico[83]) — como embasamento moral para o que o século XIX chamou de evolução, e o que chamo atualmente de *subjetivicídio*, que é vida permitida sem vontade de potência ou não vida, mesmo que se mantenham as

---

[81]   MATORY, 2018, p. 18.

[82]   CANGUILHEM, 1977.

[83]   *Fitness* é um conceito darwiniano que pode ser traduzido, em português, por "aptidão". Segundo Darwin, venceriam a seleção natural os indivíduos mais aptos (ou com maior *fitness*), ou seja, os que possuíssem estruturas e condições que lhes possibilitassem gerar mais descendentes e, portanto, manteriam, na população, as estruturas e condições que tornariam a espécie mais bem adaptada ao ambiente. Em uma leitura neodarwinista, são mais aptos os indivíduos que são capazes de passar seus genes para as próximas gerações. No uso que faço de *fitness* econômico, seriam mais "aptos" aqueles com maior capital simbólico, material e científico, que lhes permite maior possibilidade de produzir e reproduzir seus discursos, reduzindo ou até eliminando, de certa forma, o poder dos outros.

atividades fisiológicas (independentemente das normalidades impostas). Mesmo que, embora para a Medicina houvesse o princípio vital ainda, não haveria vida no sentido nietzschiano. Gilroy[84] empresta o termo "racismo científico" de Nancy Stepan[85] para caracterizar esse movimento, quando, no século XIX, o termo "raça" era empregado com o mesmo significado atual de "cultura", e relata, por exemplo, a invenção da doença específica de negros e negras, a *drapetomania* ou *dysaesthesia Aetheopsis*, que seria "o desejo dos escravos [escravizados] de fugir da escravidão"[86] — uma nítida estratégia, em termos nietzschianos, de minar a vontade de potência como vida e resistência ou de miná-la por meio do *subjetivicídio*, como uma relação de forças entre vontades de potências, ou seja: vence a estratégia, em termos discursivos, com maior *fitness* econômico. Para o tratamento dessa doença, o médico estadunidense J. Marion Sims "aperfeiçoava" procedimentos ginecológicos — legitimados por discursos "científicos" — em mulheres que mantinha em servidão. Da mesma forma que J. Marion Sims comete *subjetivicídio* nessas mulheres, Darwin também expressa seu *subjetivicídio* europeu na sua visão de navio comparada à visão cultural de Gilroy, assim como Haeckel o faz ao classificar selvagens e bárbaros como animais, diferenciando-os dos civilizados, pela comparação de suas capacidades de sensibilidade e consciência. O *subjetivicídio* é, portanto, o efeito de um superdispositivo científico que constrói o corpo à imagem e semelhança do eucorpo (uma *biotecnoideologia*).

Para Haeckel[87], a Ecologia deveria ser compreendida juntamente com a Geografia como fisiologia das relações com o mundo externo (*Oecologie und Geographie des Organismus oder Physiologie der Beziehungen des Organismus zur Aussenwelt*) (*Ecologia e Geografia dos organismos ou Fisiologia das relações do organismo com o mundo exterior*), fortalecendo, assim, a economia animal (Fisiologia) como explicação intraespecífica da economia natural (Ecologia), que é por si só interespecífica.

Odum[88] indica a formação da palavra Ecologia como proveniente do grego *oikos* (*οίκειος*), que, segundo ele, significa "casa", definindo Ecologia como o estudo das casas, que, por extensão, representariam os

---

[84] GILROY, 2017.

[85] STEPAN, N. **The idea of race in science:** Great Britain, 1800-1960. Basingstoke, Hampshire e Londres: Macmilian, 1982; BANTON Michel. **Racial Theories:** Cambridge: Cambridge University Press, 1987 (citado por Gilroy, 2017).

[86] GILROY, 2017, p. 68.

[87] HAECKEL, 1866, p. 237.

[88] ODUM, 1969.

ambientes onde vivem os organismos. Interessante a comparação que faz já nas primeiras palavras do primeiro capítulo:

> Numa democracia não basta existirem apenas algumas poucas pessoas treinadas que saibam o que está acontecendo ao seu redor, devem existir, também, cidadãos alertas, que insistam em que o conhecimento, a pesquisa e a ação estejam adequadamente integrados.[89]

Essa pequena descrição, para um grego ateniense da Antiguidade, jamais teria referência com o *oikos* ou a *oikía*, e sim com a *pólis* — seria uma necessidade de a Ecologia sair do *oikos* de onde foi criada e mantida? Somente eram cidadãos atenienses livres aqueles que poderiam viver uma vida contemplativa ($\theta\varepsilon\omega\rho\acute{\iota}\alpha$ — *teoria/contemplação* —, ou *bios theoretikos*), em oposição aos escravos e mulheres — relegados ao *oikos*[90]

Segundo Krebs[91], quando Haeckel cunhou o termo *Oecologie* associou-a às relações totais **dos animais** (e, com efeito, dos selvagens e bárbaros) com os ambientes orgânicos e inorgânicos, e atualmente a Ecologia não consegue (e não pode) prescindir de outras disciplinas como Evolução, Genética, Fisiologia e Etologia. De acordo com Ricklefs[92], Ecologia foi o termo cunhado por Haeckel (em 1866) e tem origem na palavra *oikos*, mas ganhou seu significado mais próximo do atual pelo próprio Haeckel em 1870:

> Por ecologia, queremos dizer o corpo de conhecimentos referente à **economia da natureza** — a investigação das relações totais dos animais com seu meio ambiente orgânico quanto com seu ambiente inorgânico; incluindo, acima de tudo, suas relações amigáveis e não amigáveis com aqueles animais e plantas com os quais vivem direta ou indiretamente a entrar em contato — numa palavra, ecologia é o estudo de todas as inter-relações complexas denominadas por Darwin como as condições da luta pela sobrevivência[93].

Parece haver aqui uma simplificação. Haeckel não buscou diretamente na palavra *oikos* a construção do termo ecologia, mas na palavra economia (*natural economy* ou *economy of nature*) usada por Darwin — que

---

[89] *Ibidem*, p. 19-20.

[90] ARENDT, H. **A condição humana.** 10. ed. Rio de Janeiro: forense Universitária, 2007.

[91] KREBS, 2001.

[92] RICKLEFS, R. E. **A economia da natureza.** 5. ed. Rio de Janeiro: Guanabara Koogan, 2003.

[93] HAECKEL, 1870 *apud* RICKLEFS, 2003, p. 2, grifos meus.

também deriva de *oikos*. Quando Darwin utilizou a palavra economia, em 1859, ela já tinha o sentido moderno, dentro da economia iluminista, capitalista, colonial e escravagista, diferente de economia no sentido grego antigo, de onde economia decorre. Segundo Aristóteles (em *Política*), *oikonomikón* (econômico) é relativo ao governo doméstico ou do chefe de família. Com efeito, assim como o chefe de família ateniense controlava a economia (doméstica) por possuir a propriedade do *oikos*, o cientista controla e é proprietário da economia natural, assim como os fisiologistas controlam e têm a propriedade da economia animal — tanto a natureza quanto os corpos foram apropriados como recursos privados de uma θεωρία (teoria) — ou de uma vida contemplativa, filosófica — da qual demanda Odum a respeito da Ecologia (embora impossível obter nessa lógica). Talvez decorra desse raciocínio nossa dificuldade com as questões ambientais, atualmente; e, da mesma forma, nossa relação com nossos corpos: tanto o ambiente quanto os nossos corpos seriam propriedades privadas que não nos pertencem.

Quando entendemos que Paul Veyne[94] denuncia a teoria econômica (ou a economia) como uma ficção de um *homo aeconomicus* movido por instintos egoístas, cuja ficção é a racionalidade mais do que o egoísmo, compreendemos, por efeito, que a Economia e a Ecologia são irmãs siamesas e que os *homines aeconomici* são também *aecologici* ou *oikológicos*.

De acordo com Collections[95], Platão utilizava em suas obras, como referências à ideia de *oikos*, as seguintes palavras: οἰκειότητι (*oikotéti*), οἰκειότητος (*oikotetos*), com sentido de intimidade; οἴκειν (*oikein*), com sentido de habitar e viver; οἰκειοπργία (*oikopgia*), com o sentido de relação com a própria tarefa; οἰκειουσθαι (*oikoysthai*), com o sentido de apropriar-se; e, o principal, οἴκειος (*oikos*), com sentidos de próprio, pessoal, recursos, vida privada, interior. O *oikos,* portanto, é o local do privado, da intimidade e das necessidades (ἀνάγκη, *anaké*), com nítida "divisão fisiológica do trabalho", cujo papel feminino era principalmente o labor da reprodução, mas também daquele de que é possível apropriar-se.

A explicação de Darwin, está totalmente relacionada com o enunciado de Haeckel citada por Ricklefs:

---

[94] VEYNE, 1998.

[95] COLLECTIONS DES UNIVERSITÉS DE FRANCE. **Platon, œvres complètes.** Tome XIV. Lexique de la langue philosophique et religieuse de Platon. Paris: Les Belles Lettres, 2003.

> Contudo, se assim não se fizer, ou seja, se não se cogitar tanto dessa ideia [luta pela existência por meio da seleção natural] até que ela fique por assim dizer arraigada em nossa mente, estou convencido de que nos parecerão obscuros ou serão completamente mal-interpretados todos os fatos relacionados com a *economia da natureza*, com a distribuição, com a raridade, a abundância, a extinção e a variação. A natureza nos parece brilhante e jubilosa quando em situação de superabundância de alimentos; então não vemos, ou não nos passa pela ideia, que as aves cantando alegremente ao nosso redor vivem geralmente de insetos ou de sementes e que assim estão constantemente destruindo a vida; ou comumente nos esquecemos de como é frequente serem esses pássaros canoros e também seus ovos e filhotes, destruídos pelos animais predadores, tampouco trazemos continuamente na mente a lembrança de que, embora o alimento seja então abundante, nem sempre tal circunstância ocorre durante as sucessivas estações do ano[96].

A Ecologia se constituiu mecanicamente assim como a Fisiologia, e executou um retorno ao *oikos* permitido discursivamente pelo empreendimento colonial escravagista. Nessa mesma visão, a Anatomia produziu, por exemplo, conhecimentos de frenologia, que comparavam os crânios de brancos e negros (uma nítida metodologia intraespecífica para produzir diferenças). Encontrar animalidade em selvagens e encontrar humanidade nos civilizados é a questão central do século XIX, nas palavras **ambivalência**[97] e **dupla consciência**[98], que também se associam ao que Nietzsche chamou de *pathos* da distância[99]. Os selvagens seriam a metonímia daqueles que viviam na "economia natural" enquanto os civilizados, daqueles que viviam na "economia política", entre o "*oikos* moderno" e a "*pólis* moderna" (ver Quadro 2.1, do Capítulo 2).

Grosfoguel[100] considera que, na filosofia e nas ciências humanas ocidentais, aquele que fala está sempre escondido, oculto e apagado da enunciação e da análise; existe uma egopolítica do conhecimento que privilegia um "Ego" não situado, o lugar epistêmico étnico-racial/sexual/

---

[96] DARWIN, 1859 [1994], p. 76-77, grifos meus.

[97] MATORY, 2017; BUCK-MORSS, 2011; GILROY, 2018.

[98] GILROY, 2018.

[99] NIETZSCHE, F. W. **Genealogia da moral**. Uma polêmica. São Paulo: Companhia das Letras, 1998.

[100] GROSFOGUEL, R. Para descolonizar os estudos de economia política e os estudos pós-coloniais: transmodernidade, pensamento de fronteira e colonialidade global. **Revista Crítica de Ciências Sociais**, 80, março, 2018, p. 115-147.

de gênero encontra-se sempre desvinculado daquele que fala. Com esse movimento, produz-se um mito sobre um conhecimento universal Verdadeiro, ocultando o *locus* epistêmico egopolítico dentro das estruturas de poder/conhecimento colonial. Grosfoguel também argumenta que o fundador desse movimento na filosofia ocidental moderna foi Descartes, que substituiu Deus pelo homem, extrapolando os atributos divinos ao homem, como fundamento do conhecimento. Ao separar mente e corpo e mente e natureza, o conhecimento não situado tornou-se universal visto pelos olhos de Deus — com efeito, os conhecimentos não ocidentais são particulares e incapazes de alcançar a universalidade.

Assim, *ambivalência, dupla consciência* e *egopolítica* constituem os elementos simbólicos que conduzem a produção do conhecimento da Europa na modernidade por meio da prática de subjetivicídios. Matory reproduz um trecho (muito simbólico) de uma carta de Marx, endereçada a Engels, em que utiliza palavras antiafricanas e antissemitas, expressando sua ambivalência (e, nas palavras de Grosfoguel, egopolíticas) de modo a se deslocar do seu *locus* epistêmico-racial:

> [Julgando] pela forma de sua cabeça e crescer dos seus cabelos, [Lassale[101]] provém de negros que se juntaram à marcha de Moisés para sair do Egito (isso se sua mãe ou sua avó do lado paterno não tiverem de fato dormido com um negro). Agora, essa combinação de judaísmo e germanismo com a substância básica negroide deve produzir um produto particular. A agressividade desse rapaz também é de negro[102].

Os "povos sem escrita" do século XVI, os "povos sem história" dos séculos XVIII e XIX, os "povos sem desenvolvimento" do século XX e os atuais "povos sem democracia" do século XXI são efeitos dos mesmos procedimentos egopolíticos[103]. Da mesma forma, os "selvagens" do século XIX são os sujeitos-*oikos* que "rexistem" no século XXI, sejam eles os povos sem escrita, sem história, sem desenvolvimento ou sem democracia. A História Natural e a Fisiologia transformaram seus corpos em

---

[101] Ferdinand Lassale era rival de Marx pela liderança do movimento trabalhista, e, assim como Marx, também judeu. Matory, em seu artigo, também relata que a mãe de Marx o chamava de "mouro" sugerindo uma identificação com africanos por uma classe de judeus assimilados à época na Europa central.

[102] Trecho citado por Matory (2018) a partir de SPERBER, J., **Karl Marx:** a nineteenth-century life. Londres: Livenight Publishing Corporation, 2013. Matory discute Marx e Freud como símbolos da ambiguidade da produção científica europeia, no que também caracteriza por *Schadenfreude* etnológica (em tradução direta: alegria ao dano; e que denota uma vulnerabilidade ao desprezo racial, evidente na carta de Marx a Engels).

[103] GROSFOGUEL, 2018.

*oicorpos* (*oikos* + corpo) — em suma, corpos relegados ao *oikos* simbólico da modernidade, *corpos utilizáveis* dentro da economia política (no próximo capítulo, avanço a compreensão genealógica desse corpo).

A ambivalência moderna no que concerne ao corpo é a necessidade de se desvencilhar da realidade de que se possui um *oicorpo* para a fantasia (ou *fétiche/fetisso*), de que se possui um *eucorpo*[104]. Uma vez que o *eucorpo* é uma criação metafísica, portanto, inatingível, o *oicorpo* está mais próximo da realidade material. Da mesma forma, na metáfora de Mary Shelley, o *eucorpo* seria um monstro produzido a partir da produção intelectual usando-se de cadáveres (anatomia e vivissecções), de modo que ele só poderia existir como símbolo egopolítico dentro do que Grosfoguel chama "sistema-mundo patriarcal/capitalista/colonial/moderno europeu" (em contraste à simples denominação "mundo capitalista", que ele entende como simplista e restrita), cujo *eucorpo* atual seria mais próximo do homem, cis, branco, heterossexual, europeu, cristão — em uma reatualização do corpo burguês civilizado do século XIX —, mas, ainda assim, uma monstruosidade, que adquire tal condição pela capacidade de dominação.

A Ecologia, portanto, parece ter se aproveitado de um *éthos* estratégico segundo o qual, ao mesmo tempo que o "eco" evoca o *oikos,* apaga seu rastro e reitera falsamente seu significado; se retirarmos a máscara, por exemplo, do ecodesenvolvimento e o revelarmos como *oikodesenvolvimento*, poderíamos entender a tentativa expressa de Odum em trazer a Ecologia para a política; poderíamos entender o "ecologicamente correto" como um *éthos* propagandístico segundo o qual, enquanto alguns "economizam" água, outros a utilizam deliberadamente para produzir lucro a partir da dominação da "economia natural" ou "ecologia" (ou oikologia?). Quando assistimos os séculos XX e sobretudo o XXI insistirem no *slogan* da defesa da família, outros dois eventos vêm à superfície: se há necessidade de defesa é porque há ameaça (simbólica e iminente) e a defesa da família nada mais é do que a defesa do *oikos* em todas as suas "metástases pelo corpo social"[105]; e é também a defesa do pacto oicórpico (discutido no

---

[104]    Até aqui a diferença entre *oicorpo* e *eucorpo* diz respeito à diferença, respectivamente, entre corpo anatomopolítico e corpo anatomometafísico. Na próxima seção, os corpos anatomopolíticos ganham outras nuances.

[105]    Embora use essa metáfora, que, de certa forma, pareça incoerente com a conversa entre mim e Susan Sontag, no início do próximo item, ela se justifica porque concordo em parte com ela, e discordo justamente porque, se essa metáfora for usada como crítica à Razão Eucórpica, adquire outro significado. Se essa metáfora for lida do ponto de vista das *iansanidades* (discutida no próximo capítulo), adquire outro significado.

próximo capítulo). Outro dado importante[106] é que as agressões contra as mulheres e os feminicídios ocorrem preponderantemente dentro do *oikos/oikía* (digo, casa/família), enquanto a violência contra os homens ocorre preponderantemente na *pólis* (digo, espaço público: bares, vias públicas). Dados do século XXI mostram que "a violência contra a mulher é considerada uma 'pandemia' [melhor seria dizer sindemia global] pela ONU. Após relatórios da OMS, a conclusão foi de que a predominância é da violência física e sexual praticada pelo parceiro íntimo"[107].

## 1.3 A razão eucórpica

Este tópico é resultado do esforço genealógico pela escavação das pesquisas dos séculos XVIII e XIX acerca do corpo, cujos efeitos podem ser sentidos até os dias atuais, no que denomino *razão eucórpica*. Ela consiste na concepção do corpo fundada na grade de inteligibilidade do eucorpo, um ser vivo sem vida: ele é uma materialidade que apenas existe no plano das ideias, mas evolui, assim como os pensamentos e as ideias, no sentido de mudanças e rupturas e não de progresso, embora a concepção que se tenha do eucorpo é de que sua evolução acontece linear e ontologicamente no sentido de um suposto progresso científico. É prerrogativa da razão eucórpica que a ciência e seus instrumentos progridam no sentido de avanço, de que o passado é menos "civilizado", menos "racional", menos "tecnológico", mais "ignorante" e mais "bárbaro e selvagem" do que o presente, e esse o será em relação ao futuro — o eucorpo é nada menos do que uma *biotecnologia*, assim como, para Gastón Bachelard[108], o objeto científico é bem menos dado do que resultado de elaborações teóricas e experimentais.

### 1.3.1 Panorama geral

A razão eucórpica, grosso modo, é um regime de verdade e de veridicção que compreende o corpo como uma realidade biológica cuja materialidade é revelada física e quimicamente pela Anatomia e pela Fisiologia. Ao escavar artigos científicos do século XVIII e XIX, verifiquei que

---

[106] SAFFIOTTI, H. I. B. Violência de gênero no Brasil atual. **Estudos feministas**, ano 2, 2 sem. 1994, p. 443-461.

[107] BALESTERO, G. S.; GOMES, R. N. Violência de gênero: uma análise crítica da dominação masculina. **Revista CEJ**, Brasília, Ano XIX, n. 66, maio/ago. 2015, p. 43.

[108] BACHELARD, G. **A formação do espírito científico**. Contribuições para uma psicanálise do conhecimento. 1 ed. Rio de Janeiro: Contraponto, 1996.

essa racionalidade vinha se formando a partir dos estudos da Fisiologia e da Anatomia desde o século XVIII. Há certo anacronismo em chamar o pensamento anatomofisiológico do século XVIII de razão eucórpica, uma vez que defendo que o *eucorpo* "nasce" ao longo do século XIX; no entanto, é a partir do pensamento do século XVIII que essa razão pôde se firmar e se desenvolver "embriologicamente". O eucorpo é o objeto científico que chamamos corpo — mas corpo e eucorpo são dois objetos completamente diferentes.

A razão eucórpica produz o conhecimento sobre o corpo pela lógica indutiva — fundamento do empirismo — a partir de observações e de relações estabelecidas como fenômenos: por exemplo, dois fenômenos observados e descritos são unidos e transformados em outro. A razão eucórpica opera uma sutura empírico-metafísica: ao mesmo tempo que o corpo produzido — o eucorpo — é empírico, porque foi fundado em observações e experimentos, ele também é metafísico, porque não existe como realidade que dele se enuncia. Tal enunciação é nada menos, nada mais do que a nova forma de exegese da modernidade[109], não se trata mais da descrição das palavras, como no Renascimento, mas da descrição explicativa das próprias coisas; no caso da "coisa-corpo", a exegese se dá pela "coisa-eucorpo".

Os fenômenos observados são considerados universais e tornam-se teorias por meio do modelo indutivo sobre a explicação dos próprios fenô-menos; essas teorias são a base para observar fenômenos particulares e adequá-los ao universal por meio do modelo dedutivo. Certos fenômenos particulares, que fogem às teorias do funcionamento ideal — econômico, que virá a ser "normal" —, são transformados em universais pelo viés da patologia e novamente em teorias pelo modelo indutivo. A Fisiologia e a Patologia como ciências, por meio da economia animal do século XVIII, prepararam o solo arqueológico que tornou o eucorpo possível como uma entidade econômica e funcionalmente ideal, em contraposição à produção das monstruosidades, que tornou possível o surgimento de uma espécie de antieucorpo, que se resumiria nas malformações, disfunções, doen-ças. A despeito de toda essa preparação arqueológica, só foi possível que eucorpo e corpo encontrassem significação no humano, porque, segundo Foucault[110], é no século XIX que o homem, como objeto da ciência, nasce

---

[109] FOUCAULT, M. **As palavras e as coisas.** 9 ed. São Paulo: Martins Fontes, 2007.
[110] *Idem.*

— ao corpo é dada toda a possibilidade antieucórpica em detrimento de um modelo econômico-funcional destinado ao eucorpo: corpo e eucorpo tornam-se, com efeito, antíteses.

A razão eucórpica, portanto, produz uma dobra dedutiva sobre uma dobra indutiva, esse emaranhado ou anastomose de dobras sutura o empírico e o metafísico — e une o corpo, empírico, ao eucorpo, metafísico; o primeiro torna-se o segundo, sem que o segundo se torne o primeiro, não obstante, é na sutura que o eucorpo se torna parâmetro para a análise e compreensão dos corpos. Não se trata de um local; a sutura é um processo de retroalimentação produzida pela própria racionalidade; é na sutura e pela sutura que o eucorpo exerce sua função reificadora.

O eucorpo vive simbolicamente na sutura empírico-metafísica — pretende-se como representação do empírico — mas são os corpos que são representados por ele — e, nesse local simbólico, torna-se o duplo empírico-metafísico. Foucault defende que, na passagem do século XVIII para o XIX, o discurso clássico da representação se esvanece quando a História Natural se torna Biologia, quando a Análise das riquezas se torna Economia e quando a reflexão sobre a linguagem se torna Filologia; o homem irrompe tanto como objeto do saber quanto como sujeito do conhecimento. Foucault[111] — pouco mais de dez anos depois de *As palavras e as coisas*, no seu curso *Segurança, território, população*, atribuirá a todas essas mudanças a tecnologia do biopoder sobre a população.

A introdução da noção de economia no estudo da Fisiologia data de 1659, segundo Canguilhem[112], com a publicação de *Natural history of nutrition, life and voluntary motion containing all new discoveries of anatomy concerning economy of human nature* (em livre tradução: *História natural da nutrição, da vida e do movimento voluntário contendo todas as novas descobertas relacionadas à economia da natureza humana*), do médico inglês Walter Charleton, cuja tradução latina teve o título *Exercitaciones de Oeconomie Animalii* (em livre tradução: *Práticas de Economia Animal*). De acordo com Canguilhem, o termo autorizou a permuta de analogias, ampliando essa noção para *máquina animal*, como em Buffon e em Lavoisier, ou para *fábrica animal*, como em Hume. O conceito de "divisão fisiológica do trabalho" foi derivado de economia animal, no início do século XIX e, também, como destacado por Canguilhem, "é ambíguo de agenciamento técnico

---

[111] FOUCAULT, M. **Segurança, território, população**. Curso no *Collège de France* (1977-1978). São Paulo: Martins Fontes, 2008a.

[112] CANGUILHEM, 1977.

e de regulamentação de administração doméstica ou política"[113]. O termo economia animal foi agregado, em Claude Bernard, ao termo "regulação", atualmente enunciado por homeostase (capacidade fisiológica de manter constante o meio interno a despeito das variações do meio externo). Ou, em termos físico-químicos, a capacidade de resistir à inevitável entropia, que, em resumo, as ciências naturais definem com o nome de vida — nada mais do que retórica sofisticada disfarçando a metafísica com tons positivistas e reatualizando o conceito — na verdade, ideia — de Cuvier[114].

Nesse curso, Cuvier defende que a vida é uma propriedade inacessível dos corpos; não obstante a enxerguemos como efeito do conjunto de fenômenos fisiológicos, não é possível identificá-la como algo físico: vida é função, funcionamento e, embora não use essa palavra, uma "realidade" metafísica, e o corpo, sua "realidade" material, por meio do qual ela se manifesta:

> A ideia da vida é uma dessas ideias gerais e obscuras produzidas em nós por certas séries de fenômenos que vemos suceder em uma ordem constante e se mantêm por relações mútuas. Embora ignoremos a natureza do lugar dessas unidades, nós sentimos que esse lugar deve existir e ela nos é suficiente para ser designada por um nome que logo as pessoas reconhecem como o signo de um princípio particular, embora, de fato, esse nome [vida] não permita jamais indicar o conjunto de fenômenos que dá lugar à sua formação[115].

Corpo e eucorpo tornam-se o duplo centrípeto — aproximam-se, porque o eucorpo precisa encontrar respaldo conceitual nos corpos. Normal e patológico tornam-se o duplo centrífugo — separam-se, porque embora constituam dois aspectos do suposto mesmo objeto, o normal é uma idealização e extrapolação positiva do aspecto metafísico, e o patológico, uma idealização e extrapolação negativa do aspecto empírico — indutivamente, os corpos tornam-se eucorpo; dedutivamente, o eucorpo passa a representar os corpos, embora nunca patologicamente. Da junção desses

---

[113] *Ibidem*, p. 79.

[114] CUVIER, G. **Leçons sur l'anatomie comparée.** 2 ed. Paris: Crochard et Cie, Libraries, 1835, 630p.

[115] *"L'idée de la vie est une de ces idées générales et obscures produites en nous par certaines suites de phénomènes que nous voyons se succéder dans un ordre constant et se tenir par des rapports mutuels. Quoique nous ignorions la nature du lien qui les unit, nous sentons que ce lien doit exister, et cela nous suffit pour nous les faire désigner par un nom que bientôt le vulgaire regarde comme le signe d'un principe particulier, quoique en effet ce nom ne puisse jamais indiquier que l'ensemble des phénomènes qui ont donné lieu à sa formation "* (Cuvier, 1835, p. 1-2).

duplos centrípeto e centrífugo, estabelece-se, com efeito, uma relação quiasmática entre corpo e eucorpo; ambos se encontram conceitualmente, coalescem-se na sutura, mas separam-se anatomofisiologicamente e tornam-se epistemologicamente coisas diferentes e quase opostas. Tanto a noção de normal quanto de patológico seguem uma lógica econômica: a economia animal, por um lado, submete os corpos à racionalidade médica e, por outro, enuncia, produz e condiciona um *modus operandi* da natureza — o mesmo que serve de inteligibilidade (regime de verdade) para alimentar a própria racionalidade eucórpica. Deleuze[116] define o duplo em Foucault como "repetição, duplicatura, retorno do mesmo, rompimento, imperceptível diferença, duplicação e fatal dilaceração". A relação corpo-eucorpo tem esse conjunto polissemântico e polissemiológico.

Um exemplo dessa racionalidade pode ser lido em um artigo de 1751:

> O trabalho da filosofia natural é observar e anotar fatos, que são constantes, e selecionar aqueles que são similares a fim de coletar seu próprio universal por uma indução justa e regular; concorda-se com isso até que uma nova coleção de fatos constantes e similares conduza a um universal superior e, com efeito, mais próximo da causa inicial[117].

No mesmo século, David Hume já criticava essa mesma racionalidade a respeito dos filósofos que tentavam racionalizar a natureza humana, "eles [a] examinam a fim de encontrar os princípios que regulam nossa compreensão, excitam nosso sentimento e nos fazem aprovar ou condenar qualquer objeto, ação ou comportamento particular"[118]. Continua: "[transformam] exemplos particulares em princípios gerais, e dirigem ainda mais suas investigações para princípios mais gerais; e não se satisfazem até que cheguem a esses princípios originais". Essa crítica, como veremos, ainda é válida e é a base da razão eucórpica. Por exemplo, em 1919, Einstein afirmava criticamente que a Ciência operava a partir ainda desse modelo epistemológico:

---

[116] DELEUZE, G. **Conversações (1972-1990)**. 3 ed. Rio de Janeiro: Editora 34, 2013, p. 111.

[117] *"The business of natural philosophy is, to observe, and to note down facts, that are constant; and singling out those that are similar, to collect their proper universal, by a fair and regular induction; and to acquiesce in this, till a new collection of constant and similar facts affords an higher universal, and leads nearer the first cause"* (MORTON, C. Observations and Experiments upon Animal Bodies, Digested in a Philosophical Analysis, or Inquiry into the Cause of Voluntary Muscular Motion. **Philosophical Transactions**, v. 47, 1751, p. 314).

[118] HUME, D. **A investigação sobre o entendimento humano.** Coleção grandes obras do pensamento universal. 1 ed. São Paulo: Editora Lafonte Ltda, 2017, p. 10.

> Se de fato o pesquisador aborda as coisas sem qualquer opinião preconcebida, como ele poderia sequer pinçar, dentre a imensa abundância de experiências complicadas, fatos que sejam suficientemente simples para que as leis se tornem aparentes? [...] o pesquisador sempre parte dos fatos, cuja conexão constitui o objetivo de seus esforços. Porém, ele não chega ao seu sistema de pensamento de uma maneira metódica e indutiva; antes, ele se agarra aos fatos por uma escolha intuitiva dentre as teorias axiomáticas concebíveis[119].

Por um lado, se Einstein falava das ciências naturais (mais especificamente da Física e da Química), por outro, o que dizer das ciências biológicas, se seus processos receberam explicações daquelas? De uma forma um pouco diferente, Foucault[120] — sobre o humanismo ou as ciências do homem, na passagem do século XVIII para o XIX — diz que "o humanismo finge resolver problemas que não pode formular para si", alterando a fala de Marx de que "a humanidade só formula problemas que ela pode resolver"[121].

É na era clássica — séculos XVII e XVIII — que Foucault[122] considera a separação entre as palavras e as coisas. O corpo, como palavra e como coisa, também sofre essa separação. A partir do século XVII, segundo Foucault, "perguntar-se-á como um signo pode estar ligado àquilo que ele significa"; em outras palavras, especialmente em relação ao corpo, buscar-se-á qual o seu significado por meio da sua representação. A partir do século XIX, a representação transforma-se em análise da significação. De uma outra forma, Canguilhem também associa esse movimento representação-significação com a internalização do olhar sobre o corpo, de uma regulação externa para uma regulação interna (economia animal). Por outro lado, é com Darwin que esses dois olhares se somam (economia da natureza).

Enquanto o século XVIII produziu a vida de forma metafísica, ao século XIX coube a tarefa de "desmetafizá-la": é quando surge o eucorpo como realidade anatomometafísica. Foucault[123] atribui à metafísica do século XVIII a representação das coisas como que dispostas em quadros e,

---

[119] EINSTEIN, A. Indução e dedução na física (1919). **Scientiæ Studia.** São Paulo, v. 3, n. 4, p. 663-4, 2005 [1919].

[120] FOUCAULT, M. As palavras e as coisas. *In:* FOUCAULT, M. **Ditos e Escritos VII.** Arte, Epistemologia, Filosofia e História da Medicina. 1 ed. brasileira, Rio de Janeiro: Forense Universitária, 2016, p. 138-144.

[121] *Ibidem*, p. 148.

[122] FOUCAULT, 2007, p. 59.

[123] FOUCAULT, M. **Doença mental e psicologia.** Biblioteca Tempo Universitário II. Rio de Janeiro: Edições Tempo Brasileiro Ltda, 1975a.

ao empírico do século XIX, a linguagem, que se transforma em fenômeno, inserido não mais em quadros estáticos, mas em séries dinâmicas — daí as condições de possibilidade de um pensamento evolutivo.

Uma diferença importante entre a razão pré-eucórpica e a eucórpica foi a materialização que a noção de corpo adquiriu no século XIX. Ao longo do século XVIII, veem-se, associadas ao corpo, algumas ideias que seriam consideradas, do século XIX em diante, como metafísicas. A crítica à metafísica torna-se bastante acentuada no século XIX. Darwin precisou, constantemente, defender-se da acusação de metafísico, sobretudo pelos fisiologistas (p. ex. Claude Bernard). Kant era considerado também metafísico por Claude Bernard, certamente, porque Bernard não apenas acreditava na "coisa em si fisiológica", tinha absoluta certeza da possibilidade de apreendê-la.

Em 2018, um artigo de cinco estudantes de Medicina da PUCRS e de dois professores discute a história da neurotransmissão[124]. Uma passagem desse artigo é bastante representativa da razão eucórpica em sua arrogância positivista: "Thomas Willis (1621-1675), inglês que ficou famoso pela descrição do Polígono de Willis[125], afirmava, no ano de 1620, que existiam 'espíritos animais' no cérebro controlando o ser humano. **Hoje se sabe** que esses 'espíritos' são os impulsos elétricos"[126].

Descartes, em 1637, escreveu na quinta parte de seu *Discurso do método* algo muito parecido:

> [...] a geração dos espíritos animais, que são como um vento sutilíssimo, ou antes, como uma chama muito pura e muito viva, que, subindo continuamente, em grande abundância, do coração para o cérebro, dali se dirige pelos nervos para os músculos e dá o movimento a todos os membros[127].

---

[124] Relativo às "descobertas" sobre o sistema nervoso, da descrição dos neurônios, dos circuitos neuronais até a concepção das sinapses mediadas por hormônios neurotransmissores. A neurotransmissão torna-se importante na razão eucórpica porque centraliza, materializa e racionaliza qualquer evento fisiológico; o sistema nervoso torna-se elemento central explicando pensamentos, comportamentos e ações — uma espécie de determinismo neural, que ganha mais força com a Genética, uma vez que a produção dos neurotransmissores está atrelada às informações contidas na molécula de DNA; com efeito, tudo o que fazemos estaria associado a ter ou não condições neurobioquímicas.

[125] O polígono de Willis é uma estrutura anatômica de vasos sanguíneos localizada na base do encéfalo, é formado por "polígono" ou uma conexão por vasos comunicantes de dois sistemas arteriais encefálicos, o sistema vértebro-basilar (anterior) e o carotídeo interno (posterior). A importância atribuída ao polígono é que, caso haja a obstrução de um dos sistemas, o outro supre as necessidades nutricionais, reduzindo os riscos e os efeitos da isquemia no encéfalo (AFIFI, A. del K.; BERGMAN, R. A. **Neuroanatomia funcional**. 2 ed. São Paulo: Roca, 2008).

[126] LORO, L. B. *et al.* História da neurotransmissão: um breve relato. **Acta Médica**, v. 39, n. 1, 2018, p. 27 – destaque meu.

[127] DESCARTES, R. **Discurso do método [1637] / Meditações [1641]**. 2 ed. São Paulo: Martim Claret, 2018, p. 45.

E mesmo atribuindo à força do coração sobre as artérias em impulsionar o sangue, esse movimento apenas acontece porque a mão de Deus produziu o corpo humano como máquina. Aqui tanto espírito quanto vontade estão completamente submetidos à vontade de Deus. O que diferencia Descartes dos autores do artigo de 2018 é simplesmente a desmetafização; ambos dizem a mesma coisa de modos diferentes; a Medicina atual é uma espécie de cartesianismo desmetafizado: a "vontade de Deus" é substituída pela vontade do fisiologista no uso dos corpos.

O termo "espírito" tornou-se recorrente ao longo do século XVIII para a explicação de diversas condições do corpo; ao longo do século XIX houve diminuição do seu uso; ao final desse século, praticamente não era mais usado. Na edição do *Manual de Diagnóstico e Estatístico de Transtornos Mentais* (DMS-5) de 2014, por exemplo, o termo espírito é simplesmente uma entidade ligada às religiões, do qual é possível distinguir a loucura com o nome de esquizofrenia de alguma prática cultural. Um dos usos do termo "espírito", no século XVIII e início do XIX, estava de fato relacionado ao uso do galvanismo, mas era muito mais do que aquilo que chamamos atualmente de impulso elétrico — atualmente, eu diria que está muito mais próximo do que chamamos "vida" em um sentido que extrapola o biológico; da mesma forma que não existia um conceito definido para espíritos naquela época, também não o há para vida atualmente. Juntamente a esse termo, outros dois são relevantes na construção da noção de corpo que temos atualmente: *vontade* e *consciência*. Esse último está também associado ao termo *sensibilidade*.

O conceito de "vida" também sofre um importante processo de modificação na razão eucórpica, circunscrito na ideia de "economia animal". Em um artigo de 1776, pode-se ler o seguinte:

> [...] um grande desenho da natureza na estrutura dessa importante e maravilhosa víscera [o pulmão] foi enquadrar os veículos [do ar] de maneira minuciosa, impedindo que partículas grosseiras e feculentas entrassem [no corpo], o que comprometeria a economia animal[128].

As explicações fisiológicas foram paulatinamente, no século XVIII, voltando-se, cada vez mais, para a compreensão das estruturas internas; a Fisiologia era frequentemente uma espécie de Anatomia Experimental.

---

[128] "*One great design of nature in the structure of this important and wonderful viscus, was to frame the vehicles so very minute, thereby effectually to hinder the ingress of gross, feculent particles, which might be injurious to the animal economy*". PRIESTLEY, J. Observations on Respiration, and the use of the Blood. **Philosophical Transactions,** v. 66, p. 226-248, 1776, p. 232.

Partes e estruturas do corpo eram dissecadas e submetidas à experimentação; era ainda uma Fisiologia esquartejada como o é o estudo da Anatomia. Os cursos de Anatomia, até hoje (século XXI), operam com peças anatômicas, partes esquartejadas a partir das quais o estudo da morfologia é feito.

Qualquer pessoa que já tenha passado por um curso de Anatomia Humana lembrar-se-á de que, nas provas práticas, foram obrigadas a identificar os nomes das estruturas em pedaços do corpo humano: era-lhe apresentada uma hemipelve em que se deveria identificar um conjunto de músculos, nervos, articulações, artérias, veias e ligamentos; era-lhe apresentado um membro superior e dever-se-ia identificar algumas das mesmas estruturas; de uma parte do tronco, identificar, além daquelas estruturas, certos órgãos e suas topografias e partes; de um osso, identificar também suas marcas, suas topografias, suas articulações. Nunca há um corpo inteiro, integrado, tampouco nas aulas práticas. Não à toa, as ciências biomédicas também foram esquartejadas e superesquartejadas. Há profissionais que tratam apenas do sistema urogenital; aqueles que tratam apenas do coração; há, na ortopedia, especialistas em mão, em joelho, em ombro.

É justamente a transformação daqueles termos (espírito, vontade, consciência), de algo inexplicável e indescritível (no século XVIII) para algo materializado (no século XIX), que compõe a tese central desta pesquisa, circunscrita na genealogia dos corpos. Esses termos também foram deslocados do estudo da Fisiologia e tornaram-se objetos da Psicologia. No entanto, à Psicologia era solicitado que fosse fundamentada na Fisiologia (o que diversos artigos do século XIX chamam de Psicologia Fisiológica — *Physiological Psychology*) para que de fato fosse considerada ciência e pudesse colaborar com o conhecimento sobre o corpo. Decorre desse sistema de pensamento que o corpo produzido pela Fisiologia (em associação com a Anatomia) é o eucorpo, que seria um corpo destituído de subjetividade, de vontade, de espíritos, cuja sensibilidade estaria sob o comando da consciência, que passava a ser sinônimo de razão.

Em Nietzsche[129], essa consciência estaria sob o comando da moral, diferenciando a boa e a má consciência; a segunda é revelada pelo sentimento da culpa. Se "toda tábua de valores [...] necessita primeiro de uma clarificação e interpretação fisiológica, ainda mais que psicológica;

---

[129] NIETZSCHE, F. W. **Genealogia da moral.** Uma polêmica. São Paulo: Companhia das Letras, 1998 [1887].

e cada uma delas aguarda uma crítica por parte da ciência médica"[130], não poderia ser a patologia a versão da má consciência na razão eucórpica, com efeito, a saúde a boa consciência?

Susan Sontag escreveu dois ensaios sobre as doenças: *Illness as metaphor* (*A doença como metáfora*), em 1978, quando recebeu um diagnóstico de câncer e passou por todo o tratamento, e *AIDS and its metaphors* (*A aids e suas metáforas*), em 1989, durante o início da pandemia de aids. Ela inicia o primeiro com o seguinte enunciado:

> A doença é o lado sombrio da vida, uma cidadania bem pesada. Ao nascer, todos nós adquirimos uma dupla cidadania: a do reino da saúde e a do reino da doença. E muito embora todos preferíssemos usar o bom passaporte, mais tarde ou mais cedo cada um de nós se vê obrigado, ainda que momentaneamente, a identificar-se como cidadão da outra zona[131].

De fato, e parece ser todo o argumento de Sontag, a doença distingue o bom do ruim. As doenças são transformadas em metáforas e avançam em diversas áreas da vida; na sociedade, aparecem como perturbações do corpo político, ou a desordem política como doença que requer tratamento para restabelecimento do equilíbrio; sobretudo o câncer é a metáfora prevalente, ela exemplifica: "Trotsky chamava o estalinismo de câncer do marxismo"; "durante a Revolução Cultural [da China], o Bando dos Quatro tornara-se, entre outras coisas, o câncer da China"[132]. O câncer, segundo Sontag, é sempre um "bárbaro interior", talvez ela não tenha percebido que "bárbaro", nesse uso, torna-se metáfora e a insere num discurso bastante eurocentrado, cujas origens estão lá no pensamento evolutivo do século XIX, justificando, filogeneticamente, inclusive a escravização de indígenas e africanos. Não apenas do câncer, mas, da tuberculose, no século XIX, produziram-se diversas metáforas ligadas a inteligência, romantismo, sensibilidade, mas também, paradoxalmente, repressão, tristeza, angústia. Segundo Sontag, a tuberculose sempre foi "uma metáfora ambivalente". Qualquer que seja a metáfora, retornamos à questão nietzschiana da moral e da culpa, agora relacionada às doenças, evidenciada no segundo ensaio:

> Contrair câncer é, também, visto por vezes como culpa de alguém que cedeu a um comportamento "de risco" — o alcoólico com câncer do esôfago, o fumante com câncer

---

[130] *Ibidem*, p. 46.

[131] SONTAG, S. **A doença como metáfora / A Sida e suas metáforas.** Lisboa: Quetzal Editores, 2009, p. 11.

[132] *Ibidem*, p. 93.

> do pulmão: punições por uma vida pouco saudável. [...] A investigação procura estabelecer cada vez mais associações entre certos órgãos e aparelhos essenciais e determinadas práticas que se procura levar as pessoas a abandonar [...]. Mas os hábitos perigosos associados ao câncer, entre outras doenças — mesmo as doenças do coração, até aqui pouco culpabilizadas, são agora vistas em larga medida como o preço a pagar pelos excessos alimentares e pelo "estilo de vida" —, são o resultado da falta de vontade ou de prudência, ou ainda da intoxicação com químicos legais (se bem que muito perigosos). O comportamento de risco que conduz à aids [HIV/aids][133] é considerado mais que uma mera fraqueza. É visto como do domínio do vício, da delinquência — dependência de substâncias químicas ilegais e hábitos sexuais pervertidos[134].

De fato, e acompanhando sua argumentação, as metáforas atribuem significados desastrosos, sobretudo em relação à recepção do diagnóstico, o que, com efeito, tornaria diagnóstico e prognóstico uma mesma e única coisa. Por outro lado, ela considera um exemplo raro e cientificamente significativo o fato de Rudolf Virchow (em 1850) — fundador da patologia celular — utilizar metáforas políticas para explicar o corpo. À clássica descrição da célula como unidade morfofuncional dos seres vivos, segundo Sontag, Virchow recorreu à metáfora do Estado Liberal; as células são como indivíduos, e o corpo, como uma república ou uma comunidade unificada — em oposição a outras metáforas: "comparar o corpo a uma sociedade, liberal ou não, é menos comum que as comparações com outros sistemas complexos, integrados, como uma máquina ou uma empresa"[135]. Embora, de início, pareça que a crítica de Sontag esteja na transposição da doença como metáfora, ao final do primeiro ensaio, entendemos claramente que o problema não está no uso de metáforas, mas de quais metáforas. Ela escreve:

> Obviamente, é muito provável que a linguagem em torno do câncer se altere nos anos mais próximos. **Deverá mudar, de modo decisivo, quando a doença finalmente for**

---

[133] Como, quando a autora escreveu o ensaio, no início da pandemia de aids e sem tratamentos efetivos, a aids era uma doença mais aterrorizadora do que é atualmente, não havia, portanto, a diferença entre "viver com HIV" e "desenvolver a aids" – talvez, atualmente, não apenas desenvolver a aids, mas também contrair HIV e, por consequência, viver com HIV deva ser incluído no contexto de que a autora fala.

[134] *Ibidem*, p. 120. Como a edição (e tradução) do livro é portuguesa, algumas palavras e expressões no excerto foram vertidas para o português do Brasil.

[135] *Ibidem*, p. 103.

> **explicada** e a porcentagem de curas for mais alta. Já está mudando, com o desenvolvimento de novas formas de tratamento. À medida que a quimioterapia se for substituindo cada vez mais às radiações no tratamento dos doentes de câncer, é provável que se descubra um tratamento eficaz [...] num certo tipo de imunoterapia. [...] Poderá então ser moralmente aceitável, o que agora não é, usar o câncer como metáfora[136].

No início do segundo ensaio, retomando e explicando o primeiro, ela escreve:

> O que eu queria dizer [n'*A doença como metáfora*] era: Façam com que os médicos vos digam a verdade; sejam doentes informados e ativos; procurem tratamentos (no meio da inépcia reinante). Apesar de não existir *o* remédio, mais da metade dos casos podem ser curados com os métodos existentes[137].

De fato, as metáforas condicionam a compreensão da doença. Certamente, as metáforas — como ela afirma recorrendo a Aristóteles no início do segundo ensaio — consistem em "dar a uma coisa um nome que pertence a outra coisa". Como diagnóstico e prognóstico tornam-se um pela metáfora, pensemos em duas situações. Quanto mais cedo um diagnóstico de câncer, maiores as chances de tratamento e cura; com efeito — corroborando a discussão de Sontag — o medo do diagnóstico é o principal obstáculo da cura, pois está condicionado às metáforas. O câncer não é uma doença dita contagiosa, embora não desprezado, o sofrimento abrangeria um relativo número de pessoas — tanto o "doente" quanto todos que o cercam —; por outro lado, no caso do HIV/aids, por ser uma condição contagiosa, o não diagnóstico implica propagação do contágio. Embora a aids não mate como na década de 1980, quando Susan Sontag escreveu o ensaio, o estigma da doença pelas suas metáforas ainda é assustador. Em ambos os casos, informações científicas sobre as doenças são essenciais, mas não é possível esperar os avanços científicos para mudarmos as metáforas, pois os avanços já aconteceram, e as metáforas continuam as mesmas — ademais, ela deposita na razão eucórpica a façanha da explicação final da causa das doenças, o que torna todo o seu discurso circunscrito na razão eucórpica: *Façam com que os médicos vos digam a verdade* – qual seria a verdade?

---

[136] *Ibidem*, p. 95, grifo meu.

[137] *Ibidem*, p. 109, grifo em itálico no original.

É nesse ponto que a razão eucórpica entra em cena e revela outra problemática. Ela é puramente metáfora, a ciência é metáfora: quimioterapia, radioterapia e imunoterapia usadas no câncer são explicadas por meio de metáforas. Transcrição de RNA mensageiro e sua tradução em proteínas é nada mais do que a metáfora da fábrica contida dentro da célula, mantida pela "usina" de energia que são as mitocôndrias. Proteínas específicas chamadas de enzimas DNA polimerase "corrigem" o DNA caso haja alteração na sequência de nucleotídeos depois da duplicação. Como se essas enzimas tivessem inteligência e seguissem um manual, e onde "vissem" uma sequência de nucleotídeos, por exemplo, ...ATTCGCGT... "percebessem" que em vez de ATT deveria ser ATG. Mas essas metáforas fazem sentido e, de alguma forma, são úteis para que compreendamos e desenvolvamos soluções para problemas. Ao mesmo tempo, a despeito da *evidência científica* de que pessoas com HIV sob tratamento antirretroviral não transmitem HIV, mesmo em relações sexuais sem o uso de preservativos, tal condição não se transforma em metáfora positiva — por quê? Simplesmente porque as metáforas operam circunscritas na razão eucórpica. As pesquisas conhecidas por *Partner* 1 e 2 (de 2014 e 2018) somam uma quantidade de mais de 126 mil relações sexuais sorodiscordantes (desde que a pessoa com HIV esteja em tratamento antirretroviral) sem camisinha com zero taxa de transmissão[138]. Há, em tudo isso, certa quantidade de verdade, não obstante, há sempre um assustador "porém", de onde se ressaltam o medo e a culpa sustentados por metáforas, explicitamente entre aspas, no trecho:

> Porém, mesmo quando a carga viral é indetectável, o HIV ainda está presente no corpo. O vírus permanece latente ("dormindo") dentro de células no corpo. Quando a terapia é interrompida, seja por alguns dias ou definitivamente, o vírus volta ("acorda") e começa a se multiplicar, tornando-se detectável novamente e, muitas vezes, resistente aos medicamentos previamente usados[139].

Há um "*pathos* da distância" entre os corpos e o eucorpo, subsidiado pela razão eucórpica. De acordo com Nietzsche, é esse *pathos* que permite o direito de criar valores, dar nomes a eles e, sobretudo, atribuir uma utilidade. Garantiria o direito a esse *pathos* quem obtivesse a posse

---

[138] *Cf.* BOLETIM Vacinas e Novas Tecnologias de prevenção, n. 32, 2019. Disponível em https://giv.org.br/boletimvacinas/32/. Acesso 10 set. 2021.

[139] BRASIL. Ministério da Saúde. Disponível em: http://www.aids.gov.br/indetectavel/. Acesso em: 10 set. 2021.

do eucorpo como racionalidade e a posse dos corpos como materialidade; com efeito, estaria garantido o direito — quase como dever — de responsabilidade, que, segundo Nietzsche, seria um privilégio extraordinário com o nome de consciência. Fanon[140] resume tudo isso de uma forma simples e objetiva: "nas suas pesquisas, os anatomistas nunca tratam de si próprios, mas dos outros".

O próprio conceito de consciência, mente ou atividade mental é deslocado para a compreensão fisiológica e, posteriormente, neurofisiológica como atividade material do cérebro. É Freud quem devolve a *psiqué* ao eucorpo — mas o eucorpo já não era mais corpo; o eucorpo, depois de Freud, a partir do século XX, torna-se uma espécie de *psicoeucorpo*. Desde o século XX, a razão eucórpica tem se esforçado para sequestrar/colonizar novamente a *psiqué* do eucorpo, por meio do subjetivicídio, doravante aprimorado por um dispositivo médico-jurídico (discutido no Capítulo 2).

## 1.3.2 Espírito, vontade e consciência

> *Injection, and the knife of the anatomists, have follow'd them a great way, and reason completes the distribution, since you can nowhere wound the flesh of a muscle, but it shall bleed, and witness a sense of pain[141].*

Em um artigo de 1740, Monsieur Le Cat considera que os órgãos do sentido representam a porção final dos nervos[142], na forma de grãos glandulosos (chamados também de papilas nervosas [*nervous papilæ*]), esses recebem também vasos linfáticos dentro de um tecido esponjoso (a víscera ou órgão). As papilas nervosas seriam responsáveis *por fornecer os Espíritos necessários* para a função dos líquidos envolvidos com a função da víscera (destaques meus, a letra maiúscula está no original). Caso os poros, por onde fluiriam tais líquidos, estivessem entupidos, haveria acúmulo de líquido no órgão, formando o que ele chamou de hidatídeos

---

[140] FANON, Frantz. **Pele negra, máscaras brancas.** Salvador: EDUFBA, 2008, p. 145.

[141] "A injeção e a faca dos anatomistas os acompanham muito bem, e a razão completa a distribuição, já que não se pode ferir a carne de um músculo em nenhum lugar sem que sangre e testemunhe uma sensação de dor" (Morton, 1751, p. 306).

[142] A noção de "nervo" naquela época não era a mesma que atualmente. Tampouco se conheciam os neurônios. Era uma visão mais macroscópica de uma estrutura. Os nervos eram concebidos como tubos (assim como os vasos sanguíneos e linfáticos). Monsieur LE CAT; T. S. Two Medico-Chirurgical Observations, by Monsieur Le Cat: Communicated in a Letter to Mr. Serjeant Amyand, Dated at Rouen. **Philosophical Transactions,** v. 41, p. 712-724, 1740.

(Fig. 1.3). No artigo, o autor descreve duas cirurgias, uma delas é referente a uma mulher que fora acometida por esses hidatídeos nos intestinos. Na descrição da cirurgia — que era menos uma cirurgia do que uma exploração experimental do corpo vivo e aberto ao olhar médico — a pessoa (a paciente) sofreu procedimentos dolorosos para a investigação da doença, um dos quais é descrito assim:

> Depois de ter feito [algumas] observações sobre as funções naturais dos intestinos, ocorreu-me aos pensamentos observar os efeitos catárticos ali. **Dificilmente é possível ver as entranhas de uma pessoa viva em boa saúde desempenhando livremente suas funções: portanto, eu estava disposto a fazer uso incomum desta ocasião.** Primeiro, eu coloquei uma massa de *Cassia* em diversos locais das duas porções do intestino. Esse medicamento causou pouca impressão naquelas partes; houve pouco movimento, especialmente da parte superior. Depois, coloquei *Manna*. Esse, quando dissolvido, formou uma espécie de espuma e o intestino começou a ficar agitado com movimentos vermiformes e com pequenas contrações convulsivas, muito mais distintas do que as condições que eu analisara anteriormente. Tirei o *Manna* e polvilhei *Zalap* no intestino. A princípio não teve efeito; mas quando foi umedecido, o intestino violentamente se movimentou e descarregou grande quantidade de serosidade e a paciente reclamou. Removi o pó e abaixo dele, encontrei grande quantidade de mucilagem, que já se encontrava aderida ali[143].

Esse pequeno trecho destaca a curiosidade e a submissão do corpo ao olhar e racionalidade médicos. Para observar o funcionamento dos intestinos, a paciente foi aberta — não foi relatada incisão no artigo, houve aqui uma espécie de experimento anatomofisiológico para compreensão do que o médico considerou doença. No trecho destacado, evidencia-se a ausência do humano (homem) como objeto do conhecimento, o foco da

---

[143] *"After having made [some] observations on the natural functions of the intestines, it occurred to my thoughts to observe the effect of cathartics therein. One does not often see the inside of the guts of a living person in good health, and freely performing his functions: wherefore I was willing to make use of uncommon on occasion. First, I put a little Pulp of* Cassia *on several places of these two portions of gut. This medicine made very little impression on those parts; they stirred very little, especially the upper gut. Next, I laid on* Manna. *This, when somewhat dissolved; formed a sort of froth, and then the gut was agitated by vermicular motions, and by small convulsive contractions, much more distinct than in the conditions I had examined it before. I took off* Manna, *and strewed powder of* Zalap *on the Gut. At first, it had no effect; but, when it was moistened, the Gut was violently agitated, discharged most serosity and the patient complaining of gripping. I removed the powder, and under it I found great quantity of mucilage, that was already gathered there"* (Le Cat, 1740, p. 720, destaques em negrito meus; os termos em itálico estão assim no original, provavelmente são nomes de plantas usadas como remédio).

investigação ainda não é o humano, mas o corpo em suas partes, o que torna possível, e com efeito revelaria, menos um sadismo do que um *éthos* observador e racionalizador dos corpos, ancestral da razão eucórpica, e que percorreu as pesquisas e os artigos ao longo dos séculos XVIII e XIX — com forte presença ainda nos dias de hoje — sobretudo para descrever "disfunções" ou "anormalidades".

Pode-se ler também no artigo:

> Pensei que seria desnecessário assediar essa mulher com mais manipulações, que provaria mais do mesmo [o funcionamento] já executado; e, portanto, direcionei minha total atenção aos meios de curá-la de seu acidente e, assim, recompensando-a pelos serviços prestados[144].

Como conclusão, apresenta o seguinte:

> A porção, ou ramo, correspondente ao ânus deve ter tido menos movimento e ser menos encontrada, porque está privada da Quota de Vida, que seria proveniente da continuidade das fibras que foram pinçadas e inviabilizadas pelo estrangulamento e continuamente expostas ao ar. A outra porção está cheia de vida, porque sua continuidade com o estômago a faz gozar de vida, cuja comunicação lhe fornece e que, além disso, permanece no abdome mesmo que a paciente esteja em uma postura reclinada[145].

A vontade, a alma ou espíritos eram recorrentes no século XVIII na explicação fisiológica, sobretudo relacionada ao sistema nervoso. A Fisiologia nesse século parecia estar certa, como pensava Cuvier[146], de que a vida se manifestava por fenômenos fisiológicos, mas era muito mais do que isso. Cuvier destacava a importância da alma na vontade, a despeito da descrição exaustiva e rigorosa que fez em relação à anatomia comparada do sistema muscular e sua integração com o sistema nervoso:

---

[144] *"I thought it needless to harass this Woman by further Trials, which would prove much the same with the foregoing; and therefore turned my whole Attention on the Means of curing her of this Accident, and thereby rewarding her for the Services she had rendered us"* (Le Cat, 1740, p. 721).

[145] *"The Portion, or Branch, corresponding with the Anus, must have had less Motion, and be less found; because it is deprived of the Share of Life that would come to it from the Continuity of the Fibres that were pinched and carried off by the Strangulation, and that it is continually exposed to the Air. The Other Portion is full of Life, because its Continuity with the Stomach makes it enjoy all Life that this Communication can furnish it with; and that besides it remains within the Abdomen, while the Patient is in a recumbent Posture"* (Le Cat, 1740, p. 722 – substantivos comuns com iniciais maiúsculas foram modificados na tradução).

[146] CUVIER, 1835.

> Os músculos são, sem dúvida, em estado de vida, os únicos órgãos capazes de separar essa matéria da massa de sangue e de apropriar-se dela. A ação da vontade sobre os músculos não é, pois, imediata, ela depende da ação do nervo sobre a fibra [muscular], que está sob poder do eu em determinar, em virtude de certo império para sempre incompreensível que a alma exerce sobre o sistema nervoso: mas se essa relação entre o eu e o nervo está além dos limites da nossa compreensão, não é impossível que descubramos um dia a natureza do nervo com a fibra, que não é nada além de puramente física e de corpo a corpo[147].

A "análise filosófica" era complementar à análise fisiológica, como visto no título de uma publicação de 1751, na revista *Philosophical Transactions*[148], *Observations e Experiments upon Animal Bodies, Digested in Philosophical Analysis, or Inquiry into the cause of Voluntary Muscular Motion* (*Observações e experimentos sobre os corpos animais, sumarizados em análise filosófica, ou investigação sobre o movimento muscular voluntário*). Nesse artigo, seu autor, Charles Morton, conclui que "ainda é fato que nenhum músculo de movimento voluntário contrai a não ser pelo comando da vontade, excetuados os casos mórbidos"[149]. A vontade se manifesta por meio do sangue e dos nervos, no entanto, em animais mortos (logo após a morte), se for injetado, em uma artéria, um líquido quente (*a warm mild fluid*), a contração muscular comportar-se-ia como em um animal vivo. Embora o autor não explicite que fluido era esse nem suas características, ele conclui que, se esse efeito é observado em animais logo após sua morte, "imagine em animais vivos?", cuja vontade pode se expressar. Com efeito, a doença ou os casos mórbidos seriam a condição em que a vontade falha por não ser capaz de manter contato com o sangue e com os nervos para determinar funções fisiológicas.

Ele tenta provar que a vontade tem poder sobre a sensação, inclusive de torná-la mais ou menos precisa. O problema de pesquisa apresentado em seu artigo era o seguinte: "em relação a um músculo (tanto os esqueléticos

---

[147] "*Les muscles sont sans doute, dans l'état de vie, les seuls organes capables de séparer cette matière de la masse du sang, et de se l'approprier* (Cuvier, 1835, p. 105). *L'action de la volonté sur les muscles n'est donc pas immédiate, elle dépend d'une action du nerf sur la fibre [musculaire], qu'il est au pouvoir du moi de déterminer, en vertu de cet empire à jamais incompréhensible que l'ame exerce sur le système nerveux: mais si ce rapport du moi avec le nerf est au-delà des bornes fixées à nos connaissances, il n'est pas impossible que nous découvrions un jour la nature du rapport du nerf avec la fibre qui ne peut être que purement physique, et de corps à corps*" (Cuvier, 1835, p. 110).

[148] Essa revista, em atividade até hoje, publicação da *The Royal Society*, é a revista mais antiga de publicação científica; sua primeira publicação aconteceu em 1665. No século XVIII, era bastante recorrente a publicação de artigos sobre fisiologia, sobretudo em relação ao galvanismo.

[149] "[...] *and yet it is a fact, that no muscle of voluntary motion contracts, but at the command of will, morbid cases excepted*" (Morton, 1751, p. 309).

quanto o cardíaco[150]) em seu estado natural, no corpo de um animal vivo, é perguntado como ou por que meios mecânicos este músculo contrai e depois relaxa sobre o comando da vontade"[151]. Embora pautada em elementos anatomofisiológicos, a argumentação, como veremos, os extrapola. Há um movimento do olhar para as partes internas, mas há relevância bastante considerável do mundo externo. Morton toma como verdade o comando da vontade e sua busca está nos meios mecânicos — esse meio mecânico, conclui ele, é o calor do sangue. Ele também acreditava que a vontade tinha poder sobre sensação (*the will hath a direct power of rendering more acute the sensation"[152]*), porque a sensação seria relativa e devida à força com que os objetos impressionam os órgãos do sentido, contudo, mesmo a presença de um objeto forte, quando se torna habitual, não causaria mais sensação. Esse corolário permitiu compreender que o valor mecânico do sangue está no seu calor, que ao chegar aos músculos os faz contrair e ao sair os relaxa. A vontade atuaria permitindo que os músculos percebessem o calor e, por consequência puramente física, se contraíssem.

Diferente de Cuvier, que atribuía à alma (*l'ame*) a união da vontade com os nervos, com um trabalho baseado, segundo ele, em observações e relações anatômicas, Morton, baseado em um trabalho que ele define como de síntese filosófica, utilizava dados empíricos — seus experimentos consistiam em impedir o sangue de chegar aos músculos ao amarrar as artérias — mas o corolário se fazia por relações quase intuitivas:

> E a experiência nos ensina que esse poder [da vontade] é maior ou menor de acordo com o maior ou menor uso frequente e exercício que se faz dele. É óbvio para qualquer um que qualquer homem é capaz de sentir, perceber o sabor, sentir o cheiro, ouvir e ver mais precisamente quando deseja[153].

De Morton a Cuvier, o poder concedido à vontade é delegado à alma ou espírito, mas não por mecanismos iguais. Ao final do século XIX, a vontade perde seu *status* de causa.

---

[150] No artigo, apenas o músculo cardíaco era considerado músculo involuntário; os músculos lisos (de órgãos e dos vasos sanguíneos – também chamados atualmente de involuntários) não haviam sido descritos, portanto, nem existiam ainda como realidade fisiológica.

[151] "[...] *a muscle being given in its natural state, in a living animal body, it is asked how, and by what mechanical means, that muscle contracts, and is again relaxed, at the command of the will?*" (Morton, 1751, p. 305).

[152] *Ibidem*, p. 312.

[153] "*And the experience teaches us, that this power is greater or less, according to the more or less frequent use and exercise that is made of it. For it is obvious to every one, that any found man is able to feel, to taste, to smell, to hear, and to see, more accurately when he pleases*" (Morton, 1751, p. 312).

Em 1767, Monsieur Le Cat — agora com o nome completo Claude Nicholas Le Cat — juntamente com Michael Underwood — publicou a descrição anatômica do que eles denominaram "monstro" (Fig. 1.4). Tratava-se de um feto [humano] com malformações. Durante a descrição do feto, os autores alternam termos de referência como criança, monstro e animal. Toda a anormalidade descrita reforça a normalidade de um corpo ideal (futuramente, o eucorpo) e evidencia o *éthos* observador e racionalizador do olhar médico. O monstro e o anormal tiveram possibilidade de aparecimento — no século XVIII — como objeto de conhecimento anterior ao próprio homem, no século XIX. "Eu não teria provado isto [o próximo excerto] se tivesse injetado [?] a veia umbilical, **como geralmente faço com meus monstros**"[154] para concluir que, "na estrutura comum do embrião, **a natureza** encurtou todos os caminhos para trazer sangue arterial da mãe de dentro do coração para a aorta inferior do feto"[155]. Esses trechos, entre tantos outros, refletem um bom exemplo da relação quiasmática que vinha se formando, efeito das forças centrífugas entre normal e patológico e que posteriormente somaram-se às centrípetas entre corpo e eucorpo; a *natureza* — com seu *modus operandi* — foi um importante palco, e por que não *espírito*, promotor dessas relações. Espírito só ganha certa "humanidade" no século XIX, por enquanto ele se mantém como algo exterior aos corpos.

O feto humano monstruoso dissecado e analisado por eles já revelava no título não ter cabeça, coração, pulmões, estômago, baço, pâncreas, fígado nem rins. Eles consideravam que o desenvolvimento do feto, a despeito dessas condições, foi possível porque, de alguma forma, aquele "animal" possuía algum tipo de sensibilidade, sensação e paixão. O corolário se desenvolve lançando mão da mãe; a conexão se daria via sangue da mãe, e produziria nos nervos um *fluide conservateur*, uma espécie de suco nervoso, de modo que não seria necessário um cérebro para haver movimentos. O "monstro" morreu sufocado ao nascer porque perdeu essa conexão sanguínea com a mãe. Reforça-se ao sangue seu poder dentro da economia animal, o qual permitiria também ao feto sensibilidade, sensação e paixão, delegados às meninges e

---

[154] *"I would not have proved so, if I had injected the umbilical vein, as I generally do in all my monsters"* (p. 11). (LE CAT, N. C.; UNDERWOOD, M.. A Monstrous Human Foetus, Having Neither Head, Heart, Lungs, Stomach, Spleen, Pancreas, Liver, nor Kidnies. **Philosophical Transactions**, v. 57, p. 1-20, 1767, destaques em negrito meus).

[155] *"In the usual structure of the embryo, nature has shortened all the ways, to bring the arterial blood of the mother more speedily into the heart, into the very aorta inferior of her fœtus"* (Le Cat; Underwood, p. 12, destaques em negrito meus).

nervos como receptores daquele fluido conservador: há nesse raciocínio um movimento de internalização e materialização da "vontade", por ser possível uma explicação fisiológica. Como, durante o parto, houve grande movimento do "monstro" para nascer, Le Cat e Underwood concluíram que o movimento voluntário estaria ligado à sensibilidade, à sensação e à paixão, em suma, à vontade.

Um artigo de 1799[156] revela-nos um detalhe importante sobre a concepção do que seria um nervo ao longo do século XVIII:

> Esses experimentos [apresentados no artigo] mostram que os nervos não se consistem em tubos que transportam fluidos [como os vasos sanguíneos], mas em fibras de um tipo peculiar, diferente de qualquer coisa no corpo com as quais estamos acostumados[157].

Dessa forma, muito dos raciocínios e conclusões sobre o sistema nervoso estava subsidiado por uma explicação física para a qual a metáfora dos tubos não funcionava bem, como, por exemplo, toda a relação estabelecida por Monsieur Le Cat (1740) sobre os hidatídeos. No próximo item, sobre o *corpo mecânico*, essa questão será retomada. Segundo Loro *et al.*[158], a primeira descrição do neurônio só foi feita em 1836; o primeiro neurotransmissor — a acetilcolina — foi descrito em 1921; e as sinapses, descritas em 1963.

É também nesse artigo de 1799 que uma mudança importante em relação à vontade aparece. Everard Home pretende investigar se o brilho visto nos olhos do gato é devido a um fenômeno puramente físico ou proveniente de uma estrutura anatômica interna que o produz. Depois de vários experimentos, Home conclui que o olho do gato não produz o brilho, mas a vontade tem influência sobre a íris para dilatar-se ou contrair-se, o que torna a pupila mais aberta ou mais fechada, permitindo que a luz externa refletida de dentro passe para o mundo externo e assim temos a impressão de vir de dentro do olho. No entanto, diz ele, "quando o animal está atento ou perturbado, ele **naturalmente** dilata a pupila e o olho brilha; quando ele está apaziguado ou recomposto, a pupila se contrai e

---

[156] HOME, E. The Croonian Lecture. Experiments and Observations upon the Structure of Nerves. **Philosophical Transactions**, v. 89, p. 1-12, 1799.

[157] *"These experiments show, that the nerves do not consist of tubes conveying a fluid, but of fibers of a peculiar kind, different from every thing else in the body, with which we are acquainted"* (Home, 1799, p. 12).

[158] LORO, L. B. *et al.* História da neurotransmissão: um breve relato. **Acta Médica,** v. 39, n. 1, p. 23-35, 2018.

a luz não pode mais ser vista no olho"[159]. A vontade não é mais causa de algo que incide sobre o mundo exterior, ela é doravante uma consequência natural desse mundo exterior, perde seu poder de ação e lhe é atribuída a ação menor de influenciar — posteriormente esse processo de dilatar ou contrair a pupila é explicado por mecanismos reflexos, que nada mais seriam do que circuitos neurais predeterminados (automatismo) nos seres vivos, mas a vontade já fora materializada, sistematizada, hierarquizada e descrita fisiologicamente.

Evidenciam-se aqui mais elementos das relações quiasmáticas, que, no século XVIII, separavam a normalidade da monstruosidade, e no século XIX em diante, separam eucorpo de corpo, e, com efeito, humanos de não humanos. Foi a Georges Frédéric Cuvier delegada a autópsia de Saartjie Baartman (também chamada de Sarah Baartman), a Vênus Hottentote, publicada em 1817[160], no tomo terceiro das *Memoires du Muséum d'Histoire Naturelle* (*Memórias do Museu de História Natural*). Depois de descrever em dez páginas a "história natural" dos Hottentotes sob uma ótica que poderia ser considerada antropológica — se não tivesse sido escrita por um zoólogo da Anatomia Comparada —, Cuvier passa a fazer, nas próximas nove páginas, uma descrição anatômica das características morfológicas internas e externas de Saartjie Baartman. É nitidamente um trabalho com *éthos* zoológico, que evidenciava o humano (branco europeu) pela enunciação da animalidade; com efeito, enunciava-se também o que não era eucorpo.

Chauveau[161] destaca a publicação de Georges Cuvier e de Etienne Geoffroy Saint-Hilaire sobre Saartjie Baartman intitulada *Histoire naturelle de mamiféres* (*História natural dos mamíferos*). O autor apresenta um cartaz afixado (Fig. 1.2) nas ruas de Londres convidando as pessoas a assistirem à "performance" da Vênus Hottentote; trata-se de sua primeira aparição, em 1810, nos *freak shows* europeus — ou o mundo das raridades biológicas — do século XIX. Desse dia até sua morte em 1817, decorreram sete anos de sua apresentação como animal.

---

[159] *"The influence which the will of the animal has over this luminous appearance, seems altogether to depend on the contraction and relaxation of the iris. When the animal is alarmed or first disturbed, it naturally dilates the pupil, and the eye glares; when it is appeased or composed, the pupil contracts, and the light in the eye is no longer seen"* (Home, 1799, p. 4, destaque em negrito meu).

[160] CUVIER, G. Extrait d'observations. Faites sur le Cadavre d'une Femme connue à Paris et à Londres sous le nom de Vénus Hottentotte. **Memoires du Muséum d'Histoire Naturelle.** Paris, Tomo terceiro, 1817, p. 259-274.

[161] CHAUVEAU, M. **The Hottentot Venus:** The objectification and commodification of a Khoisan woman at the crossroads of imperialism, popular culture and Science. Bachelor thesis, Liberal Arts and Sciences, Tilburg School of Humanities, Tilburg University, 2012.

Frantz Fanon[162] denuncia, no século XX, esse mesmo *éthos* ou *pathos* entre colonizados e colonizadores, especialmente em relação à Medicina e seus experimentos:

> Os soldados franceses hospitalizados nos serviços psiquiátricos do Exército Francês na Argélia viram estas convulsões epiléticas experimentais provocadas nos argelinos e nos policiais da África Negra, a fim de apreciar as reações específicas de cada uma das raças. Estes homens, sobre os quais os médicos franceses estão fazendo experiências, são levados sob o "pretexto científico" da realização de exames complementares[163].

E ainda no século XXI espantamo-nos apenas com os experimentos nazistas do regime de Hitler[164]; subjaz embora ainda bastante vigorosa a razão eucórpica: a quem é delegada a possibilidade — e ilusão e fetiche — de ter um eucorpo lhe são colocados à disposição corpos *utilizáveis* a fim de tornar o seu cada vez mais próximo do eucorpo e, em contrapartida, o outro torna-se cada vez menos eucorpo; sempre há uma moral por meio do *pathos* da distância impondo seu poder sobre o *uso dos corpos*.

Figura 1.2 — Cartaz divulgado na cidade de Londres, em 1810, para apresentação de Saartjie Baartman como "o maior fenômeno" (*the greatest phœnomenon* ou raro biológico, ou aberração [*freak*])

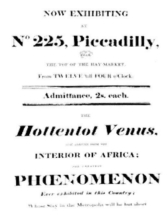

Fonte: Chauveau (2012, p. 18)

---

[162] FANON, F. **Medicina e colonialismo.** Parnaíba-PI: Editora Terra sem Amos, 2020.
[163] *Ibidem*, p. 9.
[164] O regime nazista, é sempre bom lembrar, não assassinou apenas judeus, também foram assassinados negros, homossexuais, ciganos, pessoas com deficiências físicas e mentais. De fato, o grupo mais vitimado foram os judeus.

Joseph Priestley, em 1776, entre diversas discussões, apresenta uma espécie de estado da arte sobre a fisiologia da respiração. Na primeira metade do artigo (cerca de 12 páginas), ele apresenta as concepções sobre o processo respiratório desde Hipócrates até os autores contemporâneos dele: o ar inalado pelos pulmões teria desde espíritos que provêm a vida (*vivifying spirits*) até a ideia de que contém uma virtude elétrica (*electrical virtue*). Essas duas concepções, com efeito, denotariam basicamente a mesma coisa, uma vez que a eletricidade, naquela época, supunha-se dar vida ao corpo e era a principal solução para a cura das doenças. Em 1748, Henry Baker[165] publica na *Royal Society*, na forma de um artigo, uma carta enviada ao presidente dos EUA, em que tenciona convencê-lo da eficiência da eletricidade no tratamento de diversas doenças, segundo argumentava, fortemente empregada em toda a Europa — destaques para França, Inglaterra, Itália, Alemanha. É, inclusive, dessa concepção — que na época era menos metáfora do que uma realidade plausível — que Mary Shelley faz nascer a criatura do Frankenstein. Em resumo, Priestley separa em dois grupos os pesquisadores:

> Outros [cientistas] dizem que o ar, ele mesmo, não é admitido no sangue, mas apenas suas partículas ativas, espirituosas e etéreas; que esse espírito vital passe dos pulmões para o coração e artérias, e, no caminho, torna-se os espíritos animais por meio do ar gerado. Outros, que não admitem os espíritos animais serem derivados do ar, ainda dizem que algum outro princípio vital vem dele.[166]

Esse princípio vital (ou espírito vital) ganha descrições em cada um dos autores citados no artigo: para Malpighius é um vapor salino; para Lister, um espírito quente, inflamável e sulfuroso; para Vieussenius, um sal ácido volátil que mantém a fermentação do sangue, e para Bryan Robinson, um ácido aéreo, que previne o sangue da putrefação, dá densidade e fortalece as fibras animais. *Espírito*, nesse sentido, embora abstrato, contém alguma materialidade, assim como *força vital* — ambos parecem designar quase que a mesma coisa: a vida ou o que a permite, ou simplesmente as duas coisas.

---

[165] BAKER, H. A Letter from Mr. Henry Baker F. R. S, to the President, concerning Several Medical Experiments of Electricity. **Philosophical Transactions**, v. 45, p. 270-275, 1748.

[166] *"Others say, that the air itself is not admitted into the blood, but only active, spirituous, and ethereal particles; that this vital spirit passes from the lungs to the heart and arteries, and at length becomes the animal spirits, which are by means generated from the air. Others admit that the animal spirits are derived from the air, still say that some other vital principle comes from thence"* (Priestley, 1776, p. 229).

Priestley investigava que propriedades do ar permitiam suporte à vida animal e acreditava — e partir desse pressuposto — que a respiração seria um processo flogístico (relativo ao oxigênio — atualmente, representado quimicamente por $O_2$, ou O=O). O movimento interessante que Priestley faz é retirar a abstração das explicações e propor materialidade; discursivamente, mantém-se a mesma ideia, o mesmo processo, no entanto, os enunciados adquirem concretude pelo uso de termos químicos mais elaborados; o conjunto de explicações para espírito é substituído por "processo flogístico", que contém outro conjunto de explicações para a mesma coisa; ainda assim espírito aparece em expressões como algo "inexplicável" nas propriedades de certos elementos, como no vinho e no nitro (*spirits of wine, spirits of nitre*), ambos relativos a certas propriedades — que talvez hoje chamemos de químicas. Um possível efeito de toda essa descrição pode ser a noção de que todo o conhecimento atual sobre química, física e, por extensão sobre biologia, tenha se aprimorado e estejamos mais próximos da "verdade" dos fenômenos, no entanto, apenas temos formulado problemas que (acreditamos) saber responder — evocando Foucault e Einstein.

O trabalho de Priestley também revela outra junção de elementos na sua explicação; o título do seu artigo é *Observations on respiration, and the **use of the blood*** (*Observações sobre respiração e o **uso do sangue***, grifo meu). Embora parta de observações sobre a respiração, seu foco está no *uso do sangue*. A palavra *uso* adquire sentido no pressuposto da economia animal, mais evidente na conclusão de seu artigo. *Uso* é nitidamente controle e poder. Ele escreve:

> O uso principal do sangue parece ser seu poder de receber e descarregar flogisto [oxigênio] e o grau com que processa seu poder é facilmente verificado a olho nu; [com efeito] **talvez não seja indigno de ser restrito ao conhecimento médico**[167].

Em 1814, um artigo[168] intitulado *Observations on the function of the brain* (*Observações sobre as funções do cérebro*), de Everard Home (o mesmo do olho do gato), relaciona diversas observações de lesões anatômicas do cérebro a sinais e sintomas observados em pacientes — sobretudo

---

[167] *"As the principal use of the blood seems to be its power of receiving and discharging phlogistion, and the degree in which it processes this power is easily ascertained by the eye, it might not, perhaps, be unworthy of being particularly attended to by physicians"* (Priestley, 1776, p. 247-8, destaque em negrito meu).

[168] HOME, E. Observations on the Functions of the Brain. **Philosophical Transactions**, v. 104, p. 469-486, 1814.

psíquicos ou psicológicos — atravessados por questões moralizantes e moralizadoras. Ao mesmo tempo que o corpo produzido perde sua *psiqué* e sua subjetividade (embora nunca as tenha tido, na ciência), ele recebe o peso da subjetividade (com o nome de objetividade) e da *psiqué* do olhar médico, uma espécie de *Psique-iatria*, como o próprio nome revela: psiqué+iatro, como *psiqué* médica, que posteriormente transformou-se em uma especialidade que busca apreender o psíquico — como materialidade — do eucorpo. A evidência anatômica traz materialidade para os sinais e sintomas psíquicos, no entanto, aqui aparece novamente o termo espírito, agora como sinais e sintomas, ao mesmo tempo que também distingue certo grau de normalidade e anormalidade. Não se trata mais de algo externo ao corpo, escondido em processos cujos elementos são obscuros ou inacessíveis ao olhar médico e à compreensão humana, mas de algo revelado, e sobretudo, pertencente ao corpo — da mesma forma que a vontade. Espírito e vontade tornam-se parte da engrenagem "mecânica" dos corpos; o eucorpo encontra suas condições de possibilidade dentro dessa razão econômica e funcional.

A partir de lesões provocadas pela quantidade de líquidos nos ventrículos do cérebro, relacionam-se as expressões e impressões do paciente. As descrições coalescem impressões físicas, comportamentos e julgamentos — esse amálgama dá impressão de algo objetivo. Sobre um garoto de 19 anos com acúmulo de líquido no cérebro, são feitas algumas observações sobre os sinais e sintomas; segundo o artigo, o garoto tinha cerca de 1,68 m de altura (*five feet six inches high*) e 85,1 cm de circunferência da cabeça — diâmetro de 27,1 cm — (*circumference* $33\frac{1}{2}$ *inches*).

> Todos os órgãos do sentido estão inteiros; alimentos saborosos são agradáveis ao seu paladar, mas ele **apresenta moderação ao comer**. Sua visão é boa, mas olhando com atenção aos objetos mais do que meia hora, parece que isso força seus olhos. Sua cabeça é tão pesada que os músculos do pescoço são incapazes de suportá-la por horas: quando ele se deita, sua cabeça é apoiada por outra pessoa. Ele dorme frequentemente do lado direito e o esquerdo parece ser maior. Ao deitar-se, há o que ele descreve ser, um calor momentâneo e arrepiante na parte superior do cérebro, ao longo do *sinus* [seio] longitudinal. Deitar-se de costas estressa seus olhos, o que o impossibilita manter-se nessa posição; inclinar-se para frente provoca opressão nos seus olhos. Um pequeno peso em suas mãos, como uma

xícara de chá, as faz tremer. Se ele cair, fica **insensível** [algo como "perde a noção de si"]; esse foi o caso certa vez, que ficou assim por 15 minutos, sem ser acudido e sem consequências ruins. Sua cabeça dói ao ser exposta ao calor. Não apresentou nenhuma enfermidade desde que teve varíola. Seu sono é facilmente interrompido: ele nunca dorme. Ele gosta de ler e escrever, tem gosto por poesia e é capaz de citar versos de Cowper. Sua memória para coisas comuns é muito boa. **Nunca apresentou qualquer apego ou paixão por mulheres. Ele tem um temperamento brando**; mas se ficar irritado todo o seu corpo fica agitado, mas logo se recompõe[169].

Nas ciências da saúde, atualmente, os "sinais e sintomas" são elementos importantes para o diagnóstico, mas a concepção desses dois elementos contém uma problemática. Sinais dizem respeito a evidências apreendidas por quem olha a pessoa (metonimicamente, o médico — mas não apenas esse profissional — em relação ao paciente); sintomas são as expressões e impressões descritas pelo paciente. Os primeiros são considerados objetivos, porque são apreendidos, e o segundos, subjetivos, porque são sentidos e enunciados. Cabe ao profissional da saúde alinhar os dois elementos de modo que o subjetivo se transforme em objetivo. Toda a descrição de Home, feita pela observação médica, passa a se tornar "sinais", ou seja, ganha objetividade, torna-se evidência material. Com efeito, "Nunca apresentou qualquer apego ou paixão por mulheres. Ele tem um temperamento brando", embora não apresente nada de concreto, adquire status de referencial — ou revela a diferença entre normalidade e anormalidade — no contexto da patologia com efeitos na terapêutica. É necessário que se distinga o que é um sinal bom e o que é um sinal ruim. Bom e mau, com efeito, tornam-se julgamentos da razão eucórpica —

---

[169] *"All the organs of sense are entire; savoury food is agreeable to his taste, but he is moderate in eating. His sight is good, but looking with attention at objects more than half an hour, appears to strain his eyes. His head is so heavy, that the muscles of the neck are unable to support it for many hours together: when he lies down, the head is supported by another person. He sleeps with most ease on the right side, and the left side of the head appears to the eye to be rather the largest. In: lying down, there is, what he describes to be, a momentary thrilling heat felt on the upper part of the brain, in the line of the longitudinal sinus. Lying on his back strains his eyes so much, that he cannot continue in that posture; stooping forwards brings an oppression upon his eyes. The least weight in his hand, as a tea cup, makes it tremble. When he falls down, the jar renders him insensible; at one time this was the case for fifteen minutes, without being attended with any bad consequences. His head aches when exposed to heat. He has had no illness since the small-pox. His sleep is easily broken: he never dreams. He is fond of reading and writing; has a taste for poetry, and can repeat verses out of* Cowper. *His memory of common things is very good. He never expressed any attachment or passion for women. He is of a mild disposition; but when irritated, **his whole frame** is in a state of agitation, which, however, soon goes off"* (Home, 1814, p. 472-3, destaques em negrito meus).

qual o referencial para dizer que o garoto come com moderação? Seria um processo naturalmente obrigatório sentir afeto por mulheres? Disso, criam-se duas subáreas da patologia: sintomatologia e nosografia, a primeira como o estudo do conjunto de sinais e sintomas das doenças, e a segunda, como o conjunto da evolução dos sinais e sintomas das doenças — ambas se constituem em conjuntos de descrições de dados "objetivos" observáveis. Se sintoma é subjetivo, na produção da sintomatologia há uma transvaloração do subjetivo em objetivo, via olhar médico — seria, portanto, o estudo dos sintomas, subjetivos, que os transforma em possibilidade nosográfica. O artigo também inicia a discussão com um tipo de pensamento e racionalidade sobre a doença que permanece até hoje; a relação hipo-hiper define, em seu intermédio, a normalidade:

> Sou induzido a crer que um certo tipo de pressão uniformemente mantida [relativa à pressão do líquor nos ventrículos do encéfalo] é necessária para a performance saudável das funções do cérebro; qualquer aumento [noção de hiper] ou diminuição [noção de hipo] da pressão interrompe suas funções[170].

Foucault[171] defende que a medicina mental, assim como a medicina orgânica, buscava desvendar a essência da doença a partir da construção da sintomatologia e da nosografia — a doença mental, assim como a orgânica, torna-se uma entidade nosográfica — no século XX. No entanto, a despeito das citações que Foucault faz para construir sua argumentação, datadas entre 1889 e 1930, esse movimento vinha acontecendo bastante antes. Um detalhe importante naquele artigo de 1814 diz respeito à associação entre *pressão devida ao acúmulo de água nos ventrículos* (um dado material anatômica e fisicamente explicado) com o prejuízo material (*materially impairing*) do cérebro; como exemplos desses prejuízos são apresentadas as seguintes observações: dores de cabeça, *sensação de que a cabeça é muito grande*, *perda de espíritos*, convulsões, perda de memória recente, idiotismo, insensibilidade e morte. "Sensação de que a cabeça é muito grande", por definição, seria menos sinal do que sintoma, no entanto, quando enunciado pelo médico tornar-se-á sinal — perda de espíritos, juntamente com os outros sinais e sintomas, é um *prejuízo material*. Diria Austin que a revelação de uma doença (pelos seus sinais) é um ato de fala que torna o indivíduo um sujeito [à Medicina], no caso, um sujeito-doente?

---

[170] *"I am induced to believe that pressure to a certain degree uniformly kept up, is necessary for the performance of the healthy functions of the cerebrum; and any increase or diminution of this pressure puts a stop to them"* (Home, 1814, p. 470).

[171] FOUCAULT, 1975a.

"Perda de espíritos", independente do que sejam espíritos, transforma-se em sinal, em dado objetivo, mais do que isso, transforma-se de uma causa oculta que explicava a vida para uma consequência objetiva mais próxima da morte. Entre as definições de vida e morte, a segunda ainda é mais objetiva do que a primeira. Atribuindo graus de comprometimento cerebral pelo acúmulo de líquidos, o autor considera outro dado como "depressão de espíritos", juntamente com dor na parte posterior da cabeça e mania; outros sinais e sintomas, com lesões mais graves, são melancolia, imbecilidade, apoplexia e paralisia de um lado; o autor considera tudo sintoma — que está condicionado a prejuízo material. A diferença entre sinais e sintomas é concebida posteriormente, segundo Foucault, na passagem do século XIX para o XX — mas já subsumida nessa racionalidade.

O artigo continua suas argumentações com relatos de efeitos produzidos quando os vasos sanguíneos do cérebro são *sobrenaturalmente* dilatados e adoecidos (*"effects produced when the blood vessels of the Brain are **preternaturally** dilated and diseased"*)[172]. Evidencia-se da discussão apresentada pelo autor o fato de que a causa — sobrenatural — é abandonada em detrimento da evidência anatômica e de sua observação sintomatológica (anatomofisiológica). Trata-se do caso de uma mulher com "espíritos desiguais" (*"inequal spirits"*[173]), seguidos de dupla visão, ataques de tontura e mania, delírio, mãos entorpecidas e morte. Pela autópsia, detectou-se um aneurisma em ambas as carótidas internas. Destaque-se o paradoxo — para nós do século XXI — do sintoma (ou sinal) relatado pelo autor: "ela tinha consciência de estar louca" (*"with consciousness of being insane"*[174]). Saliente-se que não se trata de um artigo de Psicologia, mas de Fisiologia. Nesse caso, o paradoxo some: é possível estar louca e saber disso, talvez por isso seus espíritos sejam desiguais — mas ainda resta uma dúvida: por que o plural? Seriam os espíritos doravante dois polos de uma mesma consciência? Não obstante, a Psicologia nunca pôde oferecer à Psiquiatria o que a Fisiologia ofereceu à Medicina; como a abstração em Psicologia e em Fisiologia opera de formas diferentes, a delimitação de distúrbios patológicos orgânicos exigiria métodos diferentes da dos distúrbios mentais[175] — ou do espírito — no

---

[172]  HOME, 1814, p. 477.

[173]  *Ibidem*, p. 478.

[174]  *Idem*.

[175]  FOUCAULT, 1975a

entanto, ambos seguiam os mesmos métodos: os anatomofisiológicos — tais perguntas só puderam encontrar respostas, portanto, nos métodos orgânicos (eucórpicos).

Por outro lado, Foucault (em *História da Loucura na idade clássica*) relata que a loucura dizia respeito, nos séculos XVII e XVIII, a pessoas insanas e em demência, mas também a pessoas com o "espírito alienado". A diferença entre doente ou não ou entre alienado e criminoso estava atrelada a "desarranjo nos costumes" — "furioso" ou "furor" eram os termos citados por Foucault[176] que uniam a loucura tanto a uma jurisprudência jurídica quanto a um diagnóstico médico, capazes de determinar tanto um imperativo policial para a prisão quanto moral para o internamento. "Espírito" cabe bem a esse propósito, sobretudo porque torna-se algo "observável" e "quantificável", atravessado por julgamentos morais com o nome de costumes.

De alguma forma, espírito não é mais coisa oculta ou tampouco algo semelhante à vida. Espírito parece dizer respeito a alguma entidade corpórea que, ao mesmo tempo que está separada do corpo, dele é uma projeção ou um funcionamento. Embora Foucault[177] diferencie, entre aspas, as "doenças do corpo" e as "doenças do espírito", o artigo de Home, de 1814, trata ambas como doenças do corpo. Assim como espírito demanda materialidade e apresenta-se como algo observável, só é possível ser apreendido empiricamente e descrito, circunscrito na noção de economia animal. Em 1829, dois autores, Robert Lee e Dr. Proust, descreveram e analisaram as estruturas internas de 20 fetos humanos de diferentes idades, porque "tencionavam trazer luz aos processos fisiológicos obscuros concernentes à economia fetal". O que a economia animal pretende fazer, ao longo do século XIX, é definir a normalidade por meio do *modus operandi* da natureza. É exatamente esse o termo utilizado. Diferentemente de Le Cat, em 1767, que lidava com "um monstruoso feto humano" (*"monstruous human fœtus"*[178]), a palavra "humano" aparece agora associada aos fetos sem adjetivos. Ainda assim a natureza condicionava uma "vida" economicamente funcional e funcionalmente econômica:

> Tenho sido levado a concluir [...] que a função do fígado fetal não é, como geralmente tem sido suposto, separar do sangue um fluido de excrementos danosos à economia

---

[176] FOUCAULT, M. **A história da loucura na idade clássica**. São Paulo: Editora Perspectiva, 1972.

[177] FOUCAULT, 1975a.

[178] LE CAT, C. N., 1767, p. 1.

da criança; pelo menos, não é bem esse seu único uso, mas também executar outro importante ofício de assistência à nutrição fetal[179].

A despeito dessas diferenças, os dois artigos têm uma característica em comum: ambos contêm basicamente descrições anatomofisiológicas apoiadas na economia animal, mas, diferente de Le Cat, o humano havia irrompido como objeto de pesquisa, o que permitiria doravante distinguir o humano do humano não humano — ou menos humano. A teoria darwiniana validou essa possibilidade ao permitir entender as espécies dentro de uma série temporal de progresso, do menos complexo anatomofisiologicamente ao mais complexo, com efeito, do selvagem ao civilizado, que nada mais seria do que do menos complexo culturalmente ao mais complexo. Paul Gilroy[180] reforça que raça e cultura eram termos intercambiáveis no século XIX.

O primeiro livro de psiquiatria pode ser considerado o de Phillipe Pinel, *Tratado médico-filosófico*, datado de final do século XVIII. No entanto, dois outros com o nome de psiquiatria parecem ser o *Psychiatrie. Klinik der erkrankungen des vorderhirns begründet auf dessen bau, leistungen und ernährung* (*Psiquiatria. Clínica das doenças do prosencéfalo com base em sua estrutura, desempenho e nutrição*), de 1884 e o popularmente chamado de *Meynert's Psychiatry* (*Psiquiatria de Meynert*), de 1885 — ambos de Theodor Meynert, professor de doenças nervosas e chefe de psiquiatria clínica da Universidade de Viena.

Em pesquisa na base de dados de artigos científicos desde 1660 (www.jstor.org), publicações foram encontrados como as mais antigas, ambas sem autor, vinculados a duas instituições, respectivamente, American Association for the Advancement of Science e The University of Chicago Press for The American Society of Naturalists. A primeira publicação[181], de 1885, na revista *Science*, trata da descrição e comentário do primeiro livro. A segunda[182], de 1886, trata de um comentário publicado na revista

---

[179] "I have been led to conclude [...] that the function of the fœtal liver is not, as has generally been supposed, that of separating from the blood an excrementitious fluid injurious to the œconomy of the child; at least that such is not its only use, but that it also performs some other important office destined to assist in the nutrition of the fœtus" (LEE, R; PROUT. Observations on the Functions of the Intestinal Canal and Liver of the Human Foetus. **Philosophical Transactions**, v. 119, p. 121-125, 1829, p. 124).

[180] GILROY, 2017.

[181] AMERICAN ASSOCIATION FOR THE ADVANCEMENT OF SCIENCE. The Anatomy and Physiology of the Brain in Their Relation to Mental Disorders. **Science**, v. 5, n. 112, p. 258-260, 1885.

[182] THE UNIVERSITY OF CHICAGO PRESS FOR THE AMERICAN SOCIETY OF NATURALISTS. Psychology. **The American Naturalist**, v. 20, n. 5, p. 474-479, 1886.

*The American Naturalist*, com o título *Psychology*, sobre o livro de Theodor Meynert, traduzido para o inglês e intitulado *Psychiatry, a clinical treatise on diseases of the Fore-brain – Vol. I (Psiquiatria, um tratado clínico sobre doenças do cérebro frontal – Vol. 1)* — chamado também de *Meynert's Psychiatry*.

O segundo artigo inicia com a seguinte descrição do livro:

> Este volume de 285 páginas é amplamente dedicado à anatomia macroscópica e minuciosa do cérebro. Além de um apêndice sobre o mecanismo da expressão e um pequeno capítulo sobre a nutrição do cérebro, dois-terços do livro são dedicados à anatomia e um-terço, à fisiologia desse importante órgão [o cérebro]. O trabalho representa o resultado das pesquisas de Meynert até 1884 e é de relevante valor por incluir descrições de um mestre em fisiologia e anatomia cerebrais. O texto é acompanhado das mais excelentes gravuras, tão necessárias para a compreensão deste assunto obscuro[183].

Segundo o artigo, o trabalho de Meynert se destaca pela relação entre estrutura e função do cérebro; a segunda só poderia ser inferida da primeira — o que Meynert considera "Lei da normalidade fisiológica" (*Normal Physiological Law*). Nesse sentido, destaca-se a definição de dois termos: *ego* e *individualidade*. *Ego* seria, do referencial fisiológico proposto por Meynert, a soma da quantidade de centros de inervação, que também constitui a *individualidade* — essa última, como o "ego abstrato dos psicólogos". Para deslocar-se da individualidade como conceito abstrato, ela é definida anatomicamente como estrutura cortical (do córtex cerebral, atualmente, a camada cerebral mais exterior de neurônios — Fig. 1.8) regulada por processos fisiológicos simples. As figuras materializam a enunciação e dão uma aparente forma a algo que seria apenas uma abstração ou conceito operacional ao tencionarem explicar processos psíquicos por meio da descrição e da inter-relação das estruturas micro e macroscópicas, respectivamente (a) e (b) na Fig. 1.8. Com efeito, a individualidade implicaria a soma de associações mais firmemente estabelecidas por circunstâncias ordinárias, ou seja, um agregado de "memórias" (aspas no artigo) capazes de formar uma falange sólida; nesse conjunto,

---

[183] *"This volume of 285 pages is largely devoted to the gross and minute anatomy of the brain. Besides the appendix on mechanism of expression, and a short chapter on nutrition of the brain, two-thirds of the book are devoted to anatomy and one-third to the physiology of this important organ. The work represents the results of Meynert's researches up to 1884, and is of first-class value as embracing the descriptions of a master in cerebral anatomy and physiology. The text is accompanied by mostly excellent engravings, which are so necessary to the comprehension of this abstruse subject"* (The University of Chicago Press For The American Society Of Naturalists, 1886, p. 474-5).

os movimentos conscientes poderiam ser quase definidos por precisão matemática. Com o intuito de deslocar o termo individualidade da "abstração dos psicólogos", com essa nova definição, produz-se o conceito de *caráter*, que doravante pode ser completamente conhecido pelo conhecimento anatomofisiológico, o que implicaria a capacidade de o médico predizer os pensamentos e as ações de cada pessoa, embora haja certa complexidade em fazer isso, adverte Meynert. Além de um embrião de uma racionalidade teleológico-cibernética, pensamento, ego, ação, individualidade e caráter passam a ser variáveis quantificáveis e previsíveis. Com efeito, qualquer um desses conceitos ajustar-se-ia bastante à ideia de espírito ou de vontade. As "doenças do espírito" tornam-se doenças do ego, do pensamento, da ação e do caráter, ou mesmo do seu conjunto. Estaria aqui uma possível explicação para o sintoma "espíritos desiguais" ou "depressão dos espíritos" — ambos no plural?

Ao intitular o artigo como *Psycology* em vez de *Psychiatry*, parece retomar a crítica à Psicologia por não ser científica pela falta de bases anatomofisiológicas para estudar a mente, ou os espíritos, ou mesmo a *psiqué*. Mais do que isso, revela a racionalidade iatrocrática sobre, não mais a *psiqué*, ou o nome que for dado, mas sobre o corpo, mesmo assim, menos sobre esse do que sobre o mundo que a partir dele percebemos.

> [O cérebro] pode ser comparado a um espelho que simplesmente reflete as formas do mundo externo; o mundo, como aparece para o cérebro, existe independente da presença ou ausência da mente. Inclusive, é um teste crucial acerca do poder de pensamento do indivíduo determinar se o que ele pode conceber ou não da irrealidade do mundo está travestido nas formas com que nossas mentes o apreendem. Reitero que a concepção idealista do mundo é apoiada em fatos fisiológicos e, ainda mais positivamente, em fatos da arquitetura cerebral[184].

Isso implicaria que à Patologia — e à Psiquiatria — caberia a tarefa de identificar quem distingue a realidade da irrealidade. Não obstante, para tanto, caberia à psiquiatria, antes, determinar o que é realidade e o que não é. O artigo conclui que a patologia, portanto, teria uma vantagem dupla: "a

---

[184] *"The latter [the brain] can be likened to a mirror which simply reflects the forms of the outer world; that the world as it appears to the brain exists independently of the presence or absence of mind. Indeed, it seems to me to be a crucial test of an individual's power of thought to determine whether he can conceive or not of the unreality of the world clad in forms which our minds have bestowed upon it. It should be reiterated that the idealistic conception of the world is supported by physiological facts, and still more positively by the facts of cerebral architecture"* (Ibidem, p. 479).

incapacidade patológica ideativa e perceptiva não prova mais a irrealidade (i.e., a imensurabilidade) do *não ego* do que a perfeição de nossas cognições em nos capacitar a perceber tudo o que há no mundo"[185]. O mundo (externo ao corpo) estaria sob comando do funcionamento anatomofisiológico. Ora, apenas seria possível à psiquiatria diagnosticar o delírio e a loucura se antes conhecesse a diferença entre realidade e irrealidade.

Destaca-se uma ideia interessante do primeiro artigo, o cérebro é o órgão da mente, determinando que ao se compreender a anatomia do cérebro e depois sua fisiologia, compreende-se, com efeito, o *mecanismo da mente e do pensamento*. O corolário deste raciocínio é que distúrbios nesse mecanismo implicam desordens mentais.

A *psiqué* — e espírito doravante caberia bem em substituição — está circunscrita na razão eucórpica como materialidade observável e quantificável, com efeito, assim como o calor movimenta as máquinas — e, por extensão, o corpo — aos "espíritos" caberia conduzirem o movimento correto e normal dentro da economia psíquica, que nada mais é do que economia animal. Jarpers[186], na sua *Psicopatologia geral*, embora considere o humano dentro de uma série temporal zoológica, o distingue dos outros animais pelo espírito — como pensamento, como ação — que nada mais seria do que uma complexidade psíquica conquistada evolutivamente e, portanto, constituinte de certa natureza:

> Não há nos animais risos tampouco choro, a inteligência do mono [um macaco] não é espírito, não é pensamento autêntico, mas somente aquela atenção ágil que em nós [humanos] é uma condição do nosso pensar, mas não é esse mesmo[187].

Não obstante as ciências biológicas terem materializado todos os processos dos seres vivos em explicações anatomofisiológicas, é Freud, na passagem do século XIX para o XX, quem mostra que a Fisiologia pode prescindir da Anatomia[188]. O que Freud chama sistema-$\Psi$ (*psi*) rompe parcialmente com a lógica eucórpica, porque, embora seja descrito fisiologicamente — ou seja, funcional e economicamente — não há uma localização anatômica, o que torna o sistema, de certa forma,

---

[185] *"Perceptional and ideational incapacity, based on pathological conditions, no more prove the unreality (i.e., immensurability) of the non ego, than the perfection of our cognitions enables us to perceive all there is of the world"* (*Idem*).

[186] JASPERS, K. **Psicopatología General.** 4 ed. Buenos Aires: Editorial Beta, 1977 [1913].

[187] *Ibidem*, p. 23.

[188] FREUD, S. **A interpretação dos sonhos.** Edição comemorativa 100 anos. Rio de Janeiro: Imago Editora, 2001. A primeira edição de *A interpretação dos sonhos* data de 1909, e a oitava (e última revista por Freud), de 1923.

materialmente metafísico e metafisicamente material. Não obstante, a metáfora da máquina se mantém em uma versão psíquica; o psiquismo é uma engrenagem, mas, com efeito, Freud coloca uma questão para a razão eucórpica: seriam os fatos anatômicos tergiversações dos fatos fisiológicos? A Psicanálise, depois de Freud, adiciona outra pergunta: seriam os fatos fisiológicos tergiversações dos fatos psíquicos? Isso tornaria os fatos anatômicos tergiversações das tergiversações dos fatos psíquicos. Mas se não é essa última a pergunta da Psicanálise, é a deste livro, não para que seja respondida, mas para que sirva de reflexão.

Apenas como comparação e elaboração de outra possibilidade, a Medicina Tradicional Chinesa, há mais de três mil anos, diagnostica, prescreve, trata e cura com outra semiologia bastante diferente da razão eucórpica. A Medicina Ayurvédica é outro exemplo. As práticas indígenas das américas, as diversas práticas do continente africano também são bastante distintas da razão eucórpica, mas, quando apropriadas, adquirem um sutil prefixo etno- antes de serem transformadas em ciência pela razão eucórpica; basta ver a variedade de "etnos" encontrados nas ciências: Etnobotânica, Etnoecologia, Etnofarmacologia — há até Etnomatemática.

Um panfleto digital, produzido pela UFMG, reproduz bem o *fitness* econômico da razão eucórpica, mascarado no nada ingênuo prefixo etno:

> Sabe aquele **chazinho** milagroso da vovó? Aquele que acalma, cura gripe, faz passar cólica... Muitas pessoas **acreditam** no poder medicinal das plantas e, para os cientistas, esse é um assunto sério e com nome próprio [mas escrito com letra minúscula]: **etnofarmacologia**, um ramo da biologia que estuda o uso terapêutico de plantas e animais pelas sociedades humanas, presentes ou passadas. [...].
> Os botânicos coletam e identificam a planta utilizada em certa comunidade e, em laboratório, farmacologistas pesquisam a substância responsável pelo benefício no tratamento de doenças. Essa substância da planta é o que **chamamos** de "princípio ativo". Antes de chegar à prateleira da farmácia, a planta passa por vários testes que visam determinar seu efeito nos diferentes tecidos e órgãos do corpo.[189] (destaques em negrito meus, exceto para etnofarmacologia).

---

[189] RABELO, C. Etnofarmacologia: conhecimento popular em parceria com a ciência. **Ciência para todos** [on-line]. Texto originalmente escrito para o programa "Na Onda da Vida" da Rádio UFMG Educativa e adaptado por Laura Barroso. Disponível em: https://www.ufmg.br/cienciaparatodos/wp-content/uploads/2011/05/03-etnofarmacologiaconhecimentopopularemparceriacomaciencia.pdf. Acesso em: 27 set. 2021.

Uma dúvida surge: a quem se refere o "nós" em "chamamos"? Uma resposta possível seria "nós, a razão eucórpica", formada por um conjunto de agentes que coletam e identificam uma planta usada há tempos para tratar o corpo e doravante produzem uma droga cujo princípio ativo está de acordo com a economia (pode-se agregar o adjetivo animal, mas também não é necessário), verificada e "validada" por testes anatomofisiológicos — a etnofarmacologia, por exemplo, é a ponte entre a "crença" e a "comprovação" científica com seus efeitos e benefícios econômicos. O *chazinho* se torna *princípio ativo*; este último tem um *fitness* econômico infinitamente maior do que o *chazinho da vovó* dentro da razão eucórpica — o chazinho da vovó está para o corpo assim como o princípio ativo está para o eucorpo. O diminutivo *chazinho* ganha um elíptico aumentativo em *princípio ativo* — e nunca mais será chá ou chazinho.

O panfleto finaliza com o seguinte texto: "Agora você já sabe que a etnofarmacologia é muito importante, principalmente em um país como o nosso, cheio de florestas e culturas!". Interessante o recurso à elipse: importante para quem e para quê?

Uma publicação *online* da *National Geographic*[190] descreve a história da hidroxicloroquina.

> O ano era 1638. Depois de visitar a floresta amazônica no Peru, a condessa espanhola de Cinchón adoeceu com febre alta. Ela foi tratada por um grupo indígena local com uma substância amarga que eles chamavam de *quina*. Para sua alegria, a febre cedeu e ela foi curada — do que agora sabemos ser malária.
>
> O remédio veio de uma árvore andina tradicionalmente chamada de quina, ou china, cujo gênero mais tarde seria denominado *Cinchona* em homenagem à condessa. Os europeus voltaram para casa com a planta e a venderam como um medicamento conhecido como "pó de jesuítas". Mais de quatro décadas depois, também salvaria da malária o rei Charles II da Inglaterra.
>
> Foi preciso séculos até que os cientistas descobrissem que essa variedade específica de *Cinchona* era uma fonte de quinina, que mais tarde inspiraria a produção de drogas sintéticas, incluindo a cloroquina e hidroxicloroquina.

---

[190] LANGLOIS, J. Chá de quina vendido no Brasil não combate o coronavírus e pode trazer riscos à saúde. **National Geographic** [on-line], 9 de junho de 2020. Disponível em: https://www.nationalgeographicbrasil. com/ciencia/2020/06/cha-de-quina-coronavirus-cloroquina-malaria-hidroxicloroquina-quinina. Acesso em: 12 out. 2021.

A partir do conhecimento indígena, uma substância amarga de uma árvore se transforma em "pó de jesuítas" — o conhecimento indígena desaparece já no nome "popular" — e tanto a árvore quanto a substância ganham nomes científicos: *Cinchona succirubra* e hidroxicloroquina, ou ainda com seu vigoroso e ininteligível nome científico: *(RS)-2-[{4-[(7-chloroquinolin-4-yl) amino]pentyl}(ethyl)amino]ethanol*, cuja fórmula química é $C_{18}H_{26}ClN_3O$. A pandemia de covid-19 no Brasil revelou o poder do termo "princípio ativo" para a economia (animal) dentro da Razão Eucórpica, independentemente de seu "poder" curativo ou preventivo; é o *fitness* econômico quem tem força.

### 1.3.3 O eucorpo mecânico-cibernético

O corpo como objeto de estudo sofreu modificações em relação à sua semiologia. Uso aqui a palavra semiologia com dois sentidos sobrepostos; são dois sentidos que, ao se sobreporem, levam-nos a perceber que sempre se trataram de um mesmo. A semiologia como a investigação dos sistemas de significação e a semiologia clínica como um referencial — no caso do corpo, anatomofisiológico — que serve para dar significação ao conjunto de sinais e sintomas observados. A definição de Foucault[191] agrega esses dois sentidos: semiologia como "o conjunto de conhecimentos e de técnicas que permitem distinguir onde estão os signos, definir o que os institui como signos, conhecer seus liames e as leis de seu encadeamento". As Figuras de 1.3 a 1.9 apresentam o corpo dentro de uma *série temporal semiológica*, que vai desde 1740 até 1900, associada ao conjunto de conhecimentos e de técnicas que transformaram e produziram a noção do corpo.

Essas figuras corroboram a análise da transformação dos corpos em eucorpo. As figuras 1.3 e 1.4 representam o corpo de forma inteira, mesmo que para retratar a parte objeto da pesquisa, embora a figura 1.4 apresente o que o artigo considera um monstro. De certa forma, o corpo, nessas representações, ainda possui corporeidade, mais "naturalmente" representada como na figura 1.3 (de 1740), que apresenta o desenho de um corpo inteiro em vista frontal, com destaque para a porção final do intestino, especialmente o que chamamos hoje de cólon sigmoide, reto e ânus, apresentando os "hidatídeos" como um acidente. Nessa representação, há um corpo; não se procura compreender a anatomia, que é usada de modo normativo para descrever e apresentar disfunções. Na figura 1.4 (de 1767), essa corporeidade é mais "monstruosamente" representada.

---

[191] FOUCAULT, 2007, p. 40.

O corpo vai perdendo sua corporeidade e transformando-se em uma materialidade alienada, em que as partes tomam uma dimensão microscópica (Figs. 1.5, 1.7 e 1.8). O mundo microscópico do corpo abre-se como uma protusão, dobra-se para fora e revela uma realidade apenas possível de ser apreendida por meio de instrumentos, que aumentam e enunciam a "realidade" oculta.

A biologia das coisas torna-se ortética — por meio de órteses. Nas ciências da saúde, órteses são instrumentos que, agregados ao corpo humano, devolvem temporariamente uma função perdida ou reduzida; sua função é suporte — são exemplos: os óculos, lentes de contato, muletas, bengalas, peruca —; diferente das próteses, que supõem restabelecimento permanente da função perdida, cuja função é substituição, são exemplos: implantes dentários, pernas mecânicas, próteses articulares. É nesse sentido que o uso de microscópios e lupas, e posteriormente, ultrassonografia, tomografia, radiografia torna a razão eucórpica uma razão ortética, cujo limite entre uma razão protética é tênue, uma vez que, embora esses equipamentos todos não substituam fisicamente o corpo humano, torna-ram-se quase imprescindíveis para o diagnóstico. Todas aquelas dobras protusas da realidade corpórea oculta dos sentidos (físico-químicos) humanos apenas podem ser "vistas" com instrumentos e, com efeito, tornam-se mais do que realidades, tornam-se as "coisas em si fisiológicas" cuja anatomia microscópica revela. Esse conjunto torna possível à razão eucórpica a prótese de Deus, torna-a um panótico capaz de enxergar todas as trilhões de células que compõem o organismo humano — com o avanço tecnológico, nada mais escaparia à onipresença, onipotência e onisciên-cia da razão eucórpica. Não obstante, ao mesmo tempo que colocaria em grande aumento as normalidades anatomofisiológicas, também põe em aumento as anormalidades e monstruosidades. Com efeito, fisicamente, tanto normalidade quanto monstruosidade seriam exageros de uma escala visual não humana interpretada por olhos humanos.

Donna Haraway[192] define simplificadamente ciborgue como um híbrido de máquina e organismo cuja realidade social é também fictícia; a realidade social diz respeito a relações sociais vividas, significa uma construção política e uma ficção capaz de mudar o mundo. Antes de produzirmos corpos ciborgues, produzimos primeiramente diagnós-

---

[192] HARAWAY, D. Manifesto Ciborgue. Ciência, tecnologia e feminismo-socialista no final do século XX. *In:* TADEU, T. (org.). **Antropologia do Ciborgue.** As vertigens do pós-humano. Belo Horizonte: Autêntica editora, 2000.

SOBRE A EFICIÊNCIA ECONÔMICA E SEXUAL DOS CORPOS: CRÍTICA DA RAZÃO EUCÓRPICA

ticos ciborgues pelo uso de uma parafernália maquinária tecnológica para enxergar cada vez mais o orgânico, que, paradoxalmente, torna-se cada vez mais uma imagem proveniente de uma impressão 2D ou 3D em exames complementares que substituem a limitação dos cinco sentidos humanos para perceber o mundo. Essas imagens tornam-se línguas e linguagens sobre as quais poucos profissionais têm domínio e autoridade, que, mesmo quando traduzidas de imagens para palavras, ganham um vocabulário muito particular, dificilmente compreendido. A "fronteira entre ficção científica e realidade social é uma ilusão ótica"[193] com nome, vocabulário, linguagem, categorização — um exemplo é o Código Internacional de Doenças (CID).

A Figura 1.5 revela a estrutura microscópica dos pulmões e os autores asseveram que "nenhuma explicação sobre a respiração de acordo com os princípios químicos pode ser considerada sem estar de acordo com a anatomia e fisiologia dos pulmões"[194]. Mas não se trata de uma anatomia e de uma fisiologia quaisquer, mas dessa anatomia oculta doravante revelada em detalhes, como se as funções daqueles espíritos, antes inexplicáveis, fossem agora apresentadas e, mais do que isso, como se eles fossem explicados anatomofisiologicamente e cujos vocabulário e linguagem são bastante específicos. É essa mesma lógica que transfere os espíritos metafísicos de processos psíquicos para a anatomia e fisiologia do cérebro (Fig. 1.8).

A figura 1.7 (de um artigo de 1850[195]) exemplifica processo semelhante: ao mesmo tempo que revela a anatomia oculta do útero, também, e por efeito dessa revelação, "esclarece" o *uso do útero* dentro da economia animal: a gestação. Essa anatomia oculta aos olhos humanos apresenta-se com uma minuciosa descrição, inclusive a respeito de seu tamanho: a largura de uma fibra muscular no órgão é de 0,000635 cm (ou $6,35.10^{-4}$ cm, que representam $\frac{1}{4000}$ *th of an inch*, segundo o artigo), o comprimento não pôde ser verificado, segundo o autor; quando separada do órgão tem cerca de 0,0635 cm (ou $6,35.10^{-2}$ cm) de comprimento por 0,00127 cm (ou $1,27.10^{-3}$ cm) de largura — as medidas estão mesmo em centímetros, no

---

[193] *Ibidem*, p. 36.

[194] HOME, E; BAUER, F. An Examination into the Structure of the Cells of the Human Lungs; with a View to Ascertain the Office They Perform in Respiration. **Philosophical Transactions**, v. 117, p. 58-64, 1827, p. 58.

[195] RAINEY, G. On the Structure and Use of the Ligamentum Rotundum Uteri, with Some Observationsupon the Change Which Takes Place in the Structure of the Uterus during Utero-Gestatio. **Philosophical Transactions**, v. 140, p. 515-520, 1850.

artigo. A diferença entre a célula olhada ao microscópio no conjunto do órgão e isolada dele tem uma diferença de tamanho de 100 vezes ($\frac{6,35.10^{-4}}{6,35.10^{-2}}$), o que implica uma considerável distorção. Além disso, nessa lógica, é como se olhássemos para um útero humano que mede entre seis e dez centímetros e o víssemos entre 240 e 400 metros[196]. Quando olhamos uma célula de um órgão ao microscópio, para que ela seja vista, ela precisa ser aumentada, consequentemente, o órgão é (inconscientemente) também aumentado, porque somente a célula terá o tamanho que vemos se o órgão também o tiver proporcionalmente, no entanto, não é esse o raciocínio que fazemos, apenas aumentamos a célula sem aumentar o órgão — o que implica uma dupla distorção (da célula e do órgão por meio da interpretação da primeira sobre o que revela do segundo) e, com efeito, uma hiperalienação do órgão ou estrutura analisada.

A figura 1.6 apresenta a anatomia da traqueia, da faringe e da laringe e, ao lado, os instrumentos que permitem comparar todo o aparelho vocal humano a uma máquina. A imagem da cabeça, segundo o artigo, é de um ser humano dissecado e submetido ao experimento. Segundo o artigo[197], a cabeça e os órgãos vocais foram preparados para o experimento da seguinte forma:

> [...] as vértebras cervicais foram removidas e o esôfago aberto atrás das cartilagens aritenoides, que foram fixadas juntas por um pino forte e uma ligadura, esta última foi trazida até a abertura e firmemente costurada, a abertura inferior do esôfago foi também fechada. A laringe foi dissecada, a porção superior da cartilagem tiroide foi cuidadosamente removida de modo a não lesionar sua membrana mucosa. Essas partes preparadas foram firmemente fixadas na coluna [do aparelho] de modo que as cartilagens aritenoides também fossem presas à corda que as une. A traqueia foi conectada a um tubo e a um fole para o suprimento de ar[198].

O corpo vai se aproximando da representação de máquina, por consequência, o eucorpo torna-se mecânico. A partir das características das estruturas do aparelho vocal e das forças exercidas nele, o autor deduz de

---

[196]  Considerou-se para o cálculo a escala 1:4000, a partir do dado: "$\frac{1}{4000}$ th of an inch".

[197]  BISHOP, J. On the Physiology of the Human Voice. **Philosophical Transactions**, v. 136, p. 551-571, 1846.

[198]  *"The cervical vertebræ are removed, and the œsophagus opened behind the arytenoid cartilages, which are fixed together by a strong pin and ligature; the latter is brought through the opening, which is then firmly sewed together, and the lower opening of the œsophagus is also closed up. The larynx is laid bare, and the superior portion of the thyroid cartilage carefully removed so as not to injure the mucous membrane of the larynx. The parts thus prepared are firmly fixed against the column, to which the arytenoid cartilages are also attached by the cord which binds them together. The trachea is connected with a pipe and bellows for the supply of air"* (Bishop, 1846, p. 571).

outras e constrói fórmulas matemáticas para "determinar", por exemplo, o número de vibrações (N) das cordas (pregas) vocais em um segundo (1"): $N = \frac{\sqrt{2gP}}{2l\sqrt{ab\delta}}$ , onde g é a gravidade, P é a força com que a prega é alongada, l é o comprimento da corda, a é sua profundidade, b é sua largura e $\delta$ é sua gravidade específica. Não importa a fórmula em si, mas a referência físico-matemática como metáfora e significação, i.e., a semiologia, para descrever as funções do corpo. Não obstante, não é o corpo que tem essa semiologia, mas o eucorpo; ao corpo a semiologia é destinada ao seu *uso*. Aqui evidencia-se mais uma característica da sutura: a dobra indutiva constrói o eucorpo enquanto a dobra dedutiva condiciona o *uso dos corpos*, como devem ser usados econômica e funcionalmente: a fórmula resume o *design* da natureza como um funcionamento economicamente eficiente; a natureza torna-se a normativa e é revelada, por meio da Anatomia e da Fisiologia, assim como a diferença entre realidade e irrealidade, tão cara à Psiquiatria e, por extensão, à Medicina.

A Tabela 1.1, reproduzida do artigo de Bishop, apresenta a diferença do comprimento (em polegadas) dos ligamentos tiro-aritenoides (principal componente das pregas e músculos vocais — chamado por Bishop de aparelho vocal) de "homens" e "mulheres" em duas situações, em repouso e em máxima tensão. O eucorpo também ganha a diferença entre os sexos, mas o referencial é o "sexo masculino"; segundo o artigo, homens até 14 anos possuem as mesmas características que as mulheres. Destaque-se a "precisão" das medidas, com até quatro, cinco e seis casas decimais.

A figura 1.9 (um artigo de 1900[199]) finaliza essa sequência de imagens; nela o corpo por meio do eucorpo torna-se representação esquemática; a distância entre a corporeidade do corpo e a materialidade do eucorpo torna-se grande e, diferente das figuras anteriores, a noção de engrenagem e máquina torna-se bastante presente. A figura 1.10 (do século XXI) descreve a mesma lógica mecânica, mas no nível intracelular; a semiologia e a metáfora que descrevem os processos bioquímicos também se tornam mecânica e sobretudo *cibernética*.

---

[199] PARKER, G. H. The Neurone Theory in the Light of Recent Discoveries. **The American Naturalist**, v. 34, n. 402, p. 457-470, 1900.

Tabela 1.1 – Relação entre o comprimento (em polegadas) dos ligamentos tiro-aritenoides de homens e mulheres, em repouso e em tensão máxima

| Sujeitos do experimento | Número de experimentos ||||||
|---|---|---|---|---|---|---|
| | 1 | 2 | 3 | 4 | 5 | 6 |
| Homem em estado de repouso | 0,7087 | 0,63 | 0,63 | 0,83 | 0,748 | 0,748 |
| Homem em estado de máxima tensão | 0,83 | 0,83 | 0,984 | 1,0236 | 0,9055 | 0,9055 |
| Mulher em estado de repouso | 0,47244 | 0,47244 | 0,551 | Garoto de 14 anos em repouso: 0,414 |||
| Mulher em estado de máxima tensão | 0,63 | 0,59 | 0,63 | Garoto de 14 anos em máxima tensão: 0,571 |||
| Média do comprimento nos homens | Em repouso: 0,72834 ||| Em máxima tensão: 0,912070 |||
| Média do comprimento nas mulheres | Em repouso: 0,49868 ||| Em máxima tensão: 0,61679 |||

Fonte: Bishop (1846). Reproduzido dos experimentos de Mr. Müller (não há referência no artigo)

Figura 1.3 – Representação do corpo em um artigo de 1740

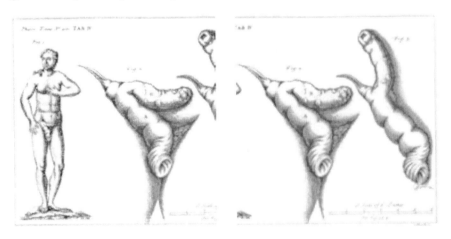

Fonte: Le Cat (1740)

Figura 1.4 – Representação do corpo em um artigo de 1767

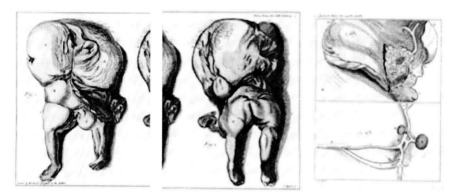

Fonte: Le Cat; Underwood (1767)

Figura 1.5 – Representação do corpo em um artigo de 1827

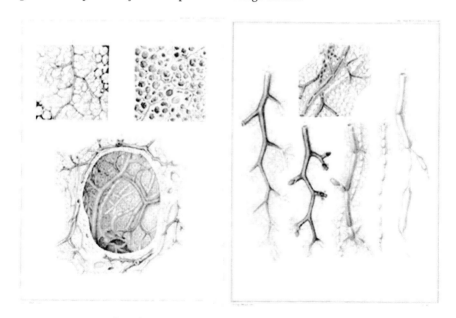

Fonte: Home; Bauer (1827)

Figura 1.6 – Representação do corpo em um artigo de 1846

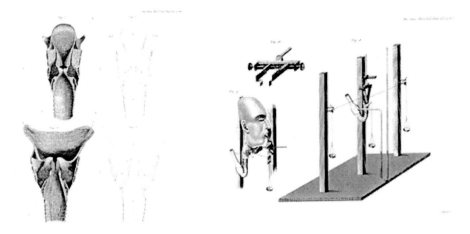

Fonte: Bishop (1846)

Figura 1.7 – Representação do corpo em um artigo de 1850

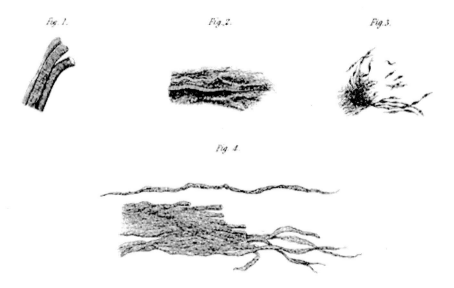

Fonte: Rainey (1850)

Figura 1.8 – Representação do corpo em um artigo de 1886: (a) Secção longitudinal ao longo da terceira convolução do lobo frontal e (b) secção longitudinal do cérebro (encéfalo) de macaco (seguindo o título do próprio artigo)

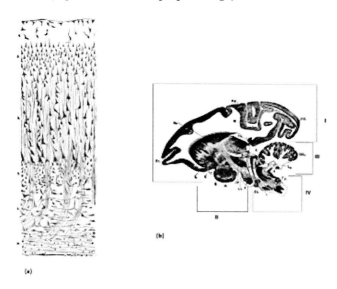

Fonte: The University of Chicago Press for The American Society of Naturalists (1886). Os números em algarismos romanos foram incluídos: a Anatomia considera o cérebro uma parte de uma estrutura maior chamada encéfalo. Compõem o encéfalo: o cérebro — telencéfalo (I) e diencéfalo (II) —, o cerebelo (III) e o tronco encefálico (IV) — composto por mesencéfalo, bulbo e ponte

Figura 1.9 – Representação do corpo em um artigo de 1900

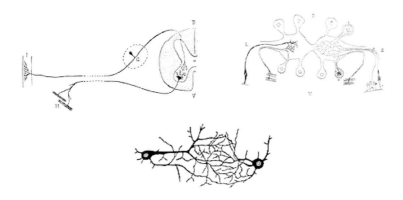

Fonte: Parker (1886)

O *uso dos corpos*, como vimos acontecendo — uso do sangue, uso do útero, uso da respiração, uso dos pulmões, por exemplo —, foi uma condição para a possibilidade de um *ethos* ou *pathos* teleológico, que, com efeito, produziu condições para agregar uma concepção cibernética (reguladora) aos corpos.

As próximas três citações percorrem a concepção sobre o corpo, do século XVIII ao XXI, permitindo inferir, inclusive, sobre a do século XVII. Elas evidenciam um movimento mecanicista, sobretudo quando associadas às discussões já feitas sobre a vontade, os espíritos e a consciência, e revelam o mesmo percurso semiológico expresso nas figuras de 1.4 a 1.9.

> O corpo [no século XVII] era associado simplesmente a uma máquina composta de tubos; cálculos eram feitos sobre seus diâmetros, sobre a fricção dos fluidos ao passar por eles, sobre o tamanho das partículas e dos poros, a quantidade de retardo provocada pela fricção e por outras causas mecânicas; enquanto as doutrinas da derivação, repulsa, lentidão, obstrução e resolução, com outros tipos de analogias, todas fundadas em princípios mecânicos, serviram de linguagem quase universal para médicos e fisiologistas até o final do século XVII[200].
>
> Eu considerei [neste artigo] todos os corpos organizados como um conjunto de tubos capilarizados, cheios de fluido que corre através deles e frequentemente vaza deles[201].
>
> *Equação de Poiseuille:* $F = \frac{\pi \Delta P r^4}{8 \eta l}$ , onde F é o fluxo sanguíneo, $\Delta P$ é a diferença de pressão entre as extremidades do vaso sanguíneo considerado, r é o raio do vaso, l o comprimento do vaso e é a viscosidade do sangue. Para o cálculo da resistência dos vasos, seguem-se as Leis de Ohm; para vasos em série e em paralelo, a resistência total do sistema é dada, respectivamente, por:

---

[200] "The body", says Dr. Bostock (History of Medicine, p. 165), "was regarded simply as a machine composed of a certain system of tubes; and calculations were made of their diameter, of the friction of the fluids in passing along them, of the size of the particles and the pores, the amount of retardation arising from friction and other mechanical causes, while the doctrines of derivation, revulsion, lentor, obstruction, and resolution, with others of an analogous kind, all founded upon mechanical principles, were the almost universal language of both physicians and physiologists towards the close of the seventeenth century" (CARPENTER, W. B. On the Mutual Relations of the Vital and Physical Forces. **Philosophical Transactions**, v. 140, p. 727-757, 1850, p. 727-8).

[201] I consider'd all organized Bodies as Assemblages of capillary Tubes, filled with a Fluid that tends to run thro' them, and often to issue out of them. (NOLLET, A; STACK, T. Part of a Letter from Abbe Nollet, of the Royal Academy of Sciences at Paris, and F. R. S. to Martin Folkes Esq; President of the Same, concerning Electricity. **Philosophical Transactions**, v. 45, p. 187-194, 1748, p. 189).

$$R_{total} = \frac{1}{R_1} + \frac{1}{R_2} + \frac{1}{R_3} + \frac{1}{R_4} + \cdots$$

$$R_{total} = R_1 + R_2 + R_3 + R_4 + \cdots$$

Carpenter destacava que, durante o século XVII, os corpos eram compreendidos do ponto de vista quase puramente físico. No entanto, o que a citação de Nollet e Stack mostra é que essa mesma visão se manteve ainda no século XVIII. Carpenter defendia, em seu artigo, que o corpo demandava referenciais da Química para ser compreendido mais próximo do real e que apenas a Física, ou preponderantemente ela, não daria conta.

Daquelas duas primeiras citações depreende-se que a Física, ainda no século XIX, era fortemente servida como parâmetro para apreender os processos fisiológicos. No entanto, a terceira citação, de Guyton e Hall, do século XXI, revela que a Física continua servindo de parâmetro para compreender os processos fisiológicos, embora a Química também tenha ganhado força semelhante; a concepção atual entende os processos biológicos basicamente como processos químicos e físicos que ocorrem nos seres vivos. Destaque-se que a Equação de Poiseuille foi publicada na década de 1840. Carpenter também relacionava a mecânica como produtora de uma visão iatromatemática (segundo ele, forte no século XVII) e defendia, contrariamente, que "todos os fenômenos da vida são de natureza da ação química"[202]. A visão iatroquímica, demandada por ele, superava as concepções galenianas, porque o corpo vivo estaria submetido às mesmas leis químicas da matéria inanimada, no entanto, haveria uma agência vital que nada teria em comum com os princípios químicos e mecânicos. A Química só conseguiria posteriormente essa autoridade, sobretudo depois da Genética.

Michael Behe[203] — à época, professor de Bioquímica da Universidade de Lehigh, Pensilvânia, EUA — escreveu *A caixa preta de Darwin*. Ele defende que a história da Biologia é repleta de caixas pretas, ou seja, de objetos que podem revelar algo que desconhecemos ou que nos é incompreensível, mas cujo acesso é difícil. Ele acreditava também que o final do século XX estava na "maré alta" das pesquisas sobre a vida e que a descoberta do que é a vida estaria terminando — as pesquisas em genômica, no final do século XX, vislumbravam a descoberta de todos os mistérios da vida a partir do

---

[202] CARPENTER, 1850, p. 728.

[203] BEHE, M. **A caixa preta de Darwin.** O desafio da bioquímica à teoria da evolução. Rio de Janeiro: Jorge Zahar Ed., 1997.

DNA; o século XXI tem mostrado que nada é tão simples assim. Mais de 25 anos depois, em 2024, sabemos que não chegamos ao fim. Parafraseando Michael Behe, provavelmente tenhamos encontrado [ou produzido] outra caixa preta dentro da caixa preta célula — o núcleo celular, e a viagem científica torna-se cada vez mais profundamente interiorizada dentro dos corpos ao ponto de lidarmos no nível molecular, e os corpos tornam-se cada vez mais moleculares. Michael Behe escreve à época:

> A última caixa preta restante era a célula, que foi aberta e revelou moléculas — os alicerces da natureza. Mais baixo não podemos descer. Além do mais, o trabalho já realizado sobre enzimas, outras proteínas e ácidos nucleicos lançou luz sobre os princípios em funcionamento no nível básico da vida. [...] Desde os dias de Aristóteles até a bioquímica moderna, uma camada após outra foi retirada até que a célula — a caixa preta de Darwin — foi aberta[204].

Em 1897, Albert Mathews publica na revista *The American Naturalist* um artigo[205] demandando a autoridade da Bioquímica como ciência. Segundo o autor, a Bioquímica está sublocada nos departamentos de Fisiologia devido a falhas em compreender que o escopo da Bioquímica está fora dessa e de outras ciências. Encontram-se espalhadas pela Europa disciplinas como Química médica, Química fisiológica, Química agrícola, Química orgânica, evidenciando o papel prevalente da Química e da Fisiologia e das também antigas disciplinas como Botânica e Zoologia e a fraqueza da Biologia como disciplina. Mathews reclama que a química da matéria viva e a química do metabolismo possuem questões e problemas a que só a Bioquímica poderia responder, o que só viria a acontecer depois.

Separam a Bioquímica de Albert Mathews e a de Michael Behe alguns eventos científicos importantes: a compreensão da hereditariedade por meio dos genes por Gregor Mendel e a concepção química da estrutura que governaria tanto a hereditariedade quanto a vida — em uma palavra, a Genética. A Bioquímica de Behe já é molecularmente mecânico-cibernética, a de Albert Mathews ainda não, por isso talvez demandasse autoridade, o que Behe não almejava mais.

A figura 1.10 evidencia a concepção mecânico-cibernética atual da Bioquímica e descreve a concepção do material genético contido no núcleo celular (de organismos eucariontes) e a interação do núcleo com o citoplasma

---

[204] BEHE, 1997, p. 23.

[205] MATHEWS, A. The Scope and Present Position of Biochemistry. **The American Naturalist**, v. 31, n. 364, p. 271-277, 1897.

e desse com o meio extracelular. A figura apresenta a produção de moléculas a partir do DNA — que recebem o nome de RNAm (mensageiro) — estas "levam a mensagem" genética de dentro do núcleo para o citoplasma em uma estrutura chamada ribossomo, esse se associa a outro tipo de RNA, o RNAt (transportador), que transporta e adiciona um aminoácido para a formação de proteínas. A "receita" da proteína está inscrita no DNA, uma cópia dela (o RNAm) leva a mensagem até o ribossomo. Tanto o DNA quanto o RNA são formados por bases nitrogenadas, de modo que a transcrição é um processo que escreve a "receita" na mesma linguagem (bases nitrogenadas). Quando o RNAm entra no ribossomo, a cada três bases nitrogenadas — chamadas de códon — são associadas a outras três bases do RNAt — chamada de anticódon —; quando códon e anticódon se ligam (quimicamente), a molécula de aminoácido do RNAt é liberada, mas se liga a outro aminoácido de outra ligação entre códon e anticódon. Como a linguagem da molécula produzida (a proteína) não é mais bases nitrogenadas e sim aminoácidos, o processo recebe o nome de tradução. Toda essa descrição, bastante simplificada, é para evidenciar a metáfora mecânico-cibernética que tomou parte das explicações biológicas também em nível molecular. Some-se a toda essa mecânica outro conjunto de eventos necessários para manutenção e execução de todo o processo descrito na engrenagem bioquímica, que diz respeito à produção de uma molécula energética essencial, o ATP (adenosina tri-fosfato), proveniente de outras engrenagens bioquímicas (na figura 1.10(a) está resumida nos processos glicólise, ciclo do ácido cítrico e fosforilação oxidativa). Somem-se também a essa engrenagem os canais de potássio ($K^+$) e cálcio ($Ca^{+2}$) voltagem-dependentes que mantêm todo o processo e permitem que a membrana celular secrete a proteína sintetizada, no caso da figura, o hormônio insulina. Esse conjunto de processos regulatórios engrenados torna a mecânica bioquímica também cibernética. Em 1.10(b), em detalhe, a tradução, que ocorre nos ribossomos do retículo endoplasmático rugoso; em 1.10(c), também em detalhe, a relação entre transcrição (no núcleo) e a tradução (no citoplasma). Essas duas figuras contêm basicamente interações moleculares representadas fisicamente; a representação das reações químicas dá lugar a engrenagens.

James Watson e Francis Crick[206], no clássico artigo de uma página na revista *Nature* — referente à pesquisa que lhes rendeu o Nobel de Química pela descrição do ácido desoxirribonucleico (DNA — *Deoxyribose Nucleid Acid*, em inglês), Fig. 1.10(d) —, iniciaram o artigo dizendo que "esta estrutura [do DNA] possui características inovadoras de con-

---

[206] WATSON, J; CRICK, F. Molecular structure of nucleid acids. **Nature,** n. 4356, p. 737-738, 1953.

siderável interesse biológico"[207]. Doravante, todas as ciências biológicas têm o DNA como fundamento e, usando uma metáfora astronômica, as ciências biológicas tornaram-se DNAcêntricas e a vida tornou-se o efeito de um conjunto de códigos revelados, contidos no DNA, cuja expressão mecânico-cibernética condiciona o *modus operandi* do funcionamento economicamente eficiente com o nome de natureza.

Figura 1.10 – Representação do "maquinário" bioquímico celular: "mecanismo" de síntese (transcrição e tradução) e secreção de insulina

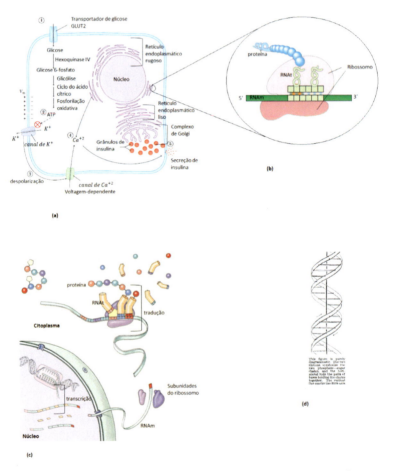

Fonte: (a, b) adaptado de Nelson e Cox (2013; (c) Reproduzido de Raven ET AL. (2002, p. 329); (d) representação esquemática da molécula de DNA descrita por Watson e Crick (1953)

---

[207] "*This structure has novel features which are of considerable biological interest*" (WATSON; CRICK, 1953, p. 737).

SOBRE A EFICIÊNCIA ECONÔMICA E SEXUAL DOS CORPOS: CRÍTICA DA RAZÃO EUCÓRPICA

Uma publicação[208] sem autoria explicitada na revista *Science*, em 1886, intitulada *The psychology of the reasoning* (*A psicologia do raciocínio*) apresenta e comenta o livro de Alfred Binet — proeminente membro da Sociedade de Psicologia Fisiológica de Paris e pesquisador do mesmo grupo de trabalho de Charcot —, *La psychologie du raisonnement, recherches expérimentales par l'hypnotisme* (*A psicologia do raciocínio, pesquisas experimentais a partir do hipnotismo*). A tese central do trabalho de Binnet é de que a percepção é como ler um livro; atentamo-nos ao sentido e não às letras; enquanto lemos, nossas sensações são manifestadas, não pelo que elas são, mas pelo que representam, pelo que dizem. É pela percepção que a mente forma imagens, seus elementos fundamentais. Essas imagens seriam o estoque mental da nossa inclinação perceptiva, que se associam, produzindo nosso raciocínio. A percepção é a conclusão desse processo. O silogismo é o mecanismo natural principal da mente humana e do raciocínio, a fórmula geral para se obterem deduções válidas, e conclui: "o homem é, portanto, um animal racional e a razão é um novo sentido" — obviamente, a conclusão é em si um silogismo.

Toda essa explicação parece plausível como ideia, como possibilidade, o próprio raciocínio como explicação dele mesmo — tanto o título da *Science* quanto o do livro permitem conceber uma explicação psicológica sobre o raciocínio. No entanto, Binet é membro da Sociedade de Psicologia Fisiológica e sua explicação precisa estar fundada em explicações fisiológicas; é nesse ponto que vemos tornar material e físico o processo do raciocínio, seguindo a evolução da razão eucórpica. Uma sensação diferencia-se de outra porque cada uma tem um sinal local diferente, com diferentes grupos acessórios organizados, com sensações secundárias. Para explicar o funcionamento das sensações, lança mão de um fenômeno biológico chamado atualmente de tato epicrítico: dois pontos tocados simultaneamente em qualquer local da pele podem ser sentidos como dois pontos diferentes dependendo da distância entre eles, quanto menor a distância, maior a possibilidade de que se transformem em um único sinal, o que implicaria uma única sensação. O nome dado por Binet para esse fenômeno é psicologia do tato (*psychology of touch*), que nada mais é do que anatomofisiologia do tato. Embora a explicação "psíquica" de que as imagens vindas do mundo são combinadas, permi-

---

[208] J.J. The Psychology of Reasoning. **Science**, v. 19, n. 189, p. 265-6, 1886. [O artigo apresenta a autoria apenas pelas iniciais como apresentado, J. J., as publicações não seguiam as regras que temos atualmente, por isso iniciei o parágrafo da citação com "sem autoria explicitada"].

tindo sensações em nós, precisamos perceber essas combinações, esse processo seria o raciocínio ou pensamento, que produz novas imagens que serão novamente recombinadas. Essa explicação não serve se não estiver apoiada em aspectos fisiológicos — foi a psicologia do tato de Binet que, segundo o artigo, engenhosamente respondeu ao problema, tornando-o mais palpável; do contrário seria apenas psicologismo.

É a mesma argumentação e discussão dos artigos que comentavam os livros do psiquiatra e professor Meynert, é a busca da materialidade dos aspectos psíquicos, o artigo de 1885, da American Association for the Advancement of Science, diz:

> Meynert não deve ser colocado no rol dos filósofos alemães. Ele não enfrenta os problemas da psicologia como Lötze ou Wundt fizeram: ele escreve do ponto de vista de um alienista [psiquiatra] que busca resolver um processo mental em seus elementos mais simples e detectar, em qualquer caso de desordem mental, o elemento particular que está faltando [a materialidade][209].

É a disputa pelo objeto *psique* que está em jogo, o artigo conclui que Meynert não tem a intenção de escrever como psicólogo, porque o estudo do *mecanismo* do pensamento requer um estudo satisfatório (ou seja, baseados na Anatomia e na Fisiologia), diferente de tudo que tem sido feito (referindo-se aos trabalhos baseados em psicologismo e filosofismo), que são considerados métodos muito subjetivos, sem evidência material.

Por outro lado, em 1888, uma publicação[210] sem autoria explicitada, também da revista *Science* e também da American Association for the Advancement of Science, discute a "Ciência da mente" ou *Mental Science*, como diz o título do artigo, seguido de um subtítulo: *The nature of muscular sensation* (*A natureza da sensação muscular*). Diferentemente dos artigos anteriores sobre o trabalho de Binet, esse, também evocando os trabalhos de Alfred Binet, defende que as pesquisas ainda não haviam obtido sucesso em explicar as sensações, embora os trabalhos de Binet fossem bastante engenhosos. Agora, a vida psíquica está relacionada aos movimentos: "o

---

[209] *"Meynert is not to be placed in the ranks of German philosophers. He does not grapple with the problems of psychology, as Lötze or Wundt have done: he writes from the stand-point of an alienist who seeks to resolve a mental process into its simplest elements, and to detect in any given case of mental disorder the particular element which is lacking"* (American Association for the Advancement of Science, 1885, p. 258).

[210] AMERICAN ASSOCIATION FOR THE ADVANCEMENT OF SCIENCE. Mental Science. The nature of muscular sensation. **Science**, v. 12, n. 284, p. 20-21, 1888.

lado ativo da vida psíquica é representado pelos movimentos"[211]. As explicações mais abstratas relacionando o pensamento/raciocínio a processos mentais doravante são materializadas no sistema muscular.

Segundo o artigo, Binet diferencia a consciência da coordenação do movimento, o qual não faria parte do aspecto psíquico do movimento porque não seríamos capazes de ser conscientes (*we are unware*) da simultaneidade e da ordenação das contrações musculares, mas perfeitamente capazes de executar qualquer *ato útil* (*useful act*). Segundo ele, é a concepção final do movimento que guia os músculos e dá unidade ao movimento, mas ainda seriam necessárias pesquisas para entender como tornamos os músculos conscientes à obediência da vontade. A vontade é posta de lado e evocam-se outros atributos psíquicos, como sensibilidade e sentimento de esforço, ambos relacionados a sensações fisiológicas do movimento (mudança da respiração, sensações na pele, encurtamento e contração muscular), que contribuiriam para a execução do movimento. A mecânica é também cibernética: mecanismos de autorregulação (*feedback*) permitem a execução de "movimentos úteis", os quais podemos chamar de tarefas — o próximo tópico (1.3.4) retoma esta ideia. Embora o artigo afirme que somos incapazes de analisar os papéis desempenhados pelo movimento apenas pela observação, a Patologia serviria para explicar essas lacunas, porque um fator psíquico é perturbado quando uma função fisiológica é perdida, ou seja, o psíquico (percepção, sensibilidade, consciência) estaria submetido à fisiologia, o que tornaria o psíquico também anatomofisiológico. Hugo Münsterberg, ao discutir a base fisiológica da vida mental — no artigo intitulado *The physiological basis of mental life* (*A base fisiológica da vida mental*) —, vai chamar essa relação entre psíquico e anatomofisiologia de *psicofísica* — segundo o autor, é o paralelismo psicofísico que faltava para explicar o conteúdo de consciência do cérebro. A vida mental (e a consciência) é atribuída não somente à estrutura (física) do cérebro, mas sobretudo a toda rede que o sistema nervoso possui, a única capaz de fornecer compreensão sobre a multiplicidade das funções. O movimento que vemos continuamente acontecer é o de submeter a Psicologia às explicações da Fisiologia. Nesse ponto, fica mais evidente a crise que Freud iniciou pela Psicanálise.

É justamente nesses conjuntos de movimentos explicativos que "espírito", "vontade" e "consciência" transformaram-se paulatinamente em matéria, portanto, observáveis, quantificáveis e analisáveis e, com efeito,

---

[211] *Ibidem*, p. 20.

um conjunto de conteúdos imateriais e qualitativos desses "fenômenos" desapareceu. *Espírito, vontade* e *consciência* tornaram parte de uma engrenagem mecânico-cibernética.

Münsterberg[212] compara três visões sobre a consciência: filosófica, psicológica e fisiológica — para descartar as duas primeiras em favor da terceira. Na visão filosófica, segundo ele, todo fato psíquico é um conteúdo da consciência, composto de sensações, que nada mais seriam do que elementos das ideias. Para a filosofia, "consciência ativa" de forma alguma estaria relacionada com "atividade da consciência" — essa última com caráter mais fisiológico. Por outro lado, na visão psicológica, consciência seria meramente um tipo de existência dos objetos psíquicos. Embora o artigo não cite exemplos do que são fatos psíquicos ou objetos psíquicos, subentende-se que se trata da consciência, das sensações, das percepções, e o autor considera fatos e objetos como sinônimos; de qualquer forma, os segundos já representam materialidade, ademais, tanto *fatos* quanto *objetos*, quando enunciados, ganham *status* de "verdades".

A problemática levantada por Münsterberg para explicar a consciência é: se quisermos explicar cada variação do conteúdo da consciência, a estrutura do cérebro parecerá uniforme demais para fornecer uma multiplicidade suficiente de funções — somente o número de elementos não seria decisivo; mesmo que funcionalmente coordenados, esses elementos ofereceriam somente a base coordenada das funções psíquicas, ou ainda, mesmo que haja diferentes ordens de funções psíquicas, os milhares de elementos uniformes também não resolveriam para explicar a consciência. Toda essa problemática para criticar a insuficiência da Psicologia sozinha na explicação da consciência. A disputa pela explicação (e posse científica) da consciência entre Psicologia e Fisiologia fica mais evidente pela pequena nota no início do artigo "Lido [o artigo] diante de uma junta da Associação de Psicologia e da Sociedade de Fisiologia"[213]. Ao mesmo tempo, quando espírito, vontade e consciência se tornam materialidades, tornam-se, com efeito, também propriedades científicas e, portanto, manejáveis, ajustáveis e controláveis segundo certas técnicas, sobretudo farmacológicas — em suma, tem-se a posse dos corpos via este eucorpo que vai sendo construído e aperfeiçoado à revelia dos corpos.

---

[212] MÜNSTERBERG, H. The Physiological Basis of Mental Life. **Science**, v. 9, n. 221, p. 441-447, 1899.

[213] *"Read before the joint meeting of Psychology Association and the Physiological Society"* (Münsterberg, 1899, p. 442).

São interessantes algumas concepções inscritas na razão eucórpica e que a fortalecem. São considerados centros psicofísicos as estruturas cerebrais responsáveis pelas sensações. No entanto, sensações são aquelas apreendidas pelos órgãos do sentido:

> [...] o centro acústico, por exemplo, diferencia escalas das sensações dos tons correspondentes a gânglios localmente diferentes e as diferentes intensidades da mesma sensação do tom em relação à quantidade de excitação [ou estímulo][214].

Münsterberg afirma que qualidade e intensidade estão relacionadas aos locais de excitação nos centros psicofísicos e da quantidade de centros estimulados, ou seja, qualidade nada mais é do que quantidade. No entanto, atribuir as sensações apenas às associações desses (milhares) de centros psicofísicos não explicaria nada, por outro lado, dizer que uma mesma célula ganglionar pode atingir qualitativamente diferentes estados levaria a uma infinidade de variações psicofísicas, e seria necessário abandonar "as vantagens da localização cerebral", ou simplesmente substituiria o problema de entender os centros psicofísicos do cérebro pela compreensão daquelas células. O que vai se apresentar é uma mudança parcial do movimento de investigação cada vez mais internamente dos corpos para uma investigação mais cibernética, sem desconsiderar as estruturas mais internas e microscópicas do corpo.

O caminho dessa mudança vem das duas perguntas que o autor faz em seu artigo: Qualidade e intensidade são realmente as únicas diferenças entre as sensações? Será possível que toda a multiplicidade dos conteúdos da consciência seja determinada apenas por essas duas variáveis? Ele defende que as sensações podem variar a despeito da constância dessas duas variáveis e acrescenta a terceira dimensão das sensações, a vivacidade, em uma lógica que tangencia as ideias humeanas, Münsterberg diz que uma impressão vívida de um som fraco e a impressão não vívida de um som forte não são intercambiáveis. Quando estamos absortos em nossos trabalhos, o tique-taque do relógio se torna cada vez menos vívido até sumir; seria bem diferente se esse mesmo relógio fosse afastado de nós. Da mesma forma, a vivacidade do branco nunca se torna cinza ou preto, um tamanho grande nunca se torna pequeno, ou a vivacidade do calor nunca se torna morna. E se, de alguma forma, essa argumentação coloca o sujeito no centro do processo e do controle das sensações, a Fisiologia rapidamente o retira: "o psicólogo

---

[214] *Idem.*

que postular completo paralelismo [entre vivacidade e elementos psíquicos] tem o direito de exigir que o fisiologista mostre o processo correspondente"[215]. Pura retórica — no caso, o fisiologista é ele mesmo. Lembremo-nos onde foi lido o artigo antes da publicação! Ele agora acrescenta outras variáveis para fugir da "sombra da subjetividade" das ideias ou da abstração delas mesmas nos pensamentos lógicos. Além de tipo, força e vivacidade, as sensações apresentam outras variáveis: *valores* e seus *complexos*.

Os psicólogos e filósofos explicariam as sensações sem contrapartida fisiológica; para esses, a existência de processos psicológicos não teria nenhuma relação com a "maquinaria fisiológica" (*physiological machinery*). No entanto, a vivacidade só poderia ser explicada porque o cérebro determinaria o tipo e a força da sensação; o sujeito apenas daria mais ou menos atenção a essa sensação, o que seria meramente um sentimento da sensação, uma percepção — sensação, portanto, seria fisiológica, relacionada aos centros psicofísicos. Aceitar que percepção e sensação são a mesma coisa, segundo o autor, seria renunciar às bases fisiológicas dos fatos psíquicos, e, se a percepção for seriamente concebida sem base fisiológica, ela se tornaria meramente uma categoria teleológica da vida prática — mas o que a Fisiologia tenciona não é diferente disso, no entanto, ela demanda o controle dessa "categoria teleológica".

Não obstante, até esse ponto a discussão está focada nos centros psicofísicos do cérebro e apenas por esse ângulo de visão não se explica a consciência. A explicação doravante emerge da Anatomia e, de fato, recorre à Fisiologia. A sensação seria apenas uma parte do processo, relativa ao sistema sensorial, mas todo o sistema sensorial está conectado ao sistema motor (do movimento, dos músculos) e descarrega estímulos nele, portanto, não se pode prescindir dele para explicar a consciência. A *vontade* se transforma de causa dos movimentos para consequência dos movimentos. O sistema sensorial estaria anatomicamente preparado para apreender o mundo real, e nossas reações seriam resultado dessa apreensão:

> [...] toda sensação psíquica como elemento do conteúdo da consciência é o acompanhamento do processo físico pelo qual a estimulação centrípeta [sensorial, em direção ao cérebro] se transforma em impulso centrífugo [motor, em direção a ação][216].

---

[215] "*Vividness is the third dimension in system od psychical elements, and the psychologist who postulates complete parallelism has the right to demand that the physiologist show the correspondent process*" (Münsterberg, 1899, p. 444).

[216] "*[...] every psychical sensation as element of the content of consciousness is the accompaniment of physical process by which a centripetal stimulation becomes transformed into a centrifugal impulse*" (Münsterberg, 1899, p. 445).

Münsterberg tem a ousadia de, ao final do artigo, diferenciar a noção de presente, passado e futuro do ponto de vista fisiológico, como argumento do que tentou defender:

> A vivacidade seria sempre a mesma [a despeito da vontade do sujeito], é a diferença na localização da descarga [do sistema nervoso] que deve atribuir novas características ao elemento psíquico. Poucos casos ilustrativos devem ser suficientes. Podemos exemplificar as sombras da relação tempo-direção; a mesma ideia pode ter caraterística de passado, presente ou futuro. Isso corresponde a três tipos de descargas [neurais]: quando não mais inclui ação sobre um objeto, tem-se a ideia de passado; quando possui ação [sobre um objeto], tem-se a ideia de presente; e quando prepara para a ação, de futuro[217].

Não há subjetividade no mundo fisiológico — diria a razão eucórpica —, somos anatomofisiologicamente programados para sermos máquinas bioquímico-físicas ajustáveis, manejáveis e controláveis. Nossas vontades seriam consequências de circuitos neurais; nossa consciência, expressão desses circuitos.

### 1.3.4 Ciborgues, fármaco-ciborgues e psiborgues

Este tópico é uma espécie de interlúdio para os próximos tópicos, como uma complementação e fechamento, mas também uma abertura para reflexão sobre alguns pontos e apresentação de alguns conceitos/ideias que serão aprofundados no próximo capítulo.

Segundo Thierry Horquet[218], o ciborgue é um amálgama tecnohumano, dessa forma, o eucorpo já nasce "predestinado" a ser ciborgue, mas um ciborgue metafísico, que primeiramente se torna mecânico e depois cibernético, sem nunca deixar de ser metafísico. O ciborgue é o fetiche eucórpico. O eucorpo, nesse sentido, é, além de uma biotecnologia, também ideologia: uma biotecnoideologia. Ideologia como, segundo Foucault[219],

---

[217] *"The vividness would then be always the same, and yet the difference of locality in the discharge must give new features to the psychical element. A few cases as illustrations must be sufficient. We may instance the shades of time-direction; the same idea may have the subjective character of past, present and future. It corresponds to three types of discharge: the discharge which does not include action on the object any more appears as past; that which produces action as present, and that which prepares the action as future"* (Münsterberg, 1899, p. 445).

[218] HOQUET, T. **Filosofia Ciborgue**. Pensar contra os dualismos. 1 ed. São Paulo: Perspectiva, 2019.

[219] FOUCAULT, 2008a.

um conjunto teórico capaz de embasar certas práticas, ou nas palavras de Paul Veyne, "um estilo nobre e vago, próprio a idealizar as práticas sob o pretexto de descrevê-las"[220]. Fourez[221], partindo de Marx para tangenciá-lo, e, com efeito, aproximando-se de Foucault e Veyne, diz que a ideologia é um conjunto de discursos que pretende legitimar o econômico e o político. Nesse conjunto de entendimento, a ideologia utilitarista foi o instrumento teórico do governo das populações, o qual condicionou uma tecnologia de uso dos corpos, somada a uma ideologia fisiocrática, que condicionava um *modus operandi* da natureza — agregou, de certa forma, um *bio* à tecnologia (ver Fig. 2.1 e 2.2). Assim, a Razão Eucórpica é mais do que o discurso biológico/biomédico em si, é esse mobilizado e articulado ideológica, econômica e politicamente.

Por outro lado, o ciborgue de que Donna Haraway[222] fala seria, na concepção que apresento, já um pós-ciborgue. Para ela, "o ciborgue é uma criatura de um mundo pós-gênero: ele não tem qualquer compromisso com a bissexualidade, com a simbiose pré-edípica[223], com o trabalho não alienado"[224]. Sempre fomos ciborgues, ou pelo menos o ciborgue sempre foi o fetiche. Haraway defende três rupturas provocadas pelo *mito ciborgue* criado por ela: o rompimento entre humano e animal, o rompimento entre o animal-humano e a máquina e o último, entre o físico e não físico — no entanto, defendo que não houve rompimento, mas forças centrípetas e centrífugas, que, quiasmaticamente, ora alargavam os limites, ora comprimiam os lados reduzindo ou até desfazendo os limites.

O ciborgue, para ela, seria um pós-humano, mas o humano, por ser imagem e semelhança do eucorpo, sempre foi ciborgue, embora o objetivo das ciências biológicas tenha sido definir o *modus operandi* da natureza humana a partir da sua *physis*logia ou fisiologia. *Physis* ($\varphi\upsilon\sigma\iota\varsigma$), da experiência grega de "um surgir incessante", de um "revelar-se", foi traduzido para o latim por *natura*, natureza, o que torna, de certo modo, a Fisiologia o discurso (*logos*) que "faz surgir" ou "evidencia" a "natureza".

---

[220] VEYNE, 1998, p. 250-1.

[221] FOUREZ, G. **A construção das ciências.** Introdução à filosofia e à ética das ciências. São Paulo: Editora da Universidade Estadual Paulista, 1995.

[222] HARAWAY, 2000.

[223] Acredito que bissexualidade aqui deva ser entendida como sexualidade binária. Pré-edípico não está relacionado diretamente ao complexo de édipo freudiano, mas ao estado de vivência no Paraíso do Jardim do Éden antes da consumação do pecado original.

[224] *Ibidem*, p. 38.

O pós-ciborgue teria mais aproximação com o *Übermensch* (além--do-homem) nietzschiano, mas apenas seria possível sem uma semiologia fisiológica eucórpica: a Fisiologia atual tem compromisso com a sexualidade binária, com a simbiose pré-edípica e com o trabalho alienado, pois defende o eucorpo como uma máquina econômica, funcional e sexualmente eficiente — psiquicamente eficiente estaria circunscrito materialmente dentro do tripé economia-funcionalidade-sexualidade[225].

"O homem é uma corda esticada entre o animal e o *Übermensch*[226] — uma corda sobre um abismo. Uma perigosa travessia do abismo, um perigoso estar a caminho, um perigoso voltar atrás, um perigoso tremer e parar"[227]. Na proposta desta pesquisa, apropriando-me da metáfora nietzschiana, quem tem o controle da corda, esticando-a e afrouxando-a, é a razão eucórpica; o abismo é tão somente ilusão de ótica como consequências punitivas de não se permanecer na corda, a altura da corda em relação ao abismo é o que chamo de subjetivicídio (discutido no próximo capítulo). Sermos ciborgues também nos torna psiborgues — uma espécie de ciborgue psíquico —, pois ao mesmo tempo que o psíquico está circunscrito teleológica e ciberneticamente no material como engrenagem da nossa máquina eucórpica, também é controlado por diversos mecanismos sociais que tencionam nos manter naquela corda, seja por dispositivos disciplinares já tão bem descritos por Foucault, seja por novos e mais sofisticados dispositivos produzidos pela vigilância virtual de algoritmos: somos controlados pelo medo, mas acreditamos nos nossos desejos, não como efeito dos medos, mas como se fossem produzidos "naturalmente" por nós — aquela coisa que um dia chamou-se de "espírito" tornou-se mecânica, submetida e invisivelmente existente; é desse processo que, no próximo capítulo, discutirei a *iansanidade*.

Há uma outra faceta ciborguiana, o fármaco-ciborgue, aquele corpo que requer substâncias químicas (as drogas legalmente lícitas produzidas e vendidas nas drogarias); essas tornaram-se as próteses químicas do

---

[225] O fato de a homossexualidade já ter sido considerada um transtorno mental/psíquico (com o nome de homossexualismo) — mesmo tendo sido retirada da Classificação Estatística Internacional de Doenças e Problemas Relacionados à Saúde (CID-10, de 1989/90) — mostra que continua sendo disputada por meio dos corpos pelo sistema médico e jurídico e evidencia a força desse tripé eucórpico. A transexualidade, do ponto de vista eucórpico, é ainda mais complexa e problemática, apenas na próxima edição, CID-11, a transexualidade deixou de ser considerada transtorno mental.

[226] A edição e tradução de 2017 traz a palavra super-homem; optei pelo termo em alemão. Muitos comentadores de Nietzsche preferem a tradução *além-do-homem* a *super-homem* porque o *Übermensch* seria a superação, como rompimento, da condição de homem da modernidade – e eu acrescentaria, a superação como desmantelamento do homem eucórpico.

[227] NIETZSCHE, F. W. **Vontade de potência.** Petrópolis, RJ: Vozes, 2017a., p. 21-22.

funcionamento bioquímico-físico "adequado", são aquelas que se usam para dormir, para acordar, para ter ereção, para não ter ereção demais, para ser feliz, para diminuir a euforia, para ter foco, para não ser triste, para emagrecer, para engordar, para não emagrecer, para não engordar, para ficar forte, para ter coragem, para ter músculos torneados, para menstruar, para não menstruar — o funcionamento economicamente adequado da máquina biológica demanda manejo químico de neurotransmissores, reguladores, hormônios, cofatores, inibidores, estimuladores, excretas, íons, sais, vitaminas, glicose, ureia, $O_2$, $CO_2$ e uma infinidade de outros produtos químicos "encontrados" nos sistemas biológicos, sobretudo no sangue — "o uso do sangue" de Priestley numa versão mais moderna e sofisticada; é preciso verificar todas as variáveis químicas do corpo para que se tenha a certeza de estarem dentro dos níveis de normalidade, senão... é necessária a intervenção. O fetiche da razão eucórpica é a ubiquidade diagnóstica por meio do panótico ortético-protético que visa à "perfeição" — econômica e produtiva.

As ciências da computação têm um conceito interessante, o de *embodiment* (poderia arriscar traduzir por "incorporação", mas, como veremos, não cabe), que pressupõe a "inteligência" como dependente de um corpo (ou da matéria). Inteligência aqui diz respeito à realização de tarefas de forma eficiente, em uma concepção bastante teleológica. *Embodiment* também pode significar os efeitos provocados pela estreita interação de processos físicos e informacionais (neurais, em humanos e controle/programação, em robôs)[228]: só existiria *embodiment* quando um organismo completo interage com o mundo real — o central do *embodiment* é a tarefa realizada pela máquina; como realizar, com seus recursos materiais, a tarefa no mundo real com o máximo de eficiência com o mínimo de gasto energético.

Pfeifer e Gómez relacionam o conceito à relação *hardware-software* (ou corpo físico-mente, quando considerados humanos) e, portanto, ele serve para entender a função do cérebro (ou do controle, no caso de robôs) — de que maneira o cérebro está incluído nos sistemas físicos e como o organismo interage no mundo real. Os autores apresentam o esquema de comparação entre robôs e humanos, reproduzido na Fig. 1.11, para descrever os princípios que governam ambos os corpos (de humanos e de robôs).

---

[228] PFEIFER R; GÓMEZ, G. Morphological Computation – Connecting Brain, Body, and Environment. *In*: SENDHOFF, B.; KÖRNER, E.; SPORNS, O.; RITTER, H.; DOYA, K. (ed.) **Creating Brain-Like Intelligence**. Lecture Notes in Computer Science, v. 5436. Springer, Berlin, Heidelberg. 2009. DOI: https://doi.org/10.1007/978-3-642-00616-6_5.

Figura 1.11 – Relação teleológico-cibernética entre máquina e humano

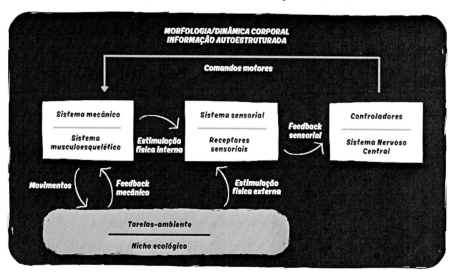

Fonte: adaptado e traduzido de Pfeifer e Gomes (2009, p. 78); Pfeifer (2000)

A noção cibernética de fisiologia — explicitada no termo *feedback* — mostra os processos de autorregulação que tanto humanos quanto robôs demandam para executar tarefas. O sistema mecânico de robôs/máquinas passa a representar o sistema musculoesquelético eucórpico, da mesma forma, o sistema sensorial de robôs está para os receptores sensoriais humanos assim como os controladores estão para o sistema nervoso central. Um sistema controla o outro por meio de mecanismos de retroalimentação (*feedback* ou a homeostase de Claude Bernard) ao mesmo tempo que recebe informações internas do corpo (*propriocepção*) e do ambiente externo (mecanorreceptores, fotorreceptores, quimiorreceptores etc.). Essa lógica reatualiza, de certa forma, as ideias (contidas no artigo de 1888 da revista *Science* sobre os trabalhos de Binet e no artigo de 1899, de Münsterberg, sobre a psicofísica) de que a consciência está atrelada ao movimento muscular transformada na relação tarefas-ambiente (como *utilidade dos corpos* no "mundo real"), o que a Ecologia chamara "inocentemente" de nicho ecológico para os seres vivos.

A máquina passa a ter como referencial o eucorpo, justamente porque ele "funciona" (bio)tecnologicamente, assim como pretende-se que os robôs funcionem. Ambos se tornam o mesmo objeto do ponto de vista funcional, não à toa, os autores Pfeifer; Gomes[229] consideram

---
[229] PFEIFER; GOMES, 2009.

que humanos e robôs possuem o mesmo *nicho ecológico*. Em Ecologia, apenas possuem o mesmo nicho ecológico indivíduos da mesma espécie que habitam um mesmo ambiente, porque estariam aptos (e a espécie adaptada) a viver nesse local devido às suas características fisiológicas, anatômicas e comportamentais, que garantiriam a exploração dos recursos ambientais, mantendo estável o número populacional. Se robôs e humanos possuem o mesmo nicho ecológico, ambos precisam ser de forma fisiológica, anatômica e comportamental semelhantes (portanto, ambos máquinas "inteligentes" ou resolvedoras de tarefas). Nicho ecológico é justamente a interação dos organismos com seu ambiente, o que fazem e como executam suas atividades para viver no ambiente. Pautado na Teoria das Propriedades Emergentes, o nicho ecológico apenas existe porque dois fatores interagem (corpos e ambiente); retirando-se um dos fatores, o "emergente" deixa de existir; não se trata de uma materialidade, mas de uma "relacionalidade" dependente de materialidades. Nesse sentido, *embodiment* passa a ser muito semelhante a — ou a mesma coisa que — nicho ecológico. Os autores derivam dessa relação um outro conceito, computação morfológica (*morphological computation*), que, segundo os autores, é quando a morfologia e o mundo físico assumem a função do cérebro no controle dos processos neurais, ou seja, a tarefa pode ser resolvida sem controle central[230]. A ficção (científica) concorre com o mundo real e o mundo real — longe de ser real — concorre com a ficção. Recorro, neste ponto, a uma citação de Nietzsche:

> Nada mais errôneo que fazer dos fenômenos psíquicos e físicos as duas faces, as duas revelações de uma mesma substância. A ideia de "substância" é absolutamente inutilizável quando se quer explicá-la. A consciência representa um segundo papel, indiferente quase, supérflua, destinada talvez a desaparecer por um automatismo completo[231].

Somos tão máquinas quanto as máquinas são tão humanas. E, de certo modo, somos tão automatizados quanto as máquinas — e nessa automatização prevalece a vontade de potência como uma vontade de saber às custas da vontade de potência (*iansanidade*) dos corpos submetidos (*oicorpos*). Essa relação se revela, segundo os autores, porque para produzir e compreender as máquinas/robôs usam-se, como referencial, a Anatomia e a Fisiologia (eucórpicas) da mesma forma, esse uso em robôs

---

[230] PFEIFER; GÓMEZ, 2009.

[231] NIETZSCHE, 2017a, p. 364.

permite compreender e aprofundar a Fisiologia e Anatomia (eucórpicas). "O cérebro humano é — ou torna-se — uma máquina de realizar tarefas" — essa definição caberia perfeitamente à concepção da Psicologia Fisiológica do século XIX — Meynert estaria em êxtase; seria mesmo possível predizer matematicamente a ação e o pensamento humanos?

Neste ponto, caberia uma discussão sobre a influência das redes sociais e de todos os algoritmos (ambos como dispositivos) na influência psíquica das pessoas — tornando-nos *psiborgues utilizáveis* —, eventos como os de junho de 2013, no Brasil; a Primavera Árabe; o crescimento da extrema-direita no mundo, juntamente com todo o esquema da *Cambridge Analytica*; o golpe de 2016 seguido do bol****rismo, no Brasil, são exemplos que serviriam para responder, de certa forma, afirmativamente à questão "meynertiana" acima — não obstante o que se apresente seja não a possibilidade de predizer o comportamento e a ação, mas a de induzir e controlá-los; por outro lado, verificar essa hipótese genealogicamente demandaria um conjunto de textos para serem analisados e fazerem parte desta discussão. Percorro, portanto, outro caminho para chegar neste de que fugi por falta de fôlego e de tempo — e porque o *corpus* central da pesquisa era outro, ele apenas me fez chegar aqui.

T. Weslley Mill escreveu em 1888, na revista *Science*, um artigo[232] sobre reversão fisiológica e patológica (*Physiological and Pathological Reversion*). O autor defende, baseado na teoria darwiniana, que algumas condições fisiológicas apresentam retorno a condições fisiológicas de seres vivos inferiores na escala evolutiva: por exemplo, a hibernação (em animais de "sangue quente", atualmente chamados de endotérmicos) seria um retorno à condição de animal de sangue frio (chamados atualmente de ectotérmicos[233]). Podem ser condições temporárias que não requeiram tratamento. Ele parte de uma observação embriológica de que, durante o desenvolvimento embrionário (ontogenia), as espécies passam por toda a escala evolutiva (filogenia) — o que a embriologia moderna considerou a

---

[232] MILLS, T. Wesley. Physiological and Pathological Reversion. **Science**. v. 21, n. 263, p. 79-82, 1888.

[233] Endotérmicos são os animais cujo controle de temperatura depende de mecanismos anatomofisiológicos (internos) — são exemplos as aves e os mamíferos; os ectotérmicos são aqueles que não possuem controle interno e dependem de comportamentos ou ações e aproveitam-se das ou estão limitados às condições ambientais — de poríferos a répteis. Alguns grupos de répteis (os crocodilianos) são considerados heterotérmicos, pois possuem em parte um controle de temperatura interno, mas dependem também das condições do ambiente externo. Em vertebrados, uma condição importante presente em aves e mamíferos diz respeito à não mistura, no sistema cardiovascular, de sangue arterial e venoso, o que lhes proporcionaria maior disponibilidade de oxigênio para as atividades metabólicas — associada a outros controles neurais, embora os peixes também não misturem sangue e lhes falta todo o controle neural.

grande farsa de Haeckel, na sua famosa teoria da recapitulação (de 1860) de que "a ontogenia recapitula a filogenia"; a embriologia moderna considera que a ontogenia cria a filogenia. A reversão patológica seria uma condição análoga à fisiológica, mas dependente da condição disfuncional (doença). Essas teorias implicariam que a Medicina não apenas conhecesse a anatomofisiologia e a realidade do mundo, mas também toda a história evolutiva de todas as espécies vivas e não vivas no mundo, um trabalho herculeamente impraticável.

O que se revela é a tentativa de transformar a doença em uma condição natural, circunscrita na naturalidade da teoria evolutiva, assim como a importância da teoria darwiniana na constituição da Biologia. A economia animal demanda a autoridade e o conhecimento da economia natural para explicar melhor seus fenômenos. Mills afirma que "esses fenômenos gerais [da reversão] preparam-nos para entender certos resultados experimentais, que, até onde sei, os fisiologistas nunca explicaram satisfatoriamente"[234]; ao mesmo tempo, diz que todo esse trabalho da Anatomia Comparada permitiu entender e conceber os processos de reversão, que agora caberia aos fisiologistas explicarem, com efeito, chamando a autoridade novamente da Fisiologia.

Entre os diversos exemplos de reversão citados pelo autor no artigo, destacam-se três: a consciência, a vontade e as fases da vida.

A consciência, segundo o artigo, seria um fenômeno encontrado apenas no humano; se houver em outros mamíferos ou em animais inferiores filogeneticamente seria de uma forma obscura. Com efeito, o sonambulismo, o hipnotismo e formas afins seriam exemplos de reversão fisiológica, o primeiro, natural, e o segundo, experimentalmente produzido; já as neuroses e as psicoses seriam explicadas pela reversão fisiológica do adulto para um estágio entre a infância e a animalidade das formas inferiores. Outra forma de reversão seria a provocada experimentalmente pela remoção de partes do cérebro — poderia ocorrer "naturalmente" em casos patológicos — que colocaria o animal (e o humano) em um estado de verdadeiro automatismo ou de máquina, o *qual se pode manipular à vontade* [de outrem]"[235] (grifos meus), porque o animal resumir-se-ia a ações reflexas, segundo o autor, é no sistema nervoso que se devem buscar

---

[234] *"These general phenomena prepare us to understand certain results following experiment, which, so far as I know, physiologists have never explained satisfactorily"* (Mills, 1888, p. 80).

[235] *"The animal becomes a sort of machine, which one may manipulate at will [...] it follows, therefore, that the lower we pass in the scale of life, the more machine-like animals become"* (Mills, 1888, p. 82).

as evidências que se associam à economia (ele não diz economia animal aqui). Atualmente, muitos dos fármacos psicotrópicos — sobretudo ansiolíticos e antidepressivos — executam funções semelhantes sem a remoção física de partes do cérebro, atuando na inibição de recaptação de neurotransmissores do cérebro, como serotonina, melatonina, dopamina, norepinefrina e tantos outros.

Entre as fases da vida, tem destaque o envelhecimento, que seria uma forma de regressão tanto fisiológica quanto patológica, porque os sistemas fisiológicos passariam a sofrer uma regressão a estádios filogenéticos anteriores pelo decrescimento das funções, da sensibilidade, da consciência — a morte natural é explicada por esse mecanismo. Essa explicação tem como efeito que o envelhecimento seria uma forma de reversão entre o fisiológico e o patológico; por consequência, ou o envelhecimento seria um processo natural de reversão fisiológica das espécies, ou uma patologia em si. A primeira hipótese parece mais plausível, embora não com o nome de reversão, que implicaria um retrocesso evolutivo (e isso não é aceitável epistemologicamente pelo neodarwinismo). No entanto, quase 150 anos depois desse artigo, em 2022, a Organização Mundial da Saúde sugeria/aconselhava/determinava/propunha (pouco importa a palavra) incluir o envelhecimento na listagem de doenças (o CID) — entre as 55 mil doenças que compõem o CID-11, estaria lá o envelhecimento como doença, o simples fato de completar 60 anos, automaticamente seria atribuída a qualquer pessoa o rótulo de doente. Por pressão da sociedade civil e científica, não foi incluído no CID o envelhecimento. A "economia" sempre agradece esses empreendimentos. Certamente haveria drogas que retardassem ou impediriam essa "regressão fisiológica/patológica" que pode representar o envelhecimento. Embora não seja oficialmente uma doença, é assim que a humanidade parece enxergar, quando olhamos a quantidade de "tratamentos" para as tentativas de rejuvenescimento ou prolongamento da evitação do envelhecimento, vemos que mesmo não estando no CID, o envelhecimento é algo aterrorizador. O que assusta é a maneira como Foucault nos ensinou a ler isso: como prática — respaldada por toda uma racionalidade, a razão eucórpica.

Espírito, vontade e consciência atingem seu grau máximo de materialização e engrenagem mecânico-cibernética. Atualmente, há uma revista científica chamada *Molecular Psychiatry*, conteúdo da revista *Nature*, cujo objetivo central é publicar

[...] trabalhos que visam elucidar os mecanismos biológicos subjacentes aos transtornos psiquiátricos e seu tratamento. Enfatizam-se estudos na interface da pesquisa pré-clínica e clínica, incluindo estudos nos níveis celular, molecular, integrativo, clínico, imagiológico e psicofarmacológico[236].

As demandas de Albert Mathews, de 1897, foram completamente atendidas acerca da autoridade da Bioquímica.

Um desses estudos, publicado em 2021[237], enfatiza o "uso do sangue" na busca por marcadores moleculares que determinariam estados de humor, em outras palavras, substâncias presentes no sangue que indicariam ao psiquiatra, com precisão, o estado de humor do paciente e sua evolução dentro da sintomatologia e nosologia. Com efeito, até o humor é enfiado na engrenagem mecânico-cibernética, movendo ou sendo movido pela vontade, consciência e pelos espíritos — também como engrenagens.

O trabalho relata estudos que identificaram marcadores de expressão genética no sangue, indicativos do que eles chamam de "suicidade" (*suicidality*), esses marcadores têm a capacidade de prever traços suicidas (Meynert novamente vibraria com a precisão matemática de prever o comportamento humano). Foram encontrados, na pesquisa, 26 marcadores genéticos que permitem avaliar o estado de humor, depressão e mania e prever o curso clínico (probabilidade de futuras hospitalizações). Desses 26, 12 têm capacidade de prever fortemente a evolução da depressão, seis, de prever tanto a depressão como a mania e, portanto, segundo os autores, desordens de humor bipolar, inclusive de distinguir entre depressão e desordem bipolar. Mais do que identificar as desordens, o trabalho permite considerar a eficiência do tratamento farmacológico pelo acompanhamento dos marcadores no sangue. Não se pergunta o que provocou tais modificações daqueles marcadores genéticos. As "desordens psiquiátricas" são compreendidas como fatos em si, não como consequências de acontecimentos, é nesse aspecto que, novamente, preparo o campo para compreensão das *iansanidades*, discutidas no próximo capítulo.

---

[236] "Molecular Psychiatry *publishes work aimed at elucidating biological mechanisms underlying psychiatric disorders and their treatment. The emphasis is on studies at the interface of pre-clinical and clinical research, including studies at the cellular, molecular, integrative, clinical, imaging and psychopharmacology levels*" (JOURNAL Information. **Molecular Psychiatry** [on-line], [2023]. Disponível em: https://www.nature.com/mp/journal-information. Acesso: 5 nov. 2021).

[237] LE-NICULESCU, H.; *et al.* Precision medicine for mood disorders: objective assessment, risk prediction, pharmacogenomics, and repurposed drugs. **Molecular Psychiatry**, n. 26, p. 2776-2804, 2021.

SOBRE A EFICIÊNCIA ECONÔMICA E SEXUAL DOS CORPOS: CRÍTICA DA RAZÃO EUCÓRPICA

Canguilhem[238] propõe uma discussão sobre os limites do normal e do patológico em relação às desordens psiquiátricas, evocando a discussão entre três psiquiatras (do final do século XIX, começo do século XX): Charles Blondel, Daniel Lagache e Eugène Minkowsky, da qual a nova "psiquiatria molecular" do século XXI não somente se afastou completamente, como tomou caminho oposto.

Para Blondel, seria impossível que o psiquiatra compreendesse a experiência vivida pelo doente; o que o doente expressaria não teria correlato na experiência do médico, mas uma interpretação de uma experiência, impossibilitando atribuir conceitos adequados. Lagache, mais próximo de Jaspers, ambos menos pessimistas que Blondel, acreditam que mesmo havendo psicoses compreensíveis e não compreensíveis, a psicopatologia consistir-se-ia em um conjunto de documentos capazes de lançar luz sobre a consciência dita normal, e não um conjunto de conceitos delimitados. Também se posiciona contrário às experimentações para compreensão das desordens psíquicas, porque, segundo ele, tanto a fisiopatologia quanto a anatomopatologia desses processos são obscuras e

> [...] como não existem fatos psíquicos elementares separáveis, não se podem comparar os sintomas patológicos com elementos da consciência normal, porque um sintoma só tem sentido patológico no seu contexto clínico que exprime uma perturbação global[239].

Para Minkowky, a vida seria uma potência dinâmica de superações; com efeito, anomalias somáticas e psíquicas não poderiam ser tratadas de formas iguais. Segundo o psiquiatra:

> [...] o normal não é uma média correlativa a um conceito social, não é um julgamento de realidade, é um julgamento de valor, é uma noção-limite que define o máximo de capacidade psíquica de um ser; não há limite superior da normalidade[240].

Em suma, a interiorização e a materialização do corpo de modo mecânico-cibernético (eucorpo) afastou a possibilidade de compreensão do próprio corpo como realidade — social, psíquica, espiritual, filosófica, artística etc. — em detrimento de uma visão extremamente bio[tecno]

---

[238] CANGUILHEM. G. **O normal e o patológico.** 6. ed. Rio de Janeiro: Editora Forense Universitária, 2009.

[239] *Ibidem*, p. 45.

[240] *Idem.*

lógica. A biopolítica do controle das populações se transformou em uma biopolítica do controle celular e molecular dos sujeitos: uma biotecnopolítica intracelular. O ciborgue eucórpico torna-se fármaco-ciborgue e psiborgue, e a realidade seria nada mais, nada menos do que efeito de um conjunto de reações químicas. Por exemplo, Deleuze e Guattari[241] questionam: "como começa um delírio?", uma busca de resposta — na esquizoanálise proposta por eles — refere-se ao delírio como um investimento de um campo social, econômico, político, cultural, racial e racista, pedagógico, religioso; o delírio possui eminentemente esses componentes "antes de ser esmagado pelo torniquete psiquiátrico e psicanalítico"[242].

O discurso por trás desse conjunto de práticas que resume toda a razão eucórpica é o subjetivicídio, como anulação da subjetividade via eucorpo. De certa forma, a genealogia dos corpos é a genealogia do subjetivicídio.

---

[241] DELEUZE, G.; GUATTARI, F. **O Anti-Édipo.** 2 ed. São Paulo: Editora 34, 2011.

[242] *Ibidem*, p. 362.

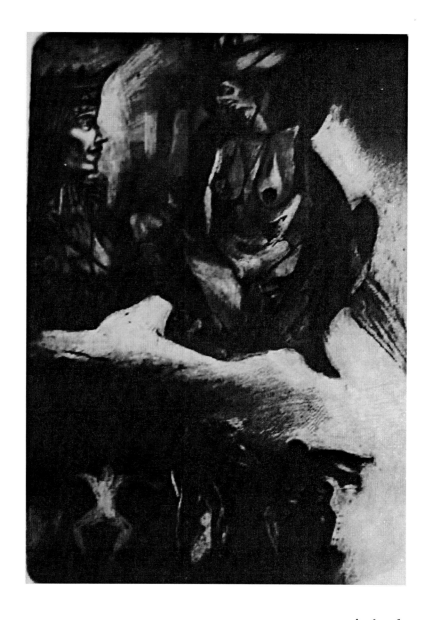

*incômodo*

13,3 x 19,2 cm
Técnicas: água-tinta e maneira negra, uma cor
Impressa em papel Hahnemühle
Álbum *Cordel paulistano*, de Wilson R. da Silva
Obra artesanal, sem data.

|Capítulo 2|

# SUBJETIVICÍDIOS

*I can't breathe.*
*(George Floyd, EUA, 2020)*

*Manaus, AM, jan. 2021 (não respiraram)*

## 2.1 Breve introdução

Foucault entendia o corpo como a grande criação do século XIX. No capítulo anterior, contrapus essa tese — o corpo já existia muito antes do século XIX. A própria *Histoire du corps* (*História do corpo*) — organizada por Jean-Jacques Courtine, Alain Corbin e Georges Vigarello — revela isso, pelo menos desde a Renascença, no volume 1, ao século XX, no volume 3 — embora Courtine[243] concorde com Foucault com alguma ressalva: "o corpo, *de fato*, é uma invenção teórica recente: antes da virada do século XX, ele não exercia senão um papel secundário na cena do teatro filosófico, onde, desde Descartes, a alma parecia exercer papel principal"[244]. O *eucorpo* é essa invenção teórica recente. Não creio nesse papel secundário dado ao corpo em favor da alma, tampouco na Fisiologia, tentei demonstrar isso no capítulo anterior.

Pelo menos desde Galeno (132-200), em seu *De usu partium corporis humani* (em livre tradução: *O uso das partes do corpo humano*), tanto o corpo quanto seu uso já haviam sido pensados e descritos. Leonardo da Vinci (1452-1519) fez desenhos incríveis sobre a anatomia do corpo humano, importantes para as concepções da Anatomia nos séculos seguintes. Andréas Vesalius, em 1543, escreveu *De humanis corporis fabrica* (em livre tradução: *Das estruturas do corpo humano*) — figura 2.1. Desde o século XII, a dissecção de cadáveres é motivada pela curiosidade anatômica do corpo humano[245]; por exemplo, as concepções de Galeno (séc. II) se man-

---

[243] COURTINE, J. J. **Decifrar o corpo.** Pensar com Foucault. Petrópolis, RJ: Editora Vozes, 2013.

[244] *Ibidem*, p. 12, destaque meu.

[245] COELHO, R. Lições de anatomia: do corpo eterno à eternidade do corpo. **ARS**, ano 18, n. 39, p. 75-103, 2020.

tiveram até o século XVIII e começo do XIX como importantes referenciais para a Fisiologia. O atlas de Versalius (de 1543) representa uma mudança importante na concepção da Anatomia, pois, até o século XV, as aulas de Anatomia eram baseadas no modelo escolástico *quodlibetano*, no qual o professor lia livros clássicos de Anatomia (Galeno era um referencial importante) enquanto outra pessoa, geralmente um barbeiro, executava os cortes, seguindo as indicações das leituras, o primeiro, sem tocar no corpo e apresentando as estruturas enunciadas; a prática estava subordinada à teoria[246].

> [A partir de Vesalius (século XVI)], é a observação direta do corpo humano que deve possuir a precedência no estudo da anatomia, não mais o saber estabelecido nos livros aceitos como fonte de autoridade. Quando a investigação empírica descobre no corpo humano fatos cuja evidência não mais se mostra condizente com o saber consagrado, é ao corpo humano que se concede a primazia. Visto e descrito na sua complexa e admirável tessitura de músculos, ossos, vasos e órgãos, o corpo humano toma o lugar do livro: é ele que deve ser lido e interpretado para uma justa compreensão de sua natureza. [...] o corpo humano, campo da experiência sensível, é concebido ele próprio como um texto a ser decifrado e transcrito em termos condizentes com aqueles dos tratados de anatomia[247].

Nas palavras de Vesalius:

> [...] este deplorável desmembramento da arte de curar introduziu em nossas escolas o detestável procedimento agora em voga: um homem deve fazer a dissecção do corpo humano e outro dar a descrição das partes. Estes últimos estão empoleirados a um púlpito como gralhas e, com notável ar de desdém, despejam informações sobre fatos que nunca abordaram em primeira mão, mas que apenas memorizam de livros de outros, ou dos quais eles têm descrições diante de seus olhos; os primeiros são tão ignorantes de línguas que são incapazes de explicar suas dissecções à audiência e estraçalham o que deveria ser exibido de acordo com as instruções do médico, que nunca aplica a mão na dissecção e desdenhosamente dirige o navio sem um timão, como diz o ditado. Assim, tudo é ensinado erroneamente,

---

[246] CHIARELLO, M. Sobre o nascimento da ciência moderna: estudo iconográfico das lições de anatomia de Mondino a Vesalius. **Scientiæ Studia**, São Paulo, v. 9, n. 2, p. 291-317, 2011.

[247] *Ibidem*, p. 298.

dias são perdidos em perguntas absurdas e na confusão, menos é oferecido ao espectador do que um açougueiro em sua banca poderia ensinar a um médico[248].

O corpo sempre foi um "padrão de análise" — médica, social, econômica, religiosa, jurídica — via diferentes semiologias: sexualidade, sexo/gênero, etnicidade, racialidade, classe, religiosidade, suturado pelas relações cultura-natureza, barbaridade-civilidade, humanidade-desumanidade, pecado-purificação, senhor-escravizado, saúde-doença, vinculado, a partir do século XIX, ao eucorpo como parâmetro de normalidade. Aos corpos sempre foi imposto um dispositivo utilitarista subjetivicida. O artigo de Hugo Münsterberg, discutido no capítulo anterior, resumiu, juntamente com toda a discussão da razão eucórpica, esse dispositivo, que também é biomédico-científico.

Figura 2.1 – Imagens do livro de Vesalius (1543): Capa, anatomia do esqueleto e músculos, do cérebro e dos órgãos internos

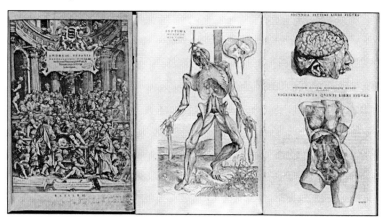

Fonte: ANDREAS Vesalius, [20--][249]

---

[248] "This deplorable dismemberment of the art of healing has introduced into our schools the detestable procedure now in vogue, that one man should carry out the dissection of the human body, and another give the description of the parts. These latter are perched up aloft in a pulpit like jackdaws, and with a notable air of disdain they drone out information about facts they have never approached at first hand, but which they merely commit to memory from the books of others, or of which they have descriptions before their eyes; the former are so ignorant of languages that they are unable to explain their dissections to the onlookers and botch what ought to be exhibited in accordance with the instruction of the physician, who never applies his hand to the dissection, and contemptuously steers the ship out of the manual, as the saying goes. Thus everything is wrongly taught, days are wasted in absurd questions, and in the confusion less is offered to the onlooker than a butcher in his stall could teach a doctor" (VESALIUS, A. The preface of Andreas Vesalius to De Fabrica Corporis Humani 1543. **Proceedings of Royal Society of Medicine**. Section of the History of Medicine, 1932, p. 38-48 — no artigo [tradução do latim para o inglês], p. 43; no original, p. 1361).

[249] Disponível em: https://www.nlm.nih.gov/exhibition/historicalanatomies/vesalius_home.html. Acesso em: out. 2021.

Doravante concebo o corpo como uma *pós-categoria*[250], relegando ao eucorpo o *status* de categoria. *Categoria* implica sistematização, classificação e hierarquização, noção taxonômica criada nos séculos XVII e XVIII, segundo Foucault[251]. A categoria agrupa os "semelhantes" e os distingue de outros pelas "diferenças" (a história nos dá alguns exemplos de categorias definidas pelo corpo: os selvagens, os civilizados, os humanos, os não humanos, os loucos, os doentes, os sãos, os criminosos). *Pós-categoria* tem suporte na ideia de Stuart Hall, que explica o prefixo *pós*, em pós-colonial, não como a superação do colonial, como pode dar a entender, mas como a transformação da análise das semelhanças/diferenças para a análise da *différance* como critério de pensamento. Nesse sentido, a pós-categoria agruparia pela diferença e separaria pela semelhança; o que funciona nesse sistema de pensamento é a *différance*.

A pós-categoria é evidenciada quando o embate entre os eixos forjado, representado e performado da categoria é revelado — é da intersecção desses três eixos que compreendemos a *différance* histórico-política. Na categoria, é prevalente o eixo forjado, de modo que o representado e o performado ficam subsumidos no e submetido ao controle do primeiro, como se o signo (enunciador da categoria) revelasse tanto o significado quanto o significante. O forjado está inscrito no que Maria Lugones[252] denominou "colonialidade de gênero", como o modelo de inteligibilidade que torna as categorias existentes. O aspecto representado das categorias está apoiado sobretudo no feminismo negro de bell hooks e nos estudos culturais de Stuart Hall sobre os regimes de representação e de visibilidade e agrega as discussões de Frantz Fanon, Patrícia Hill Collins e Edward Said. O aspecto performado tem apoio nas discussões de Judith Butler sobre a performatividade, sobretudo coletiva, na discussão de *Quem canta o Estado-nação?* e *Corpos em aliança*[253].

Os autores apresentam alguns exemplos, entre eles, se o sexo for considerado uma "categoria de análise", tanto o que Michel Foucault, Guacira Lopes ou Judith Butler falam seria a mesma coisa do que Frantz

---

[250] GARCIA-SEVERINO, F. C.; CATOIA, C. C.; KAWAKAMI, E. A. Feminoabjeções, lgbticídios e marilellecídios: pós-categorias para tensionar realidades. **Revista Estudos Feministas**, Florianópolis, v. 31, n. 3, e85005, 2023.

[251] FOUCAULT, 2007.

[252] LUGONES, M. Rumo a um feminismo descolonial. **Revista Estudos Feministas**, v. 22, n. 3, Florianópolis, 2014.

[253] GARCIA-SEVERINO; CATOIA; KAWAKAMI, 2023.

Fanon ou Angela Davis, por exemplo, falam, e, portanto, a *différance* histórico-política dos movimentos LGBTQIA+ e negro seriam desconsideradas — a crítica dos autores se pautou na análise do voto do STF que considerou a homotransfobia[254] como uma espécie de racismo, nesse sentido, condenando também a *différance* histórico-política dos dois movimentos.

É nesse sentido que "corpos" doravante será compreendido como pós-categoria, considerando que diferentes corpos possam ser considerados *corpo* sem perder a *différance* histórico-política de cada um. Nesse sentido, a noção de categoria é em si subjetivicida pelo *aniquilamento* das *différances*.

Toda a genealogia dos corpos apresentada na seção anterior é também a genealogia do subjetivicídio: a produção do eucorpo como objeto científico é o que une as duas genealogias (dos corpos e do subjetivicídio) e as torna uma. Considero também a genealogia como uma possibilidade de se apreender certa quantidade da *différance* histórico-política dos corpos, sobretudo quando estão em aliança.

## 2.2 Da subjetividade ao *SUBJETIVICÍDIO*

Para falarmos de *subjetivicídio*, precisamos primeiramente acreditar na subjetividade, que demandaria, consequentemente, acreditar no sujeito como categoria — mas ele só pode ser concebido como pós-categoria. Subjetivicídio não é a morte simbólica do sujeito — haveria um "inexistente" caminho entre o sujeito e a sua morte (não biológica) — mas o *aniquilamento* de sua subjetividade antes de se tornar vontade de potência. O que permitiria a primeira ter possibilidade de ser a segunda é a *energia subjetiva*, como uma espécie de ipseidade. O acúmulo dessa energia subjetiva seria possibilitado pelo *capital subjetivo*[255]. Esse é basi-

---

[254] Este é o termo usado pelo STF; os autores propõem dois outros nomes (pós-categorias): LGBTabjeção e LGBTicídios, o primeiro como evitação e o segundo como aniquilamento (não apenas dos corpos, mas de toda a corporeidade "ininteligível" dentro do sistema de inteligibilidade da "colonialidade de gênero"). A fobia, apoiada no discurso médico, tornaria simplesmente o agressor uma vítima do seu próprio preconceito, tornando-o discursivamente muito menos agressor/assassino do que doente. Na mesma lógica, propõem a pós-categoria "mariellecídios", que, se subsumida — e, portanto, não existente — no termo racismo, ignoraria o aniquilamento da negritude e de seus corpos na intersecção com gênero/sexo, sexualidade, classe social. Ambos os "cídios" (no plural) têm potência de evidenciar e denunciar a ação necropolítica e genocida do Estado em favor de um tipo fantasioso (e quase fantasmagórico) de família tradicional heterocisnormativa.

[255] GARCIA-SEVERINO, F. C. Breve ensaio sobre o silêncio. **Cadernos da pedagogia.** v. 15, n. 32, p. 139-150, 2021.

camente "o conjunto de vivências e experiências[256] capazes de mobilizar, no sujeito ou indivíduo, a produção de desejos que implicam ambições (como perspectivas e projetos de futuro)"[257].

É justamente nos corpos que o capital subjetivo se materializa e é identificável e diferenciador: roupas, comportamentos, linguagens, atitudes. Acesso a bens culturais como literatura, arte, ciência, lazer, ócio — em suma, fruição — são promotores do capital subjetivo; por outro lado, o desprivilegio literário, artístico, filosófico, científico etc. — relativos às condições materiais e socioculturais na intersecção raça--etnia-sexo-gênero-desejo-sexualidade-religiosidade — de imensa parte da população (mundial, mas sobretudo de países com grande desigualdade social) desloca os sujeitos para a esfera da necessidade (o oposto da política), cujo único capital subjetivo é a sobrevivência. O capital subjetivo é, portanto, ao mesmo tempo efeito e possibilidade da performatividade, nos termos de Judith Butler. De uma performatividade concebida no indivíduo, em *Problemas de gênero*[258], passa-se para uma performatividade concebida na ação coletiva, em *Corpos em aliança*[259]. É assim que o capital subjetivo ganharia relevância política porque, segundo Butler, a performatividade em aliança (de sujeitos e de corpos) questiona o caráter público dos espaços e a ação política demanda o aparecimento dos corpos, e, complementando, esse aparecimento depende do capital subjetivo para que seja expresso por meio da energia subjetiva como vontade de potência.

Usando uma noção deleuziana, complemento dizendo que as condições materiais e socioculturais em que operam as vivências e as experiências devêm o capital subjetivo, esse devém a energia subjetiva, que devém a vontade de potência: em última instância, a vontade de potência é o devir do capital subjetivo. *Esse conjunto de devires é o que eu considero subjetividade* — distanciando-me de uma subjetividade empírica

---

[256] Diferencio vivência de experiência. A primeira está ligada ao presente, pode ou não se transformar na segunda. Vivência é a apreensão do presente no intervalo de tempo efêmero que ele dura, são as sensações e percepções de forma inercial. Considero experiência as vivências retomadas pela memória e que, por serem memórias, são sempre interpretações a partir de novas vivências e de novas experiências e, portanto, elaboração e transformação das vivências por meio de atribuição de sentidos e significados (Garcia-Severino, nota 13, p. 147).

[257] *Ibidem*, p. 148.

[258] BUTLER, J. **Problemas de gênero:** feminismo e subversão da identidade. 8. ed. Rio de Janeiro: Editora Civilização Brasileira, 2015a.

[259] BUTLER, J. **Corpos em aliança e a política das ruas.** Notas para uma teoria performativa de assembleia. 4. ed. Rio de Janeiro: Civilização Brasileira, 2019.

em Hume, na qual o sujeito seria um devir do espírito[260], mas relegado à fisiologia para sua compreensão[261]. Subjetividade é bem menos produto do que processo.

Todos esses conceitos são operacionais e somente fazem sentido inscritos e circunscritos na razão eucórpica. A noção nietzschiana de vontade de potência cabe perfeitamente para fazer a crítica à racionalidade eucórpica — como crença absoluta na substância.

Desde Descartes (1596-1650), o "penso, logo sou/existo"[262] funda o sujeito pensante, que seria nada mais do que um "algo" sujeito ao pensamento ou sujeito do pensamento. Tanto sujeito quanto pensamento tornam-se, por conseguinte, substâncias — é nesse sentido que a genealogia do eucorpo é tanto genealogia dos corpos quanto do subjetivicídio. Nietzsche[263] refaz o cogito de duas formas para evidenciar a crença na substância: "Pensa-se, logo existe algo que pensa" seria apenas um postulado lógico-metafísico. "Pensa-se, logo existem pensamentos" torna-se uma tautologia. Em ambos os casos, evidencia-se a metafísica da substância, que crê na gramática, que aquilo que se pensa são pensamentos e de que há algo que pensa os pensamentos.

Foucault[264] atribui às *Meditações* de Descartes uma espécie de *meditatio,* não como jogo do sujeito com seu pensamento — que poderia descambar para uma exegese —, mas como jogo do pensamento sobre o sujeito. Esse *meditatio* tem origem no verbo latino *meditari,* que, por sua vez, deriva da palavra grega *meléte* (do verbo *meletân*). *Meletân* tem aproximação com *gymnázein,* ambos são exercícios, treinamentos; o primeiro, relacionado à alma, portanto, mais ligado à filosofia, e o segundo, ao corpo, portanto, mais ligado à Medicina (esse verbo também era empregado como prova, no mundo real, do que se aprendeu, como aplicação do conhecimento — o treino na própria realidade). *Meléte/meletân* tem derivação de *epimeléia,* ligada ao cuidado, *epimelesthai:* cuidar. As meditações cartesianas são, segundo Foucault, uma espécie de ascese filosófica resgatada e reelaborada pelo iluminismo a partir da concepção helenística.

---

[260] Hume usa a palavra *mind*, Deleuze (em *Empirismo e subjetividade. Ensaio sobre a natureza humana segundo Hume*) usou, em francês, a palavra *esprit*. Segundo a nota do tradutor, os franceses traduzem por *esprit* a palavra inglesa *mind*, dessa forma, em português usou-se *espírito*.

[261] DELEUZE, G. **Empirismo e subjetividade.** Ensaio sobre a natureza humana segundo Hume. 2. ed. São Paulo: Editora 34, 2020.

[262] Em francês: *"Je pense, donc je suis"*; em latim: *"cogito, ergo sum"*.

[263] NIETZSCHE, 2017a.

[264] FOUCAULT, M. **A hermenêutica do sujeito.** Curso no *Collège de France* (1981-1982). São Paulo: Martins Fontes, 2006.

Da segunda meditação de Descartes (*Da natureza do espírito humano e que ele é mais fácil de conhecer do que o corpo*), recomponho o cogito: "penso, logo sou espírito". Espírito como entendimento e razão, segundo Descartes[265]: "sou ou existo pelo fato de [ver, de tocar, de ouvir, de sentir o cheiro...] [...], mas somente por serem entendidos [os corpos/as coisas] ou compreendidos pelo pensamento, vejo claramente que nada há que me seja mais fácil de conhecer do que meu próprio espírito". No entanto (como discutida na primeira meditação), é preciso estar livre de paixões e preocupações, desviar do domínio dos maus costumes e manter-se no caminho reto, somente assim o espírito seria conduzido à verdade, distinguindo-a da falsidade. Descartes, no seu *Discurso do método*, relega a poesia a "dons do espírito" e não a "frutos do estudo", como se a arte fosse apartada do "mundo real" e não pudesse competir com a ciência pela "verdade" e pela "falsidade", ou revelá-las também. Essa nova versão "racional" da "contemplação" grega antiga somente poderia acontecer pela razão, de forma exata e matemática, do contrário, não estaria no caminho reto. A técnica iluminista é subjetivicida, a fruição é interditada.

A subjetividade — antes de ser subjetividade — foi substituída pela razão, do que se conclui que subjetividade sempre foi razão ou uma condição sempre "racionalizada". Paul Veyne[266] diz que "a própria consciência faz parte do objeto que se supõe explicá-la", da mesma forma, consciência poderia ser substituída por razão, espírito ou até mesmo vontade. Em Nietzsche, diríamos que a *vontade de potência* (ou o que Foucault chamou *vontade de saber*) determinaram as "verdades" ou o regime de verdade segundo a ordem do discurso.

O sujeito que se inaugura com Descartes não é qualquer sujeito, é um sujeito (espírito pensante) cujo corpo está separado do espírito:

> [...] soube que eu era uma substância de que toda a essência ou natureza não é senão pensar e que para ser não precisa de nenhum lugar nem depende de nenhuma coisa material; assim, esse eu, ou seja, a alma, pela qual sou o que sou, é inteiramente distinta do corpo e é mais fácil de conhecer do que ele [o corpo][267].

---

[265]  DESCARTES, 2018 [1637], p. 90.

[266]  VEYNE, 1998, p. 279.

[267]  DESCARTES, 2018 [1637], p. 32.

Era esse espírito que precisava ser racionalizado para compreender o corpo; é algo desse espírito que o século XIX — sobretudo a Fisiologia — agregou à engrenagem do corpo e submeteu à maquinaria da economia animal. Para Nietzsche[268], Descartes foi o primeiro que ousou descrever os animais como *machina*; a Fisiologia só faz comprovar a verdade dessa doutrina; com efeito, o "puro espírito" seria uma estupidez, se retirarmos o sistema nervoso e os sentidos (o "envoltório mortal"); o que restaria seria um erro de cálculo, ou seja, a Fisiologia eucórpica não encontraria mais nada. No entanto, é esse espírito que, até o século XIX, criou as condições de possibilidade de um pensamento eucórpico, justamente por inverter a relação corpo-espírito — não é o espírito que apreende o corpo, como em Descartes, mas o corpo com toda sua materialidade que passa a conceber o espírito. O sujeito inaugurado pelo cartesianismo tornar-se-á o sujeito observador, contemplador numa versão moderna do sentido grego antigo, como *éthos* racionalizador e categorizador dos corpos.

Para Nietzsche[269], entre dois pensamentos haveria todo um conjunto de paixões que se chocariam. Pensar absolutamente não existe como estabelecem os teóricos do conhecimento; é uma ficção absolutamente arbitrária, realizada separando um só elemento (o que se pensa) do processo geral, pondo à margem todos os outros; um arranjo superficial para facilitar a compreensão[270]. O pensamento não existe como algo apreensível, porque assim como há um conjunto de paixões entre pensamentos, há um infinito de variáveis entre o pensamento e sua enunciação; assim que enunciado, o pensamento já não é mais pensamento, ele doravante adentraria e submeter-se-ia à *ordem do discurso*.

Essa diferença já havia sido percebida por Descartes: "muitas vezes as coisas que me parecem verdadeiras quando comecei a concebê-las me pareceram falsas quando as quis pôr no papel"[271], que também afirma que a única coisa que garante que "pensar é ser" é o fato de que para pensar é preciso ser, embora não diga o quê; ser e pensar tornam-se intransitividade. Como os pensamentos não são apreendidos e nunca saberemos quando e o que pensa aquele que supostamente é, pensar só é ser se houver enunciação — se Descartes só houvesse pensado, esta discussão não existiria. Seria mais "verdadeiro" dentro do carte-

---

[268] NIETZSCHE, F. W. **O anticristo**. São Paulo: Martin Claret, 2014.

[269] NIETZSCHE, 2017a.

[270] NIETZSCHE, F. W. **A Gaia Ciência**. São Paulo: Martin Claret. 2016.

[271] DESCARTES, 2018 [1637], p. 52.

sianismo "enuncio, logo existo"; enunciar requer vontade de potência, mas antes, requer capital subjetivo. Logo, só seria/existiria aquele ou aquela que está na ordem do discurso, só existiria quem tem o poder da enunciação. Para Descartes, *ser*, nesse novo cogito, estaria vinculado a enunciar verdades definidas pelo juízo da razão. Com efeito, o dizer poético, literário e artístico jamais diriam verdades, somente a matemática possuiria certeza pela solidez, firmeza e evidência de suas razões. O que importa é menos a busca da verdade do que da certeza. Hume altera essa doutrina, a razão torna-se escrava das paixões; Nietzsche chamaria isso, posteriormente, de *ressentiment*, não especificamente a partir de Hume, mas dessas paixões subsumidas na razão (ou na moral, que, nesse caso, seriam quase sinônimos para Nietzsche). A subjetividade guardaria algo de uma desrazão ressentida.

Lá onde estão os pensamentos — e esse "lá" é inexistente no sentido físico — também se encontram as paixões, os desejos e as vontades, inapreensíveis se não forem enunciados. A subjetividade também residiria naquele "lá" se não fosse efeito dessas paixões, desejos e vontades, constituintes do capital subjetivo — utilizando uma metáfora química — como um precipitado. Se vasculharmos esse "lá", é bem provável que encontremos a razão gargalhando do sujeito que lhe chama assim. Um velho clichê — quase com cara de aforismo — evidencia a relação entre pensamento e enunciação e a expressão da subjetividade: "se critica o que falo, imagine se ouvisse o que penso" — talvez pela impotência revelada nesse "aforismo", o ser humano tenha inventado a tortura como uma das formas de extrair alguma subjetividade daquele "lá".

Segundo Deleuze[272], a Psicologia, para Hume (1711-1776), seria o estudo das afecções do espírito (o que afeta o espírito), são elas a paixão e o social; a paixão devém o social — esse movimento, Hume chama de entendimento —, no entanto, Hume está interessado na natureza humana, ou seja, em como o espírito devém a natureza humana. O sujeito seria o que ultrapassa o espírito.

Diferente de Descartes — em que sujeito e espírito (o sujeito é o que pensa e que, portanto, existe *se* e *quando* pensa, mas sobretudo *se* e *quando* enuncia o que supostamente pensa) são os mesmos, embora espírito e corpo não —, em Hume, espírito e sujeito são dois processos (o sujeito é o devir do espírito) e ambos seriam o corpo. O sujeito cartesiano tem um

---

[272] DELEUZE, 2020.

corpo que não é possível conhecer como se conhece o espírito: "creio que o corpo, a figura, a extensão, o movimento e o lugar são apenas ficções do meu espírito"[273]. O empirismo de Hume não desloca o problema para a origem do espírito, mas para a constituição do sujeito; a subjetividade é o que se desvela a partir das afecções no espírito e "a psicologia das afecções será a filosofia de um sujeito constituído"[274]. É justamente nesse ponto que a Fisiologia corroborou o subjetivicídio: parte-se de um sujeito constituído cujo corpo, e não mais sua natureza humana — *e tampouco suas afecções* —, é o objeto da ciência. A afirmação de Hume de que "toda percepção é uma substância [...] e cada parte distinta de uma percepção é uma substância distinta"[275] parece ter sido apropriada pela Fisiologia eucórpica, e chegamos, inclusive, a uma "psiquiatria molecular", cujas "afecções do espírito" foram totalmente descartadas e transformadas em evidências moleculares. A afirmação de Hume de que o sujeito é o que ultrapassa o dado foi invertida: *o dado ultrapassou o sujeito*, o dado condiciona, classifica, hierarquiza, determina o sujeito e sua subjetividade (ou sua suposta racionalidade?).

O sujeito, dessa forma, seria o ponto de onde decorreria a existência da substância (como verdade e certeza), porquanto o sujeito é uma ficção, mas, interpretado por um "eu" substância, torna-se efeito e causa de toda a ação. Nietzsche conclui disso que nossas categorias da razão são todas de origem sensualista, deduzidas de um mundo empírico — em que o mundo interno comportar-se-ia (e incluo aqui *mecânico-ciberneticamente*) como o externo. É a vontade de potência desse agente-sujeito que se "apossa de uma quantidade de realidade para se tornar senhor dessa realidade, para pô-la ao seu serviço"[276], e torna, inclusive, o sujeito possibilidade. Com efeito, produzem-se sujeitos que estão submetidos [sujeitos] à vontade de potência dominante em detrimento da própria vontade de potência. Embora Nietzsche não acredite na relação causa-efeito a não ser como uma invenção da razão, ela torna-se realidade porque fora inventada. "O sujeito é uma ficção que deseja fazer crer que diversos estados iguais são em nós o efeito de um mesmo *substratum*"[277].

---

[273] DESCARTES, 2018 [1641], p. 83.

[274] DELEUZE, 2020, p. 20.

[275] HUME, 1946, p. 84 *apud* DELEUZE, 2020, p. 102.

[276] NIETZSCHE, 2017a, p. 370.

[277] *Ibidem*, p. 376.

Em Bataille[278], o homem se torna sujeito quando se desvincula da natureza, quando nega sua animalidade (o que ele chama de *Negatividade*), mas essa ação só é possível pelo entendimento. Essa Negatividade destrói a natureza, reduzindo-a a seus próprios fins. A contradição (ou dialética) se faz porque "negar a Natureza é negar o animal que serve de suporte à Negatividade do Homem"[279] e é na morte que essa *enganação voluntária de si* se revela, é na morte que o humano revelar-se-ia animal: o animal humano. Essa relação animalidade-humanidade parece resumir bem a Razão Eucórpica, que promoveu a cesura biológica entre o que era considerado humano e o que não era; o "sujeito" possuiria, portanto, subjetividade apenas quando se afastasse de sua natureza animal, logo, a subjetividade estará sempre travestida de razão. Em *O Erotismo*, Bataille[280] atribui caráter transgressor ao erótico/erotismo: ao mesmo tempo que é resultado da atividade sexual humana, é a própria consciência do interdito, é no erotismo que o humano é também inumano, social e animal.

É apoiado em Georges Bataille que Achile Mbembe construiu a noção de necropolítica, o poder sobre a morte do Outro revela seu afastamento da animalidade/natureza (não se elimina propriamente o outro, elimina-se — *no outro* — a própria natureza animal negada em si); o que torna, de certa forma, a Razão Eucórpica uma economia necropolítica ao "determinar o valor das pessoas e julgar seu valor e utilidade"[281]: na escolha de que corpos importam, de que corpos têm direito à vida, quais e como certos corpos serão utilizáveis. Tudo isso imprime às vivências e às experiências condições para produção do capital subjetivo, o que implica controle sobre a vontade de potência. É sobre essas "escolhas" que tratam os próximos itens deste capítulo.

Se houvesse uma essência verdadeira de subjetividade, ela estaria mais na nossa animalidade do que na nossa humanidade; ela estaria mais no que os fisiologistas chamavam de *espontaneidade*, mas que, ao ser apropriada pela Fisiologia, transformou-se mecanicamente no *modus operandi* dessa natureza que se quer negar ao mesmo tempo e que dela se quer apropriar. Dessa genealogia do subjetivicídio proponho a noção de *iansanidade*, discutida no tópico 2.3: um pouco como esse "algo" negligenciado e inexistente na Fisiologia eucórpica, um pouco aquele "lá"

---

[278] BATAILLE, G. Hegel, a morte e o sacrifício. **Alea,** Rio de Janeiro, v. 15/2, p. 389-413, 2013.

[279] *Ibidem*, p. 400.

[280] BATAILLE, G. **O erotismo.** Porto Alegre: L&P, 1987.

[281] MBEMBE, 2016, p. 141.

não anatômico, um pouco esse erotismo de que fala Bataille, um pouco daquele animal do qual nos afastamos quando nos tornamos discursivamente humanos.

## 2.3 A vida dos O*ICORPOS*: *« Il faut défendre les oïcorps »* (ou pacto oicórpico)

O corpo, antes do século XIX, era apenas o instrumento instituído para se entender a vida. Ao longo de todo o século XIX, o século XX e até o XXI não se chegou a uma definição biológica de vida; talvez porque a vida seja um fenômeno metafísico, o qual a ciência racionalista não consegue conceber com seus instrumentos materialistas — que apenas sabe conceber o mundo com seus sete[282] sentidos clássicos. Éla[283] discute que o racionalismo científico foge da realidade colocando o cientista dentro de uma "gaiola de ferro", negligenciando o poder da imaginação no processo científico. Ele cita uma fala de Einstein (1879-1955) sobre a vida: "O mistério da vida causa-me a mais forte emoção. É o sentimento que suscita a beleza e a verdade, cria a arte e a ciência"[284].

Os bioquímicos Nelson e Cox[285] apresentam uma definição de vida como habilidade dos seres vivos em extrair energia de materiais orgânicos e da luz do sol, mas a primeira vida teve a capacidade de produzir moléculas orgânicas a partir de elementos simples e compostos (ambos inorgânicos) encontrados na superfície da Terra. As moléculas dos seres vivos tornam-se biomoléculas sem vida (*lifeless biomolecules*) quando isoladas e examinadas, e ainda assim confirmam as leis físicas e químicas do comportamento da matéria inanimada. Esse discurso é bastante semelhante à teoria de Freke —, exceto pelo distanciamento da teologia natural, a vida seria uma integração de fenômenos físicos e químicos. Nesse sentido, o

---

[282] Além dos cinco sentidos mais comumente conhecidos (visão, olfato, paladar, tato e audição), incluo outros dois, equilíbrio e propriocepção. Esses dois últimos, incrivelmente pouco conhecidos, nos fazem perceber e nos posicionar no mundo. O equilíbrio está localizado na orelha interna (antigo ouvido interno) e nos aparelhos coclear e vestibular (o labirinto, de onde decorre a labirintite); a propriocepção é uma percepção ampla do próprio corpo, seu sentido está localizado nas articulações, especialmente nos tendões e ligamentos, de onde o cérebro e a medula espinhal percebem nossas posições e enviam respostas para nos manter no ambiente — torções do tornozelo seguidas de quedas, por exemplo, seriam devidas a falhas nesse sentido. Não à toa, a propagação e concepção de cinco sentidos (os que tornam a ciência funcionante) são os mais conhecidos do público leigo às ciências biomédicas.

[283] ÉLA, J. M. **Investigação científica e crise da racionalidade.** Livro I. Portugal: Edições Pedago, 2016.

[284] EINSTEIN, 2009, p. 10 *apud* ÉLA, 2016, p. 42.

[285] NELSON, D. L.; COX, M. M. **Lehninger principles of biochemistry.** 6. ed. Basingstoke: Macmillan Education, 2013.

fenômeno vital ainda continua um mistério, como afirmava Einstein, e, também, se aproxima da ideia nietzschiana de vontade de potência, que extrapola a condição humana.

No entanto, como o século XIX foi incapaz de concretizar o fenômeno vital, o corpo assumiu esse fardo definindo o que é normal e o que é patológico — em outras palavras, o que seria *eucorpo* e o que não seria.

Se o objetivo inicial da Biologia (compreender filosoficamente a natureza humana) tivesse se mantido ou se a ele fossem associados os critérios de normalidade e patologia, talvez a representação dos corpos, da saúde, da doença fosse completamente diferente. Talvez essa seja uma questão que poderia emergir do *Frankenstein* de Mary Shelley: e se o *eucorpo* fosse mesmo uma experiência metafísica que se apresenta mais humano e mais vivo do que o humano biológico inventado pela Fisiologia, pela Medicina? Na emergência do *eucorpo*, os corpos vivos foram transformados e vivem como "monstros do Frankenstein" que ocupam os espaços e com os quais a ciência, assim como na metáfora de Mary Shelley, não sabe o que fazer. No *fetisso* europeu, o *eucorpo* frankensteiniano se transforma em monstro porque o *eucorpo* é produzido a partir dos cadáveres dos *oicorpos* — literalmente, em *Frankenstein* —, e, intelectual e abstratamente, pela ciência.

Entendo *corpo* como uma criação intelectual produzida pelas ciências biológicas. Corpo é a metáfora e a metonímia (portanto, concebido como categoria, mas que proponho ser lido como pós-categoria) que tenta padronizar e universalizar as diferentes experiências corpóreas; numa metáfora, o corpo é camisa-de-força criada para conter a vontade de potência. As categorias corpóreas não existem como realidades que andam e vivem pelos espaços, mas performam, muitas vezes, compulsoriamente, seus papéis corpóreos, indicando o quão frouxa ou apertada está a camisa-de-força na contenção da vontade de potência — ou da vida. *Oicorpo* é, assim, o corpo que mantém controlada sua energia subjetiva para o uso de outrem. É nesse sentido que a razão eucórpica está "em defesa dos oicorpos". Em última instância, o corpo sempre foi uma categoria, mas investido de ciência e de positivismo.

A diferença entre labor e trabalho[286] é essencial para compreender a produção dos *oicorpos*. O labor está relacionado à atividade ligada ao processo biológico do corpo humano, está relacionado ao metabo-

---

[286] ARENDT, 2007.

lismo e, portanto, às necessidades vitais; a condição humana do labor seria a própria vida. O trabalho é relativo ao artificialismo da existência humana, que produz um mundo "artificial"; sua condição humana seria a mundanidade. A diferença entre os dois é que labor está associado à atividade realizada com o próprio corpo para satisfazer as necessidades próprias ou de outrem, enquanto trabalho é a produção de coisas. Em outras palavras, o labor tem repercussão no espaço privado, enquanto o trabalho, no espaço público. Nesse sentido, um corpo que executa labor performaria um *oicorpo*, enquanto aquele que executa trabalho estaria mais deslocado dessa realidade e mais próximo da idealização de um *eucorpo* — como máquina que funciona perfeitamente, outro *éthos* propagandístico, resultante, nesse caso, da economia animal. O labor seria parte de um conjunto de procedimentos *subjetivicidas* imposto ao corpo, que o torna *oicorpo* pela contenção da criatividade produtora de trabalho ou de coisas como expressão da vontade potência.

A escravização de negros e negras foi o exercício de maior *subjetivicídio* e produção de *oicorpos*; nas palavras de Mbembe[287], a escravidão moderna resultou na "perda do lar, dos direitos sobre o corpo e do *status* político", pela posse privada do corpo para produção do labor na manutenção das "necessidades" dos escravizadores.

Fanon escreve *Condenados da Terra* em meio ao processo de descolonização no século XX e diferencia a geopolítica da divisão de dois tipos de corpos, o do colonizado (com suas *oicorporidades*) e a do colono (com sua *eucorporidade*), ao que ele atribui uma lógica aristotélica em que ou se é uma coisa, ou se é outra:

> A zona habitada pelos colonizados não é complementar da zona habitada pelos colonos. Estas duas zonas se opõem, mas não em função de uma unidade superior. Regidas por uma lógica puramente aristotélica, obedecem ao princípio da exclusão recíproca: não há conciliação possível, um dos termos é demais[288].

Outra distinção que encontramos entre *pólis* e *oikos* parece também presente e reatualizada nas relações modernas senhor-escravo, colono-colonizado, civilizado-bárbaro/selvagem, ciência-corpo (economia animal) e ciência-ambiente (economia natural). A *pólis* era o espaço do discurso

---

[287] MBEMBE, 2016, p. 131.

[288] FANON, F. **Os condenados da terra.** Rio de Janeiro: Editora Civilização Brasileira, 1968, p. 28.

(*lexis*[289], λέξη; *logos*, λόγος; e ainda *rhêthorikê*, ρητορική) enquanto o *oikos* era o espaço onde a violência podia ser aplicada sobre os "objetos" privados ou pessoais do chefe, visando sempre atender às suas necessidades às expensas do labor de quem é "utilizado"[290]. Tomás de Aquino, nas palavras de Hannah Arendt, afirmou que, comparando a lei doméstica com a lei política, "o chefe de família tem certa semelhança com o chefe do reino, mas seu poder não é tão perfeito quanto o do rei".

Aristóteles, em *Política*, defende que as associações entre homem e mulher e entre senhor e escravo se formaram inicialmente na família (*oikía*), sendo a primeira delas formada entre a mulher e o boi, feito para o labor, porque esse último exerceria a função de escravo para o pobre e para a mulher — é o uso do corpo, de sua energia subjetiva, com efeito, de sua vontade de potência, que prevalece. Entre mulheres, bárbaros e escravos[291] não haveria relação porque não haveria quem os comandasse, e cita uma frase de Eurípedes: "os helenos têm, por direito, o poder de comandar os bárbaros". Da junção de várias famílias formam-se as aldeias (*komé*), e das aldeias, as cidades. As famílias teriam a função de atender às necessidades do homem do dia a dia.

Fanon também descreve os corpos dos colonizados e dos colonos relacionados ao local onde vivem:

> A cidade do colono é uma cidade sólida, toda de pedra e ferro. É uma cidade iluminada, asfaltada, onde caixotes do lixo regurgitam de sobras desconhecidas, jamais vistas, nem mesmo sondadas. Os pés do colono nunca estão à mostra, salvo talvez no mar, mas nunca ninguém está bastante próximo deles. Pés protegidos por calçados fortes, enquanto as ruas de sua cidade são limpas, lisas, sem buracos, sem seixos. A cidade do colono é uma cidade saciada, indolente, cujo ventre está permanentemente repleto de boas coisas. A cidade do colono é uma cidade de brancos, de estrangeiros. A cidade do colonizado, ou pelo menos a cidade indígena, a cidade negra, a *médina*, a reserva, é um lugar mal-afamado, povoado de homens mal-afamados. Aí se nasce não importa onde, não importa como. Morre-se não importa onde, não importa de quê. É um mundo sem intervalos, onde

---

[289] Para os gregos antigos, *lexis* tem relação com a forma, e *logos*, com o conteúdo — a palavra "discurso" que usamos atualmente, para os gregos antigos, seria uma junção de ambos (*cf.* Foucault, 2006).

[290] ARENDT, 2007.

[291] Mulheres, bárbaros e escravos têm uma concepção para um ateniense diferente daquela que tem para a modernidade; no entanto, mantêm semelhança no que se refere ao domínio/controle de outro sobre eles.

> os homens estão uns sobre os outros, as casas umas sobre
> as outras. A cidade do colonizado é uma cidade faminta,
> faminta de pão, de carne, de sapatos, de carvão, de luz. A
> cidade do colonizado é uma cidade acocorada, uma cidade
> ajoelhada, uma cidade acuada. É uma cidade de negros,
> uma cidade de árabes[292].

Essa descrição corresponderia à produção de *oicorpos* e *eucorpos* por uma "fisiologia geopolítica" (numa reatualização irônica de Haeckel), completamente oposta à concepção darwinista de economia natural como adaptação ao ambiente, ou ainda, em termos atuais, na ecologia como a "casa" onde os seres vivos interagem. Na primeira concepção, a geopolítica justificaria a fisiologia dos sujeitos quanto à sua precariedade (*oicorporidade*) ou à sua profusão (*eucorporidade*), que influenciariam suas condições de vida (tanto no sentido biológico-metabólico quanto no sentido de vontade de potência), enquanto as demais "naturalizariam" as condições materiais e imateriais para a existência. Em outras palavras, a primeira (economia animal) os compreende como "realidades em si", e a segunda (economia natural) produz corpos "naturalmente" diferentes: um dos corpos é *eucorporificado* porque tem suas "necessidades" atendidas enquanto o outro é *oicorporificado* porque provê os meios para que as "necessidades" de outrem sejam atendidas.

Para Federici[293], as mudanças entre os séculos XV e XVII compuseram o período que ela chama de transição capitalista, que permitiu a formação de um proletariado mundial pela expropriação dos meios de subsistência dos trabalhadores europeus e da escravização de povos da América e da África — esse processo demandou a transformação do corpo em máquina. O discurso fisiológico fortaleceu essa concepção permitindo a "naturalização" do *oicorpo*, ao mesmo tempo que o discurso da história natural a "confirmava".

Canguilhem[294] afirma que o conceito de *divisão fisiológica do trabalho* foi derivado da economia animal, mas é ambíguo de agenciamento técnico porque é tanto de regulação doméstica (evocando o *oikos*) quanto política. Em Darwin, esse conceito é central para a seleção natural e para a seleção sexual; a tendência evolutiva de progresso seria a produção de dois sexos com funções e papéis diferenciados:

---

[292] FANON, 1968, p. 28-29.

[293] FEDERICI, S. **Calibã e a bruxa:** mulheres, corpo e acumulação primitiva. Coletivo Sycorax, 2004.

[294] CANGUILHEM, 1997.

> Nenhum naturalista duvida **da vantagem** do sistema designado pelo nome de "**divisão fisiológica do trabalho**". Daí decorre o fato de podermos aceitar sem contestação que seria vantajoso para uma planta produzir estames [estruturas masculinas] apenas numa flor, ou nas flores de apenas uma planta, e pistilos [estruturas femininas] em outra flor ou em outra planta. Nos vegetais cultivados e aclimatados em habitats diferentes, costuma ocorrer o aumento ou a diminuição da potência de um dos órgãos sexuais. Supondo-se que o mesmo fato, ainda que em uma escala ligeiramente menor, também ocorra na natureza, à medida que o pólen se tornasse mais regularmente transportado de uma flor para outra e que se verificasse em nossa planta uma separação mais completa dos sexos, o que lhe seria vantajoso, com base no princípio da divisão do trabalho, os indivíduos dotados dessa tendência se multiplicariam cada vez mais, sendo continuamente favorecidos e selecionados, até que por fim se concretizasse de uma vez por todas a completa separação dos sexos daquela planta[295].

Federici também relata que durante os cercamentos (na Inglaterra do século XVI e sobretudo no XVII), enquanto as terras comuns de camponeses eram desapropriadas e cercadas para fins privados e monetários, as mulheres tiveram grande atuação em motins para a derrubada dos cercos. Enquanto a terra era privatizada e começava a dominar a vida econômica, as mulheres passavam a ser confinadas ao trabalho reprodutivo. A divisão sexual (ou fisiológica, em termos darwinianos) do trabalho atinge o auge no século XIX, com a criação da dona de casa em tempo integral — o corpo da mulher se torna "naturalmente" *oicorpo*, ao qual a atividade reprodutiva é atribuída. Enquanto isso, o corpo masculino é o corpo do trabalhador, que não deixa de ser *oicorpo*, porque também se torna privado para a produção de mercadorias e força de trabalho — agora, com uma diferença *oicórpica* sexual e fisiológica, legitimada também pelo discurso científico das ciências biológicas.

"É 'o corpo' ou 'o corpo sexuado' a base sólida sobre a qual operam o gênero e os sistemas da sexualidade compulsória?"[296]. Butler tenta responder a essa pergunta ao longo de seu livro *Problemas de Gênero* e suspeita que a distinção sexo/gênero e as categorias sexuais pressupõem um corpo que preexiste ao significado sexual. No entanto, o corpo, antes

---

[295] DARWIN, 1994 [1859], p. 98, grifos meus.
[296] BUTLER, 2015a, p. 223.

do vitalismo do século XIX, era uma matéria inerte impregnada de cristianismo e cartesianismo[297] e se transforma, a partir do século XIX, como diz Foucault[298], em uma superfície onde os acontecimentos se inscrevem. Dessa forma, de acordo com Foucault, o corpo teria um *éthos* passivo, o que parece ter acontecido (e continua acontecendo) é que a inscrição da história é feita sobre um simulacro (o *eucorpo*) com efeito sobre todos os corpos anatomopolíticos, transformando-os, modelando-os, incorporando comportamentos de forma *subjetivicida*.

Além da apropriação do *oikos* pela Ecologia (economia natural), a economia animal também cria dois termos que executam a mesma apropriação: mon**oico** e di**oico**. *Oikos* como "casa" e "ambiente" passa a denotar também corpo, mantendo tanto casa como corpo no mesmo conceito. Monoico e dioico dizem respeito aos organismos que possuem, respectivamente, uma e duas "casas" (corpos) para os "sexos". Organismos monoicos têm os dois "sexos" na mesma "casa", ou seja, no mesmo corpo; os dioicos têm duas "casas", ou seja, dois corpos diferentes, para os "sexos" — os "sexos" nesses organismos são separados em corpos de "machos" e "fêmeas". Não consegui datar o surgimento desses termos, no entanto, nem Linneu, nem Darwin, nem Haeckel os utilizavam, mas sim termos como "unissexuais", "sexos separados", "hermafroditas". Provavelmente essa apropriação ocorreu entre final do século XIX e início do XX; a obra mais antiga encontrada[299] que traz os termos monoico e dioico data de 1918 e chama-se *Tratado Elemental de Botánica. Adaptado al estudio de la Flora de América Equinoccial* de Carlos Cuervo Marquez (que curiosamente era um general colombiano que também fazia estudos arqueológicos e etnográficos). Os livros de Biologia desde o século XX trazem comumente esses dois termos, sem fazer referência à sua origem/invenção, apenas explicando-os conceitualmente — evoca-se a mesma explicação e descrição para a formação da palavra ecologia.

> Tais plantas, que produzem somente óvulos ou somente pólens, são chamadas dioicas, do grego, indicando "duas casas". [...] Em outros tipos de plantas, como os carvalhos, bétulas, milho, abóboras, flores separadas, masculinas e femininas, encontram-se na mesma planta. São cha-

---

[297] *Idem.*

[298] FOUCAULT, 2007.

[299] MARQUEZ, C. C. **Tratado Elemental de Botánica.** Adaptado al estudio de la Flora de América Equinoccial. Bogotá: Imprenta Elécirica, 1918, 532 p. [Tratado elementar de Botânica: Adaptado para o estudo da flora da América Equinocial].

madas monoicas, significando "uma casa"[300]. A maioria das esponjas são monoicas — ambos os sexos ocorrem no mesmo indivíduo[301].

Nesse caso, não apenas o corpo, mas o "sexo" é alocado no *oikos* e apropriado e dominado; uma vez que os seres humanos são biologicamente dioicos, a divisão fisiológica (ou sexual) para o trabalho é mais uma vez legitimada. Mas somente o *eucorpo*, que é a produção científica, é dioico, e isso faz toda a diferença. Por isso a transexualidade é tão ininteligível ao olhar da Fisiologia eucórpica.

Não obstante serem corpos, os *oicorpos* não são *eucorpos*, por isso precisam ser *eucorpicamente* disciplinados.

Disciplinar é uma forma de *subjetivicídio*, que implica a produção de um comportamento esperado ou "adequado", uma espécie de treinamento, contrário a ações da subjetividade movidas pela vontade de potência. Nesse sentido, o *oicorpo* é um corpo que se comporta, um corpo em constante disciplinamento. Ser disciplinado/comportado não implica perda total de vontade de potência, mas uma redução de sua energia subjetiva, que é criadora, executora e produtora. O *oicorpo* é tornado um corpo privado, privado em dois sentidos: destituído, parcialmente, de sua energia subjetiva e pertencente, total ou parcialmente, a outros, por outros interesses, que não os seus próprios (compõe o capital subjetivo de outrem). Segundo Foucault, corpo dócil é aquele "que pode ser submetido, que pode ser utilizado, que pode ser transformado e aperfeiçoado"[302] — ou em francês, originalmente, *"Est docile un corps **qui peut être soumis, qui peut être utilisé, qui peut être transformé et perfectionné**"*[303]. Nesse sentido, o *oicorpo* não é um corpo dócil, mas um corpo docilizado, pelo fato de que, em vez de *poder ser submetido*, é preciso *torná-lo possível de ser submetido*. Embora evoque essa categoria de Foucault, distancio-me pela sua ambivalência e pelo seu possível fetiche (nos termos de Matory). "Que pode ser" ("*qui peut être*") implicaria *já* estar disponível para ser. Para que

---

[300] *"Such plants, which produce only ovules or only pollen, are called **dioecious,** from the Greek words for 'two houses'* [...] *In: other kinds of plants, such as oaks, birches, corn (maize), and pumpkins, separate male and female flowers may both be produced on the same plant. Such plants are called **monoecious,** meaning 'one house'"* (RAVEN, P. H.; JOHNSON, G. B., **Biology.** 6. ed. Boston, MA: McGraw-Hill, 2002, p. 846).

[301] *"Most sponges are monoecious (both sexes occur in the same individual".* (MILLER, S. A.; HARLEY, J. P. **Zoology.** 5. ed. The McGraw-Hill Companies, 2001, p. 126).

[302] FOUCAULT, M. **Vigiar e punir.** Nascimento da prisão. 42. ed. Petrópolis, RJ: Vozes. 2014a, p. 134.

[303] FOUCAULT, Michel. **Surveiller et punir.** Naissance de la prison. Paris: Gallimard, 1975b, p. 138, grifos meus.

um corpo possa ser docilizado, é preciso, antes, que se reduza seu capital subjetivo, sua energia subjetiva e sua vontade de potência para ser, então, realocado dentro do *oikos* (simbólico) como privado e como fonte realizadora de "necessidades" ou "vontades".

Foucault parece não ter superado a ambivalência europeia do século XIX no que diz respeito à escravidão negra — condição que considero central para a construção das pós-categorias que aqui apresento (por exemplo, o *oicorpo*) — e às relações ambivalentes que vieram a reboque. Foucault[304] afirma que a escravidão não era uma forma de disciplina porque implicava apropriação dos corpos, assim como na vassalagem, na domesticação e no ascetismo, diferentemente da disciplina dos corpos dóceis, que não se apropriava do corpo, mas esquadrinhava o tempo, o espaço, os movimentos para um controle minucioso de suas operações. Em *The subject and power* (escrito originalmente em inglês), afirma que a escravidão não se constitui como uma relação de poder, porque "o poder só pode ser exercido sobre sujeitos livres, desde que livres"[305], mas uma relação de coação (*constraint*); no entanto, poder e liberdade seriam mutuamente excludentes (haveria aqui uma lógica aristotélica da qual sempre pretendeu fugir?); onde o poder se exerce, a liberdade desaparece. Ora, se a escravidão não é uma relação de poder, então, haveria liberdade: *Liberté-Egualité-Fraternité*? Também diz que uma sociedade sem relações de poder é uma abstração[306]. Restam, então, duas, e somente duas, alternativas: Seria a sociedade escravocrata uma abstração? Ou a liberdade não existe? A não superação dessa ambivalência europeia em relação à escravização negra por parte de Foucault também se revela ao longo de todo seu polêmico livro *As palavras e as coisas*: todo seu trabalho argumentativo sobre a separação das palavras das coisas desde o Renascimento até a modernidade e todo o entrelaçamento entre Economia, Biologia e Linguística não considera em nenhum momento o período de escravização negra que a Europa empreendeu do século XVI ao XIX.

Antes de ser docilizado, o corpo precisou ser socializado, ou seja, *oicorporificado*. Os corpos precisavam se comportar socialmente (no espaço

---

[304] FOUCAULT, 2014a.

[305] *"Power is exercised only over free subjects, and only insofar as they are free"* (FOUCAULT, Michel. The subject and power. **Critical Inquiry**, v. 8, n. 4, p. 777-795, 1982, p. 790).

[306] *"A society without power relations can only be an abstraction"* (Foucault, 1982, p. 791).

público) como se estivessem no ambiente doméstico, o *oikos*. Esse *oikos* é simbólico e idealizado, um *oikos* moderno, teórico, mas experimentalmente investigado e dissecado na sua "economia animal natural". O novo *oikos* é qualquer espaço privado (e privatizado) onde os corpos são utilizados e gerenciados pelo controle da vontade de potência.

O quadro 2.1 resume a discussão da relação entre espaços privado e público modernos em comparação ao mundo grego antigo, de modo a mostrar a transformação do *oikos*, cujo processo de *différance* mantém a memória do corpo privado como rastro; o *oikos* grego se desloca, na sociedade, para a esfera íntima e se expande para a propriedade privada.

Elias[307] descreve a mudança dos comportamentos em relação ao corpo perante outros desde o século XVI até o século XVIII, inicialmente nas classes altas e na aristocracia da corte. O controle do comportamento era feito pela emoção, despertando a ansiedade, o medo e a vergonha no sentido de reprimir o prazer. As "razões higiênicas" e de saúde passaram com o tempo a receber maior ênfase, determinando o que era civilizado e racional e destacando o que era repugnante e abjeto, que passavam a ser retirados do convívio social e alocados para a intimidade do privado. Esse controle, ainda nas cortes feudais e depois nas monarquias absolutistas, era imposto às classes mais altas, depois foi imposto pelos elementos de alta categoria social aos seus semelhantes e aos seus inferiores. Com a ascensão da burguesia, todo esse controle é imposto para as famílias (a nova *oikía*).

Comportar-se é uma forma de ascese na qual as energias subjetivas e vontade de potência são contidas, o contrário é agir de acordo com a vontade de potência. *Oicorpo* é aquele que se comporta, porque tem sua vontade de potência socializada e constantemente disciplinada. Comportar-se é ser adequado, é ter a energia subjetiva universalizada e equalizada no espaço social para que possa ser útil — uma nova leitura de "Liberdade, Igualdade e Fraternidade" para os *oicorpos* — o contrário disso seria "agir", que poderia ser resumido em uma nova leitura: "Ação, Diferença e Potência".

---

[307]  ELIAS, 1994.

Quadro 2.1 – O *oikos* grego antigo e o *"oikos* moderno" na comparação com público e privado

| Íntimo | Privado | | Público | |
|---|---|---|---|---|
| Sociedade | *Oikos* grego antigo | *"Oikos* Moderno" | *Polis* grega antiga | Sociedade moderna |
| Casa/Família | Casa/Família | Propriedade privada; Natureza | Política | Social |
| Necessidade | Necessidade | Lucro | Liberdade | Comportamento vs. ação |
| Labor | Labor | Labor, trabalho | Ação, discurso, contemplação | Comportamento (*éthos*) |
| Oicorpos | Oicorpos (*zoon*) | Oicorpos | Homem/ Humano (*zoon politikon*) | Oicorpos* Aneucorpos* Superoicorpos* Corpos iansânicos* |
| Trabalhadores domésticos, Escravizados | Escravos, mulheres | Trabalhadores, Escravizados | Homem | Sujeitos |
| Economia doméstica | Economia | Economia natural e animal, Economia política | - | Economia política |

(*) Considero todos esses o que Foucault denominou *corpos anatomopolíticos*.
Fonte: Garcia-Severino (2022)

Há uma disputa entre emocionalidades e racionalidades, as primeiras mais associadas à vontade de potência; as segundas, ao seu controle e manutenção da disciplina por meio do comportamento. Talvez seja isso o que Freud[308] enuncia e anuncia em *O mal-estar na civilização*, que,

---

[308] FREUD, Sigmund. O mal-estar na civilização [1930]. *In:* FREUD, S. **O mal-estar na civilização, Novas conferências, introdução à psicanálise e outros textos [1930-1936].** Obras completas volume 18. São Paulo: Companhia das Letras, 2010.

no conjunto dos pensamentos que apresento, entendo como o confronto pelo controle das emoções: "O programa de ser feliz, que nos é imposto pelo princípio do prazer, é irrealizável, mas não nos é permitido — ou melhor, não somos capazes de — abandonar os esforços para de alguma maneira tornar menos distante a sua realização"[309]. Em outras palavras, as *oicorporidades* seriam mantidas por uma série de dispositivos (em termos foucaultianos) que iludiriam sobre a possibilidade de conquistar a felicidade — quando não neste mundo, no além-mundo.

A transferência do político (do *zoon politikon*) para o social (do *animal socialis*) acontece no mundo romano: *homo est naturaliter politicus, id est, socialis (o homem é naturalmente político, isto é, social)*; embora a palavra "social" não tenha nenhum significado para os gregos antigos, adquire, inicialmente nos romanos (*societas*), o sentido de aliança entre pessoas para um fim específico. O *bios politikos* do *zoon politikon* incluía necessariamente duas atividades, a ação (*praxis*) e o discurso (*lexis/logos*). Arendt[310] defende que a tradução latina de político para social foi um erro de interpretação, da mesma forma que de *zoon logon ekhon* (ser vivo dotado de fala) para *animal rationale* (animal racional). Os gregos não pretendiam definir o homem, e não era o *logos* (palavra/discurso) e sim *nous/theoria* (contemplação) a principal característica da vida política, e essa última não poderia ser reduzida a palavras. O que chamamos de social, para os gregos antigos, não implicaria a vida política, uma vez que a convivência entre homens sem ação, sem palavra e sem contemplação poderia ser ainda deslocada ao *oikos/oikía* (onde a violência podia ser empregada como forma de controle). Na *polis* era a posse do *oikos* que permitia a ação no espaço público (político). Na sociedade, é a posse da propriedade privada que permite a ação no espaço público (político) — porque "os interesses privados assumem interesse público"[311]

A economia (doméstica) torna-se economia política propriamente dita. A esfera da *polis* era a da liberdade, a qual era também o espaço da igualdade, enquanto a família (*oikía/oikos*[312]) era o lugar da desigualdade. O espaço privado da *polis* era o espaço em que o indivíduo se privava de algo, especialmente da sua humanidade (era *zoon* em vez de *zoon politikon*). No espaço privado da *societas* (sociedade), o indivíduo se priva da sua

---

[309] *Ibidem*, p. 40.

[310] ARENDT, 2007.

[311] *Ibidem*, p. 45.

[312] *Oikía* como os integrantes; *oikos* como o espaço, o lugar.

SOBRE A EFICIÊNCIA ECONÔMICA E SEXUAL DOS CORPOS: CRÍTICA DA RAZÃO EUCÓRPICA

vontade de potência, da energia subjetiva criadora, produtora e executora — de modo que o espaço público se transforma em um Grande *Oikos*. No Grande *Oikos*, os indivíduos devem se comportar, são *domesticados* (*oicorporificados*) para viver no social, para isso são *constantemente* tornados dóceis e disciplinados por diversos dispositivos da felicidade. Para a sociedade, segundo Arendt, não importa se seus membros são iguais ou desiguais, importa que "se comportem como uma grande família"[313], com uma opinião e um interesse — representados pelo "chefe". Do governo despótico monárquico passa-se ao governo burocratizado dos Estados nacionais, o *oikos* apenas muda de dimensão porque "o suposto interesse único da sociedade como um todo em questões econômicas e a suposta opinião única da sociedade educada nos salões não deixa de governar por ter perdido a personalidade"[314].

A biopolítica encerra a explicação do quadro 2.1 sobre como com a instauração do pacto oicórpico a população se transforma em recurso oicórpico. Para os fisiocratas do século XVIII, a política e a economia são, cada uma, uma física (menos como materialidade do que realidade), e agir na ordem da política é agir na ordem da natureza[315], um *laisser-faire* de um liberalismo (francês) que não aceita a liberdade, mas que a fabrica, a suscita e a produz; nesse processo, física, natureza e realidade tornam-se aproximadas e, com efeito, quase sinônimos[316]. Era necessariamente isso o que, por um lado, a Fisiologia eucórpica tinha feito — e de certo modo continua fazendo: o *modus operandi* da natureza é a realidade fabricada pelo eucorpo. Ao mesmo tempo, inseria-se também na filosofia utilitarista "descobrindo" a utilidade dos corpos via utilidade dos órgãos e estruturas que o compõem. O liberalismo utilitarista (inglês) estava focado na utilidade do trabalho (mão-de-obra da população), de um trabalho que era um cálculo de tempo e esforço, que também é a vida como o que se gasta com o trabalho para produzir algo[317].

A figura 2.2 resume essa relação, a separação fisiocratas-utilitaristas é meramente didática de modo a evidenciar o foco de ambos, mas operavam o mesmo circuito cibernético econômico sobre a popu-

---

[313] *Ibidem*, p. 50.

[314] *Idem*.

[315] FOUCAULT, 2008a.

[316] FOUCAULT, M. **Nascimento da biopolítica**. Curso no *Collège de France* (1978-1979). São Paulo: Martins Fontes, 2008b.

[317] FOUCAULT, 2008a, 2008b.

lação. A figura 2.3 insere a economia animal e a economia natural nesse contexto. Há dois campos, o da necessidade e o do desejo; o primeiro fora do campo da política, mas dentro do campo e ação da economia política. O campo do desejo seria aquele que move a população para "que [ela] tenha um motor de ação, e um só. Esse motor é o desejo"; essa frase, segundo Foucault[318] é de François Quesnay, um economista e médico francês. Estaria aqui o mesmo movimento da Fisiologia eucórpica em retirar a vontade/desejo do corpo sob autonomia do indivíduo para a natureza — tanto como economia natural quanto como economia animal, e uma dependente da outra. Quando espírito, vontade e consciência fazem parte de uma engrenagem eucórpica, podem ser fabricados, controlados, esquadrinhados, investigados, manipulados, ou seja, utilizados a partir de um *modus operandi* da natureza fabricado com aparência de realidade.

É com a escassez de alimentos e todas as suas consequências (estocagem, açambarcamento, aumento de preços e, em última instância, revolta popular) que a Europa dos séculos XVII, XVIII e XIX precisava lidar[319]. No século XVII, havia uma regulamentação jurídico-disciplinar (regulação e vigilância dos preços, proibição de estocagem e exportação, obrigatoriedade do cultivo de certos cereais) para impedir ou até prevenir a escassez-carestia. O sistema mercantilista do século XVII e início do século XVIII era, portanto, um sistema de antiescassez. Ao mesmo tempo, essa regulamentação jogava a questão dos preços para o lado dos camponeses: quando houvesse abundância, o preço seria muito baixo, muitas vezes inferiores ao do cultivo, o que tem como efeito que a próxima colheita será menor pela falta de incentivo financeiro: quanto menos lucro, menos poderão semear. Some-se a isso as instabilidades climáticas e o problema da escassez sempre foi uma questão para os séculos XVII e XVIII. É no século XVIII que se iniciam tentativas de destravar esse sistema. É nesse ponto que surgem os fisiocratas com seus ideais liberais, pela liberdade de comércio e de circulação de cereais, destituindo toda a regulamentação jurídico-disciplinar. Para os fisiocratas, o problema da escassez não era um problema ou um mal a ser eliminado, mas um fenômeno natural que seria preciso considerar na economia do Estado[320].

---

[318] FOUCAULT, 2008b.

[319] FOUCAULT, 2008a.

[320] *Idem.*

Figura 2.2 – Cibernética econômica: relação natureza-corpo na relação fisiocratas-utilitaristas

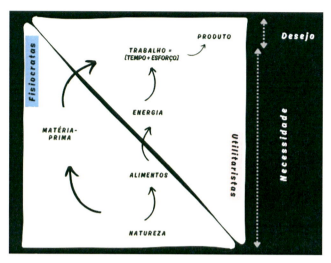

Fonte: Garcia-Severino (2022)

Figura 2.3 – Localização dos objetos epistemológicos da Fisiologia e da Ecologia na cibernética econômica

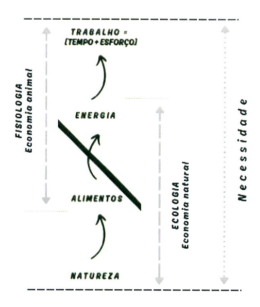

Fonte: Garcia-Severino (2022)

É nesse contexto que Foucault[321] considera o nascimento da economia política e, por consequência, a biopolítica como uma tecnologia sobre a população em que

> [...] o governo dos homens [torna-se] uma prática que não é imposta pelos que governam aos que são governados, mas uma prática que fixa a definição e a posição respectiva dos governados e dos governantes uns diante dos outros e em relação aos outros, [trata-se, portanto, de] "regulação interna"[322].

Essa regulação interna delimitaria a ação do governo tornando-o não mais legítimo ou ilegítimo, mas doravante bem-sucedido ou fracassado.

Nessa delimitação do governo (bom/bem-sucedido — mau/fracassado) há uma relação entre excesso e falta: quem determina isso é a economia política. A lei do máximo/mínimo controle do governo impõe o regime de verdade na arte de governar como sua autolimitação. A pergunta que o governo deverá se fazer é:

> [...] será que [eu] governo bem no limite desse demais e desse pouco demais, entre esse máximo e esse mínimo que a natureza das coisas fixa para mim, quero dizer, as necessidades intrínsecas às operações de governo?[323].

Foucault considera a economia política o instrumento intelectual que implica uma forma de cálculo e racionalidade do governo — a governamentalidade. Da mesma forma, vai ser a economia animal que determina isso na Fisiologia — podemos pensar em corpos como recursos oicórpicos —, e a economia natural que determina isso na Ecologia — podemos pensar em recursos naturais. Ora, se a população é feita de pessoas, que possuem corpos, logo, os corpos são os "recursos naturais" — que se transformam em "recursos humanos" — da produção e da mão-de-obra para modificar o ambiente "natural". E se a economia política "se propõe como objetivo o enriquecimento do Estado"[324], tem como estratégia a biopolítica, cujos tributários são a economia animal e a economia natural: "[A economia política] se propõe como objetivo o crescimento simultâneo, correlativo e convenientemente ajustado da população, de um lado, e dos meios de

---

[321] FOUCAULT, 2008b.

[322] *Ibidem*, p. 17.

[323] *Ibidem*, p. 26.

[324] *Ibidem*, p. 19.

subsistência do outro"[325]. A primeira economia política foi a dos fisiocratas, cujo foco estava nas condições naturais.

A economia política não vê mais, como nos séculos XVI e XVII, a natureza como direito natural, mas como exercício da governamentalidade, como naturalidade própria da prática governamental; é essa naturalidade que a economia política vai estudar pelos efeitos dessa prática.

> A natureza não é, para a economia política, uma região reservada e originária sobre a qual o exercício do poder não deveria ter influência, a não ser ilegítima. A natureza é algo que corre sob, através, no próprio exercício da governamentalidade. Ela é, por assim dizer, sua hipoderme indispensável. [...] é uma lei da natureza, explicarão os economistas, a de que a população, por exemplo, se desloca para os salários mais elevados; é uma lei da natureza a de que uma tarifa aduaneira protetora dos altos preços dos meios de subsistência acarreta fatalmente algo como a escassez alimentar[326].

Não é a legitimidade ou ilegitimidade do Estado que importa — como nos séculos XVI e XVII —, mas o sucesso e o fracasso segundo sua prática a partir do conhecimento da naturalidade — e não mais da natureza — dos objetos e operações da governamentalidade. Esse conhecimento é a economia política — o fracasso do governo está no desconhecimento dessa naturalidade (como leis da natureza em sua existência, mecanismos e efeitos).

É na explicação também daqueles mecanismos e efeitos que a *economia natural* de Darwin se insere, como regime de verdade em disputa pela apropriação de um poder explicativo da natureza — Darwin foi leitor de Malthus e a base de sua teoria da seleção natural toma como verdade a explicação malthusiana da relação entre população humana e recursos alimentares:

> A luta pela existência que se trava entre todos os seres vivos espalhados pelo mundo [...] resulta inevitavelmente de sua alta taxa de crescimento, que se verifica em progressão geométrica. Trata-se da doutrina de Malthus aplicada ao reino animal e vegetal. Como, de cada espécie, nascem muito mais indivíduos do que o número capaz de sobreviver, e como, consequentemente, ocorre uma frequente retomada pela

---

[325] *Idem.*

[326] *Ibidem*, p. 22.

existência, segue-se daí que qualquer um que sofra uma variação, mínima que seja, capaz de lhe conferir alguma vantagem sobre os demais, dentro das complexas e eventualmente variáveis condições de vida, terá maior condições de sobreviver, tirando proveito da *seleção natural*[327].

Thomas Malthus era um economista inglês, portanto, mais ligado aos utilitaristas, Foucault (2008b) define o utilitarismo como uma tecnologia de governo; os limites de ação do governo, nessa visão, são definidos pela *utilidade* da intervenção governamental: *É útil? Útil para quê? Dentro de que limites? A partir de que se torna inútil? A partir de que se torna nocivo?* Um trecho de *Ensaio sobre a população* resume esse questionamento biopolítico da filosofia/pensamento utilitarista:

> [É preciso saber] em que proporção estava o número de casamentos em relação ao número de adultos; em que medida os costumes corruptos predominavam em consequência das restrições ao casamento; qual era a mortalidade comparativa, entre as crianças da parcela mais pobre da comunidade e aquelas que viviam em maior bem-estar; quais eram as flutuações do preço real do trabalho e quais eram as diferenças observáveis na situação das classes mais baixas da sociedade com relação ao bem-estar e à prosperidade, nos diferentes momentos de uma determinada época[328].

É nesse controle da população (biopolítica) como responsabilidade do Estado, como recurso oicórpico para seu enriquecimento, que o Estado se transforma em um grande *oikos*, sobre o qual os mecanismos de segurança e vigilância podem e devem ser violentos. Quem tem a autoridade de responder aos questionamentos, por exemplo de Malthus, é a Razão Eucórpica, que, nas palavras de Foucault, diz respeito, em parte, ao biopoder, mas o segundo é efeito da primeira, com os discursos da economia animal e da economia natural.

Malthus partia de dois postulados: que o alimento é essencial à existência humana e que "a paixão entre os sexos" (leia-se reprodução) é necessária. Esses postulados são a base da teoria darwiniana, também associada ao que Darwin chamou "divisão fisiológica do trabalho". Para Malthus[329], como a população cresce em progressão geométrica, "infinitamente maior

---

[327] DARWIN, 1994 [1859], p. 37, grifo no original.

[328] MALTHUS, T. Ensaio sobre a população. *In:* MALTHUS, T. **Os economistas**. São Paulo: Editora Nova Cultural Ltda. 1996 [1798], p. 253.

[329] *Idem.*

do que o poder que tem a terra de produzir meios de subsistência para o homem"[330], precisaria haver algum controle natural sobre a população. Se entre plantas e animais o controle natural dar-se-ia pela perda de sêmen, doença e morte prematura, nos humanos, dar-se-ia pela miséria e pelo vício. A miséria e o vício são apresentados como da natureza humana. A moral se transforma, ou é evocada, pelo viés natural. A miséria seria "uma consequência absolutamente necessária dessa lei [natural]"[331], enquanto o vício, "uma consequência altamente provável"[332]. Em Darwin, vemos o seguinte:

> Esta luta [pela existência] resulta inevitavelmente da maior ou menor velocidade de reprodução dos organismos. Os seres vivos que durante sua vida normal produzem diversos ovos ou sementes devem ser destruídos durante algum tempo de sua existência, durante determinada estação, durante um certo ano. Caso contrário, com base no princípio de progressão geométrica, seu número acabaria por tornar-se tão absurdo que nenhum local teria capacidade de contê-los. Portanto, como nascem mais indivíduos do que poderiam sobreviver, sempre haverá luta pela existência, seja entre os da mesma espécie, seja entre eles e os de outras espécies, ou seja os indivíduos e as condições de vida existentes em seu habitat. *Trata-se da doutrina de Malthus aplicada com redobrada força a todo reino vegetal e animal*, uma vez que nesse caso não pode acontecer o aumento artificial dos alimentos ou a restrição prudente dos acasalamentos [ação que na espécie humana é possível pela biopolítica ou pela miséria, como dizia Malthus, como lei natural sobre o humano][333].

Dentro de uma cibernética econômica (de autorregulação da política economia via população), integram-se os ideais fisiocráticos e utilitaristas (a figura 2.3 resume essa relação).

Os recursos naturais, para os fisiocratas, e os oicórpicos, para os utilitaristas, são os instrumentos autorreguladores secundários, sem os quais a economia não existiria; os sujeitos são também recursos "naturais" autorregulados pelo "mercado"; quem regula a força de trabalho (como vida) é a Fisiologia eucórpica — com o nome de economia animal.

---

[330] *Ibidem*, p. 246.

[331] *Ibidem*, p. 247.

[332] *Idem*.

[333] DARWIN, 1994 [1859], p. 77, destaque em itálico meu.

É em toda essa junção atuando sobre a população que se institui o pacto oicórpico. Foucault[334] relata uma mudança importante, também no campo penal, na criminologia: importa menos o "crime" cometido do que a biografia, não mais o "o que você fez?", mas o "quem é você?" adquire relevância dentro da biopolítica. Em outras palavras, avalia-se a oicorporidade, o quanto a vida que se leva está de acordo com o pacto oicórpico. Crime é tão somente desrespeito ao pacto. Embora o Estado tenha se desvinculado da regulamentação jurídico-disciplinar, a população, como mecanismo de segurança e vigilância do pacto oicórpico, recebe essa regulamentação.

> O povo é aquele que se comporta em relação a essa gestão da população, no próprio nível da população, como se não fizesse parte desse sujeito-objeto coletivo que é a população, como se se pusesse fora dela, e, por conseguinte, é ele que, como povo que se recusa a ser população, vai desajustar o sistema[335].

Essa distinção que Foucault cita de um autor pouco conhecido e adepto aos ideais fisiocráticos revela a distinção entre aqueles que fazem parte da população (oicorpos) e os que rompem com o pacto oicórpico.

## 2.4 A energia subjetiva dos Corpos Iansânicos: iansanidade e iansanoabjeção

> [Damiens fora condenado, a 2 de março de 1757], a pedir perdão publicamente diante da porta principal da Igreja de Paris [aonde deverá ser] levado e acompanhado numa carroça, nu, de camisola, carregando uma tocha de cera acesa de duas libras; [em seguida], na dita carroça, na Praça de Greve, e sobre um patíbulo que aí será erguido, atenazado nos mamilos, braços, coxas e barrigas das pernas, sua mão direita segurando a faca que cometeu o parricídio, queimada com fogo de enxofre, e às partes em que será atenazado se aplicarão chumbo derretido, óleo fervente, piche em fogo, cera e enxofre derretidos conjuntamente, e a seguir seu corpo será puxado e desmembrado por quatro cavalos e

---

[334] FOUCAULT, 2008b.
[335] *Ibidem*, p. 57.

> seus membros e corpo consumidos ao fogo, reduzidos a cinzas, e suas cinzas lançadas ao vento[336].

Foucault inicia *Vigiar e punir* com o trecho acima descrevendo o suplício de Damiens, acusado de parricídio. Na elaboração que faço aqui, esta seria a descrição material da transformação do corpo em *aneucorpo* (*aneu-*, do grego: sem, destituído de). O corpo de Damiens, com sua *iansanidade* "ingovernável", foi, paulatinamente e sob um espetáculo, destituído do próprio corpo para que fosse demonstrado a outros possíveis *corpos iansânicos* que deveriam se comportar como *oicorpos* — ou, nas palavras de Nietzsche[337], produzir o sentimento de "promessa" nos outros; nos meus termos, promessa como contrato social e compromisso simbólicos de ser *oicorpo*, de ser um sujeito-*oikos*.

Que conjuntos de discursos estão subjacentes ao "Comporte-se!" quando um pai ou uma mãe diz isso ao seu filho ou a sua filha? O que eram as "notas" de comportamento que estudantes recebiam de docentes no século XX? O que significa um aluno ou uma aluna ser considerado indisciplinado ou malcomportado?

*Corpo iansânico* é o corpo que se recusa a se comportar conforme as normas sociais estabelecidas, independentemente de quais são elas; nesse sentido, é o corpo que tem ação, que tem vontade de potência e que, segundo sua energia subjetiva, atua de modo a criar, executar e produzir — o corpo que rompe a promessa. *Iansanidade* é uma metáfora apoiada na entidade orixá Yansan[338] de matriz religiosa africana. De forma a descolonizar, desnortear e desocidentalizar o conhecimento, optei por desviar das tantas nomenclaturas que abundam o conhecimento ocidental — praticamente todas apoiadas em termos/conceitos gregos (*éthos, édipo, eros, oikos*, Dionísio) — porque atrelam e fixam o significado ao

---

[336] Trecho de: *Pièces originales et procédures du procès fait à Robert-François Damiens*. 1757, t. III, p. 372-4, *apud* FOUCAULT, 2014a, p. 9.

[337] NIETZSCHE, Friedrich W. **Genealogia da moral.** Uma polêmica. São Paulo: Companhia das Letras, 1998.

[338] Segundo Bastide (1961), Yansan é a principal esposa de Xangô, juntamente com Oba e Oxum, mas Yansan é aquela que o ajuda no trabalho de "lançar raios". Xangô possuía a magia de lançar fogo pela boca; Yansan roubou essa capacidade de Xangô e passou a exercê-la. No entanto, ela não lança fogo, mas "traça no ar círculos cintilantes", com sua espada imitando o raio. Yansan mobiliza os ventos e as tempestades, as chuvas torrenciais e os vendavais; com sua espada, risca o ar e produz os trovões e relâmpagos. Yansan representa uma das forças da natureza, a força das tempestades; é dessa descrição que retiro a metáfora para *iansanidade*, da força que tem o poder (potência) de romper e destruir, como uma tempestade, as condições de falsa calmaria estabelecida pelo *status quo* (BASTIDE, R. **O candomblé da Bahia:** rito Nagô. v. 313. São Paulo: Companhia Editora Nacional, Brasiliana, 1961).

significante. *Iansanidade* também joga com duas possibilidades léxicas e discursivas, *insanidade* e *sanidade*, sendo que se transforma nas duas coisas e em nenhuma delas ao mesmo tempo e, portanto, em outra, deslocando a lógica binária entre o certo e o errado, entre o normal e o patológico para outra noção, pós-categórica, que deixa de definir o bom/bem e o mau/mal, mas permite provocar a dúvida entre comportamento e ação, também deslocando de uma lógica aristotélica que poderia surgir nas conceituações que propus entre comportamento e ação. *Iansanidade*, nesse sentido, é a possibilidade de agência dos *oicorpos*. *Iansanidade* é quando o capital subjetivo devém a vontade de potência. Nesse sentido, o poder é essencialmente iansânico, todavia egopolítico também.

São exemplos de *corpos iansânicos* os corpos transgêneros que rompem com a promessa da dualidade dos gêneros; os corpos femininos que recusam a promessa da maternidade (tanto pelo aborto quanto pela recusa da gestação) e da feminilidade forjada; dos corpos masculinos que negam a promessa da masculinidade e da virilidade; os corpos negros que negam a promessa da branquitude como civilidade e da negritude como selvageria/barbaridade; dos corpos gordos que negam a promessa de saúde estabelecida pelos critérios médico-científicos, que também perpassam os critérios estéticos; os corpos artísticos que superam a limitação imposta ao seu *oicorpo*; os corpos indígenas que rompem com a promessa colonial dos "neocolonizadores-ex-colonizados"; os corpos *queer* (de LGBTQIA+) que rompem com a promessa da heterossexualidade compulsória, mas sobretudo aqueles que rompem a promessa e precisam pagar com a ação do próprio corpo[339]. Destaque-se que antes dos "ques" não há vírgula, de modo que não basta terem os corpos citados como exemplos, são necessárias ações que rompam com as promessas. A ação

---

[339] Embora atribua como corpos iansânicos os corpos trans, negros, *queer*, gordos etc., todos os corpos (também os cis, brancos, héteros, magros etc.) podem — e devem — exercer suas *iansanidades* no rompimento das promessas (morais e civilizatórias); assim, em linhas gerais, o racismo e a LGBTabjeção existem porque os corpos que fenotipicamente expressam as promessas também precisam romper com elas. Descrevi o início desse processo (sem a crítica que trago aqui) no que chamei de "dispositivo fenotípico" (Garcia-Severino (2018) . A partir de um trecho de *Pele negra, máscaras brancas*, em que Fanon argumentava que quando o colonizado retornava da metrópole, percebia-se que seus fenótipos haviam sofrido uma mutação definitiva, analisei algumas reportagens que traziam discursos sobre os corpos negros e os corpos *queer* em que se criavam características estereotipadas como se fossem imanentes aos sujeitos, como se fossem fenótipos, e, portanto, fixavam identidades. Uma vez que, biologicamente, fenótipo não sofre mutação, Fanon remonta o sentido de fenótipo ironizando-o como pré-discursivo, de onde os dispositivos fenotípicos atuam e, consequentemente, "o poder atua sobre os corpos, sobre seus órgãos e sistemas; além disso, pensar num dispositivo fenotípico acrescenta a ideia de que, metaforicamente, o poder atua em nível celular e molecular, como se fosse capaz até de provocar uma 'mutação definitiva' no material genético" (Garcia-Severino, 2008, p. 880-881).

é o rompimento com a promessa da *oicorporidade*, é o descompromisso, o contrário é comportamento; no entanto, não existe uma substância *iansânica, oicórpica*, ou *aneucórpica*, "não existe um 'ser' por trás do fazer, do atuar, do devir: o 'agente' é uma ficção acrescentada à ação — a ação é tudo"[340]. É a partir dessa construção nietzschiana, também, que Butler[341] produz o corolário sobre a performatividade de gênero. Nesse sentido, os corpos são performativos (e contraperformativos) porque tornam-se identidades: *iansânicas, oicórpicas, aneucórpicas, eucórpicas* — construídas por uma matriz *eucórpica* cientificista, que desde o século XIX produz teorias sobre os corpos a partir da economia natural e animal. São identidades e são *différances*, por isso também performativas e não fixas. Nietzsche também contrapõe o *cogito* cartesiano da fixidez e da racionalidade sub-reptícias porque, pela crença na palavra e na gramática, nos esquecemos de que

> [...] um pensamento não será uma massa substancializada de maneira inequívoca, mas será coetâneo, isto sim, a um sentir e a um querer, a muitos sentires, a muitos quereres que não são ordenados num substrato pensante, nem por ele hierarquizados, mas estão disseminados pelo corpo[342].

Em seu curso *Os anormais*, Foucault[343] descreve o que chamou n'*A vontade de saber* de dispositivo da confissão, por meio do qual se deve contar tudo ao diretor da consciência (padre, psiquiatra, médico) sobre a totalidade da existência de modo a passar pelo filtro do exame. O que Foucault atribui ao controle do corpo pela carne é relativo a "um mecanismo do poder que comporta uma discursividade obrigatória e permanente", em que "a carne é aquilo que se nomeia, a carne é aquilo de que se fala, a carne é o que se diz"[344]; o que aparece como objeto de um discurso cujo "aparelho de controle difícil e sutil, [é] esse *corpo de desejo e de prazer* que nasce em correlação com ele"[345]. Também descreve

---

[340] NIETZSCHE, 1998, p. 36.

[341] BUTLER, 2015a.

[342] KRIEGER, Saulo. Um olhar de Nietzsche ao século XVII: os subterrâneos da revolução cartesiana. **Cad. Nietzsche**. Guarulhos/Porto Seguro, v. 39, n. 2, p. 223-245; set./dez. 2018, p. 236.

[343] FOUCAULT, Michel. **Os anormais:** Curso no *Collège de France* (1974-1975). 2. Ed. São Paulo: Editora WMF Martins Fontes, 2014.

[344] *Ibidem*, p. 174.

[345] *Ibidem*, p. 175, grifos meus.

o que chamou de teatro fisiológico-teológico[346] (dos séculos XVII e XVIII), no caso das possessões pelo diabo, em cujas confissões uma freira de Loudun relatava: "O diabo me enganava frequentemente *com um pequeno deleite* que eu tinha com as agitações e *outras coisas extraordinárias que ele fazia em meu corpo*"[347] Com base no *Methodus expeditae confessionis* (*Método de confissão expressa, do século XVII*), Foucault relata o manual de confissão para o diretor da consciência, no caso das *mollities* (polução voluntária sem conjunção dos corpos, na explicação de Foucault, ou, a própria masturbação, ou ainda, em latim, "suavidade"), aquele a quem se confessa deve extrair do penitente informações sobre em que pensara para praticar o ato, o que usara para praticar, se fora devido a um motivo utilitário, ou se por um *affectus particularis*, se era uma forma de *explenda libido* (descarregar a libido), se houvera afeição pelo mesmo sexo, se houvera desejo por sodomia (perfeita ou imperfeita, a primeira entre homens, e a segunda, por desejo da parte posterior, sendo praticada entre homem e mulher).

É justamente também no século XVII que Descartes (em *As paixões da alma*) atribui à razão um nível superior ao das paixões, moralizando-se assim as percepções, o que implica ao intelecto — se o entendimento for bem conduzido por meio de um método — a capacidade de dominá-las[348].

Embora Foucault[349] associe seus dados ao controle e à apropriação do corpo pela carne, parece haver aqui preocupação com as *iansanidades* dos sujeitos por meio de suas vontades de potência, especialmente sexuais, com as ações movidas pelo desejo e pelo prazer para redução da energia subjetiva que cria, produz a ação e executa (que devém a vontade de potência). É a partir das *iansanidades* (expressas pelo corpo) que se definiram as verdades do patológico e determinou-se o normal. O corpo assumiu o papel de materializar e racionalizar as *iansanidades* (ou pelo menos tentar), a qual a economia natural e a economia animal, a partir do século XIX, puderam, embora com suas ambivalências e dupla consciência, justificar com "autoridade científica" — a *drapetomania* ou *dysaesthesia Aetheopsis* é um bom exemplo.

---

[346] Junção de sinais clínicos (verdadeiros ou performados) associados aos ideais ou explicações religiosas; algo semelhante ao que observamos atualmente nas "performances" religiosas de igrejas neopentecostais onde as pessoas são curadas pelo pastor em espetáculos de exorcismos.

[347] *Ibidem*, p. 181, grifos meus.

[348] KRIEGER, 2018.

[349] FOUCAULT, 2014b.

As doenças tornam-se o controle médico das *iansanidades*, assim como as leis tornam-se o controle jurídico — é o que está, por exemplo, representado na homossexualidade como doença e como crime — o que Foucault constatou na forma como o sistema jurídico cria os sujeitos que pretende representar e proteger e como produz e gera o desejo que pretende reprimir. Quando se tornam subsumidos espírito, vontade e consciência na concepção de um eucorpo mecânico-cibernético, as iansanidades são objetificadas e destituídas de suas relacionalidades corpo-mundo. Tornam-se elementos contraeucórpicos, portanto, patologizáveis e criminalizáveis, com efeito, precisam ser tratadas e reabilitadas, porque vão de encontro ao *modus operandi* da natureza, desafiam o modelo funcional-econômica-sexualmente eficiente; os sujeitos deixariam de ser recursos oicórpicos úteis. A razão eucórpica vive "em defesa da sociedade" ou "em defesa dos oicorpos": *Il faut défendre les oïcorps!* As iansanidades não são prerrogativas dos *"hoi polloi* modernos".

Freud[350] também relata um caso de possessão demoníaca em *Uma neurose do século XVII envolvendo o demônio [1923]* a partir da análise de manuscritos religiosos[351], do *Tropheum Mariano-Cellense*[352] e do diário do pintor Christoph Haitzmann, quando de sua possessão pelo demônio. Segundo Freud, o diabo apareceu ao pintor depois de ele ter perdido o pai, sofrido por um longo tempo de melancolia e ter se entregado longamente à penitência e à oração: "[o diabo disse] que eu deveria buscar diversão e espantar a melancolia"[353], "sentindo-se prostrado com o andamento de sua arte e de seus emolumentos futuros" e "sendo tomado de prostração pela morte do pai"[354]. Em Goethe, Freud encontra a resposta sobre o que o diabo tem a oferecer ao homem (no caso, a Dr. Fausto), "[...] muitas coisas que o homem estima: riqueza, proteção dos perigos, poder sobre os semelhantes e as forças da natureza, também sobre as artes da magia e, sobretudo, prazer, prazer com mulheres bonitas"[355].

---

[350] FREUD, S. Uma neurose do século XVII envolvendo o demônio [1923] *In:* FREUD, S. **Psicologia das massas e análise do eu e outros textos [1920-1923].** Obras completas volume 15. São Paulo: Companhia das Letras, 2011.

[351] Santuário de Mariazell, um conhecido local de romaria, localizado a 130 km de Viena; o manuscrito foi encontrado pelo *Hofrat* Dr. R. Payer-Thurn na *Fiedeikommißbibliothek* régio-imperial (uma biblioteca em que se registravam os bens hereditários, que agora faz parte da Biblioteca Nacional Austríaca (informações da nota de Freud).

[352] Trata-se de uma obra de um compilador religioso que assina P.A.E. com uma conclusão do abade Kilian de S. Lambert (escrito entre 1719 e 1724 sobre um caso ocorrido em 1678) atestando um milagre da Virgem Maria sobre a possessão demoníaca do pintor Christoph Haitzmann.

[353] Freud, 2011, p. 236; transcrição do diário do pintor.

[354] *Ibidem*, p. 236; as duas últimas, citadas por Freud a partir do *Tropheum*.

[355] *Ibidem*, p. 234.

Em *Fausto*[356], também encontramos a possessão do demônio Mefistófeles sobre o Dr. Fausto, *provocando-lhe suas iansanidades* (o que Goethe descreve não são o que considero as *iansanidades*, mas o que as faria aparecer como movimento e como ação):

MEFISTÓFELES
Queres, sem freio ou mira estreita,
Provar de tudo sem medida,
Petiscar algo de fugida?
Bem te valha, o que te deleita!
Porém, agarra-o, sem pieguice!

FAUSTO
Não penso em alegrias, já to disse.
Entrego-me ao delírio, ao mais cruciante gozo,
Ao fértil dissabor como ao ódio amoroso.
Meu peito, da ânsia do saber curado,
A dor nenhuma fugirá do mundo
E o que a toda a humanidade é doado,
Quero gozar no próprio Eu, a fundo.
Com a alma lhe colher o vil e o mais perfeito.
Juntar-lhe a dor e o bem-estar no peito,
E, destarte, ao Seu sabor ampliar meu próprio Ser,
E, com ela, afinal, também eu perecer.

[...]

Mas quero![357]

Freud conclui que C. Haitzmann sofria de uma fantasia neurótica devida à sua melancolia por não ter superado a morte do pai; o demônio seria o próprio pai, que também seria o próprio Deus, como um traço mnemônico de uma imagem infantil que reflete uma ambivalência do pai como terno e submisso e ao mesmo tempo hostil e desafiador. Tudo o que o diabo oferecia ao pintor era consequência, possivelmente, de o pai não aceitar a vida de artista do pintor. Para os relatos dos sinais físicos como visões, convulsões, perdas de consciência e sensações dolorosas, Freud atribui significado de patologia, transformando em causa o que seria consequência, ou em essência o que seria aparência — circunscritas na lógica eucórpica, entre causas e consequências, "essência" e "aparência", as *iansanidades* desaparecem como *logos* e se transformam em *locus* (células, tecidos, órgãos, sistemas, enfim, corpo).

---

[356] GOETHE, J. W. **Fausto**. Grandes obras da Cultura universal. v. 3, 5. ed. Belo Horizonte: Itatitaia, 2002 [1749-1832].

[357] *Ibidem*, p. 85.

O próprio "delírio neurótico" de que fala Freud já pode ser considerado uma *iansanidade*, ou seja, relacionalidade corpo-mundo, um movimento ou ação que pretende retirar o sujeito da sua *oicorporidade*, ou condição de submissão. Os processos que Foucault descreve nos dispositivos da confissão são formas de apreender as *iansanidade*s e classificá-las do ponto de vista da moral, determinando e distinguindo as que são normais das que são patológicas; o que Freud descreve são as formas como são consideradas discursivamente como normais e patológicas, a partir de uma moral médico-científica, que também é etnocêntrica e cristianizada.

Por exemplo, em *O anti-Édipo*, Deleuze e Guattari[358] denunciam o complexo de Édipo como tentativa de alocar o desejo dentro da relação pai-mãe-filho, ou seja, dentro da família (*oikía*) ou da casa (*oikos*). Em outras palavras, não seria nada mais do que a tradução de *iansanidade* como desejo aprisionada no gerenciamento do *oikos* (ou seja, da casa, do íntimo). O complexo de Édipo é estratégia oicorporificadora. Para Butler[359], o complexo de Édipo é efeito reificador dos tabus do incesto e da homossexualidade; recorre à discussão de Lévi-Strauss para afirmar que "o incesto não é um fato social, mas uma fantasia cultural muito difundida"[360]. Nas palavras de Deleuze e Guattari[361], o complexo de Édipo é uma edipianização em que "o psicanalista torna-se o diretor de um teatro privado" e "as máquinas desejantes passam a funcionar somente atrás das paredes do consultório" [...]: "entra e deixa-te edipianizar"[362].

Freud[363] inicia *Totem e tabu* evocando a teoria darwinista e buscando reconstruir o percurso do homem pré-histórico por meio de seus resquícios arqueológicos. No entanto, julga que existem seres humanos contemporâneos [de Freud] próximos desse homem pré-histórico; seriam eles os selvagens ou semisselvagens, "se for lícito reconhecer [neles] um estágio prévio bem conservado de nossa evolução"[364]. Como não pode voltar no tempo, ele usa como objeto de pesquisa os estudos etnográficos dos "selvagens mais atrasados e mais miseráveis", os aborígenes australianos, a fim de reconhecer um estágio prévio bem conservado da evolução

---

[358]  DELEUZE, G; GUATTARI, F. **O Anti-Édipo.** São Paulo: Editora 34, 2011 (2 ed.).

[359]  BUTLER, 2015a.

[360]  *Ibidem*, p. 82.

[361]  DELEUZE; GUATTARI, 2011.

[362]  *Ibidem*, p. 78-79.

[363]  FREUD, S. **Totem e tabu.** Algumas correspondências entre a vida psíquica dos selvagens e a dos neuróticos. Coleção L&PM, v. 1113, Porto Alegre, RS: L&PM, 2014.

[364]  *Ibidem*, p. 37.

(psíquica) humana. Ele acreditava que na comparação entre a psicologia dos povos naturais e a do neurótico (o europeu civilizado), encontraria respostas evolutivas. O que Darwin fez com os corpos é o que Freud, com efeito, fez com a *psiqué* em *Totem e tabu*: uma estratégia de diferenciação e gradação intraespecífica dos humanos.

Freud encontrou neuróticos e psicóticos entre os primitivos? Ele explica que os primitivos possuem um pensamento sexualizado e disso proveria "a crença na onipotência dos pensamentos, *a confiança inabalável na possibilidade de dominação do mundo* e o fechamento em relação às experiências fáceis de fazer que poderiam instruir o homem sobre sua real posição no mundo"[365]. Já nos neuróticos (os "não primitivos"), uma parte considerável dessa atitude primitiva manteve-se e o recalcamento sexual produziu "uma nova sexualização dos sistemas de pensamento"[366] Os "primitivos" queriam dominar o mundo? Com efeito, seria isso que todo o processo colonialista (Ásia, Oceania, América, África) e a escravização africana e dos indígenas das américas quiseram evitar?

Fanon escreve que

> [...] "inconscientizar" é coisa de branco, que o preto, ao longo de seu drama à luz do dia, não tem tempo para isso e [...] o complexo de superioridade dos pretos, seu complexo de inferioridade ou seu sentimento igualitário são *conscientes*. Eles utilizam o tempo todo. Eles existencializam seu drama. Não há neles a amnésia afetiva que caracteriza a neurose-tipo[367].

Para Fanon, a neurose não é constitutiva da realidade humana e, concordando com Deleuze e Guattari[368] (embora sejam mais Deleuze e Guattari que concordam com Fanon), o complexo de Édipo é um embuste, longe de surgir entre os pretos.

Eu diria que o recalque, em termos freudianos, pode ser re(e)nunciado como iansanidade ressentida, e o que sobrevém torna-se performativamente eucorporificado como encenação desse ressentimento.

Um corolário possível de toda a reflexão empreendida até agora é que ou a evolução biológica produziu neuroses e psicoses nos humanos — e, de acordo com a teoria darwiniana, isso imprimiria vantagem na

---

[365] *Ibidem*, p. 143, destaques meus.

[366] *Ibidem*, p. 144.

[367] FANON, 2008, p. 134; destaque em itálico de Fanon.

[368] DELEUZE; GUATTARI, 2011.

SOBRE A EFICIÊNCIA ECONÔMICA E SEXUAL DOS CORPOS: CRÍTICA DA RAZÃO EUCÓRPICA

espécie (não encontro vantagem além da econômica) — ou a oicorpo-rificação produziu essas condições nos humanos. De fato, o que separa aqueles ditos "selvagens e semisselvagens" é justamente a oicorporifica-ção, ausente nesses e presente nos "civilizados"; sem a oicorporificação, as iansanidades não foram ressentidas e recalcadas. Lembremo-nos de que Freud precisa enunciar na ordem do discurso da razão eucórpica.

Quando as *iansanidade*s são traduzidas cientificamente, passam a atuar como sinais e sintomas clínicos por um processo de hipostasia e tau-tologia[369] que a linguagem confere ao descarregar nos corpos a apreensão experimentalmente controlada de algo sem materialidade. O mesmo acon-tece com Dorian Gray de Oscar Wilde[370], embora suas *iansanidade*s sejam apresentadas e julgadas pela moral quando seu retrato é exposto. Em outro extremo, *o sobrinho de Rameau*, de Diderot[371], apresenta suas *iansanidade*s de forma cínica, em que o filósofo (Diderot como Diderot e como a própria personagem do filósofo) confronta a moral com a amoralidade. Usando essas metáforas, suponho que Fausto busca exercer suas *iansanidade*s pelo pacto com Mesfistófeles; Dorian Gray exerce suas *iansanidade*s até ver seu retrato exposto; o sobrinho de Rameau é o exemplo mais forte de corpo *iansânico*; e ainda, o monstro de Frankenstein, criado para ser *eucorpo*, mas relegado a *aneucorpo*, rebela-se contra seu criador e se torna *iansânico*.

As *iansanidade*s, para Freud, (penso eu) estariam deslocadas como fenômenos psíquicos, e, entre o normal e o patológico, o recalque delas estaria relacionado à histeria ou à neurose, por exemplo. Em Claude Ber-nard, os fenômenos psicológicos (ou psíquicos) (*phénomènes psychologiques*) possuem uma dificuldade de apreensão a despeito de serem maravilhosos e delicados, mas, se forem vistos como fenômenos cerebrais, são seme-lhantes a todos os outros fenômenos dos corpos vivos, que seguem as leis do determinismo científico, e, portanto, podem ser testados experimen-talmente[372]. O nome histeria (de útero), por exemplo, pode representar

---

[369] Na hipostasia, uma realidade empírica é transformada por dedução em algo superior; a tautologia da linguagem lhe dá a existência e permite à ciência um formato dedutivo que ainda reflete a hierarquia e a coerção. A linguagem, assim, se torna imparcial; o impotente perde a força para que possa ser expresso e o existente encontraria seu signo neutro, mas "tal neutralidade é mais metafísica do que a metafísica" (Adorno; Horkheimer, 1986, p. 35).

[370] WILDE, O. **O retrato de Dorian Gray.** Rio de Janeiro: Ediouro, 1987.

[371] DIDEROT, D. O sobrinho de Rameau. *In:* DIDEROT, D. **Os pensadores**. São Paulo: Editora Abril, 1979, p. 38-82.

[372] *"Je suis persuadé que les obstacles qui entourent l'étude expérimentale de phénomènes psychologiques sont en grande partie dus à des difficultés de cet ordre; car, malgré leur nature merveilleuse et la délicatesse de leurs manifestations, il est impossible, selon moi, de ne pas faire rentrer les phénomènes cérébraux, comme tous les autres phénomènes des corps vivants, dans les lois d'un déterminisme scientifique"* (BERNARD, 1865, p. 128).

essa mesma noção quando fenômenos psicológicos são considerados decorrentes de processos que ocorrem em um órgão específico — em outras palavras, uma forma de tornar material algo que estaria em outra esfera, ou, como Nietzsche diria, "a aparência quase sempre torna-se essência e *atua* como essência"[373]; o órgão transforma-se na essência e na sede da *iansanidade*, deslocando-a à mera aparência, como sinal ou sintoma, ou elemento nosográfico *iansonoabjeto* que precisa ser extirpado. A crença no *eucorpo* tornou as *iansanidade*s melancólicas e, portanto, psiquicamente patológicas naqueles que acreditam possuir um *eucorpo*, e que, agora recalcadas, confirmam a crença na aparência do *eucorpo*: Dorian Gray se finge de Narciso ao enxergar seu retrato, o fetiche fisiológico.

Da mesma forma, o desenvolvimento de uma linha de pensamento da pesquisa psicológica, o behaviorismo, traduz os "comportamentos" humanos em pesquisa experimental, com forte fundamento na Fisiologia — nessa perspectiva, as *iansanidade*s poderiam ser testadas e controladas por meio da pesquisa experimental. Nesse sentido, passariam a ser consideradas comportamentos, e não mais movimentos e ações; talvez não sem coincidência, os mecanismos desse controle sejam chamados de recompensa e punição — (*reward* e *punishment*) por Guyton e Hall[374] — ou com nomes mais "moralistas" (reforço positivo e negativo). A lei do Efeito de Thorndike, base do behaviorismo, enuncia que um ato pode ser alterado em sua força pelas consequências[375], mas pode também sub-repticiamente enunciar a forma como as *iansanidade*s se constituem como boas ou ruins e podem ser manipuláveis. Nietzsche[376] faz uma contundente crítica ao racionalismo e ao empirismo dos "psicólogos ingleses" do século XIX, sobretudo direcionada a Herbert Spencer — que era, na verdade, biólogo, mas que iniciou os estudos do comportamento associando-os à Fisiologia (outra disciplina que causava a ira de Nietzsche e à qual fez diversas críticas, sobretudo em nome de Claude Bernard). Ele acusa Spencer de associar em suas pesquisas o termo bom com o termo útil, de modo a exemplificar como a humanidade sempre sancionou as experiências *inesquecidas* e *inesquecíveis* — e retomamos a função de utilidade dos corpos que a economia animal enuncia, pelo menos desde o século XVIII.

---

[373] NIETZSCHE, 2016, p. 127, grifo no original.

[374] GUYTON; HALL, 2006.

[375] BOCK, A.; FURTADO, O.; TEIXEIRA, M. **Psicologias.** Uma introdução ao estudo de Psicologia. São Paulo: Saraiva, 1992.

[376] NIETZSCHE, 1998.

À nossa animalidade, em Nietzsche[377], associo o que chamo de *iansanidade*, reconhecendo (anacronicamente) o que Matory e Buck-Moss consideraram ambivalência. Nossa *iansanidade* teria sido aprisionada pela moral, na distinção entre bom e mau (ou entre útil e descartável), e no afastamento dos "civilizados" de sua ancestralidade animal — o que Darwin "descobriu", mas precisava afastar pela invenção da evolução como progresso, inclusive da humanidade — e o que, ao mesmo tempo, como afinidade eletiva (*Wahlverwandtschaften*), permitiria justificar a escravidão no século XIX. Haveria, "evolutivamente", humanos que seriam mais próximos da animalidade e outros que seriam mais próximos da humanidade (esses últimos também superanimais, usando a ambiguidade irônica nietzschiana):

> *O superanimal.* — A besta que existe em nós quer ser enganada; a moral é mentira necessária, para não sermos por ela dilacerados. Sem os erros que se acham nas suposições da moral, o homem teria permanecido animal. Mas assim ele se tornou por algo mais elevado, impondo-se leis mais severas. Por isso ele tem ódio aos estágios que ficaram mais próximos da animalidade: de onde se pode explicar o antigo desprezo pelo escravo, como sendo um não humano, uma coisa[378].

A economia natural e a economia animal prepararam os dispositivos fenotípicos[379] pela produção de um conjunto de discursos que distinguia moralmente os bons dos maus, que também distinguia os úteis (utilizáveis) daqueles que fariam uso, por distinguir os civilizados dos bárbaros e selvagens, os humanos (não animais) dos não humanos (animais), e mais, também definiu e determinou como e onde usar. Esses dispositivos fenotípicos são *iansanoabjetos* e parecem ter seguido dois caminhos: no sistema jurídico, produziram os *aneucorpos* e no sistema médico, os *superoicorpos*, quando não os dois — a loucura, o "homossexualismo", o "transexualismo" estão sempre atados a uma corda que é puxada do lado jurídico e do lado médico; mesmo perdendo seus "ismos", esse "cabo de guerra" se mantém.

A noção de *oikos* apresentada nessa discussão permite olhar a sociedade como a constituição do pacto *oicórpico*. A escola funcionaria como a instituição disciplinar que reproduz o pacto. O sistema jurídico seria

---

[377] NIETZSCHE, 2017b.

[378] *Ibidem*, §40, p. 47.

[379] *Cf.* GARCIA-SEVERINO, 2018.

a instituição cuja função é julgar a adequação dos sujeitos ao pacto. O sistema médico é aquele que cuida dos que sofreram as consequências do não ajuste (hospitais) ou adequa pela medicalização os que não são "naturalmente" adequáveis — a doença é a *iansanidade* patologizada. *Oicorpo* é corpo "selvagem", que, embora execute seu devir evolutivo, nunca será civilizado, por isso requer constante intervenção, seja social (pelos comportamentos), disciplinar (pela escola), punitivo (pelo sistema jurídico) ou reabilitador (pelo sistema médico).

O *oicorpo* vê Narciso onde os corpos *iansânicos* veem Dorian Gray — Narciso é o fetiche eucórpico, enquanto Dorian Gray é a farsa angustiante sempre na iminência de ser revelada.

Se fosse possível definir vida concretamente, sua definição estaria mais próxima da iansanidade, como um "algo" entre os escombros do pensamento do século XVIII e que o século XIX enterrou com todo seu humanismo positivista. Nesse lugar foi construído o edifício da razão eucórpica, luxuoso, caro, *high-tech*, cercado de dispositivos de vigilância e segurança, e que possui um convincente e onisciente departamento de propaganda e marketing produtor de fármaco-ciborgues e psiborgues: a Casa Verde (de *O alienista*)[380] foi suntuosamente reformada e guarda dentro dela, com segurança, a vida e a iansanidade, longe dos olhares oicórpicos.

"'A Casa Verde é um cárcere privado', disse um médico sem clínica"[381].

## 2.5 Produção de SUPEROICORPOS

O termo "terapêutica" é bastante associado aos cuidados, tanto de médicos quanto de outros profissionais da saúde. Foucault[382] diferencia, nos gregos antigos, dois termos — *therapeutiké* e *iatriké*. O primeiro, relativo aos cuidados da alma (mais amplos, mais espirituais), enquanto o segundo, aos do corpo (mais relativo às atividades físicas, especialmente às práticas médicas).

As doenças teriam uma evolução (processo), começando pela *euemptosía*, que é relativa à constituição (Foucault não explica de que tipo seria) que desencadeia a doença. O próximo passo seria o *páthos*,

---

[380]   ASSIS, M. de. **O alienista.** Ministério da Cultura. Fundação Biblioteca Nacional. Departamento Nacional do Livro [1882]. Disponível em: http://www.dominiopublico.gov.br/pesquisa/DetalheObraForm.do?select_action&co_obra=2027. Acesso em: 10 out. 2021.

[381]   ASSIS, [1882], p. 10.

[382]   FOUCAULT, 2006.

como um movimento irracional da alma; em seguida viria o *nósema*, como constituição da doença cronicamente. Se esse estado se mantiver, passa-se para o *arróstema*, um estado mais permanente, que se transformará em *kákia* (vício), nesse ponto, o indivíduo estaria completamente deformado, atingido e perdido por uma paixão que o possui e o devasta por inteiro — em suma, seria a paixão que desencadearia uma doença e tomaria o corpo. A doença seria mais de uma ordem terapêutica (no sentido de cuidado da alma) do que iátrica (no sentido de cuidados médicos com o corpo). Mas os séculos XVIII e XIX esconderam a alma na engrenagem mecânica dos corpos, transformaram tudo em terapêutica — e a "iátrica" fora alojada apenas (expresso-me assim não por desprezo, mas por ironia) nos nomes: psiquiatria, pediatria, geriatria, fisiatria (comparemos o *fitness* econômico desses termos com os outros que compartilham do mesmo prefixo, respectivamente, psicologia, pedagogia, gerontologia e fisioterapia).

Embora Claude Bernard dê ao seu estudo o nome de *Introdução ao estudo da medicina experimental*, todo o trabalho se pauta na descrição de procedimentos experimentais fisiológicos para compreender os fenômenos da vida. A relação que estabelece com a Fisiologia é que ela indicaria o estado normal. Dos mesmos procedimentos experimentais fisiológicos também poder-se-ia provocar desordens para avaliar o estado patológico, assim supõe-se o contrário do normal. Da junção desses dois procedimentos produz-se a terapêutica, ou seja, como converter um estado patológico em normal. A nosologia é justamente o estudo das doenças no que diz respeito à interação de fisiologia, patologia e ambiente. Para Nietzsche[383], tudo isso é ascetismo, que,

> [...] para os fisiologicamente deformados e desgraçados [referindo-se aos fisiologistas do século XIX] [...] [seria] uma tentativa de verem-se como "bons demais" para este mundo, uma forma abençoada de libertinagem, sua grande arma no combate à longa dor e ao tédio.

O diabetes é um exemplo interessante de como esse "acontecimento" foi investigado e produzido como doença. Claude Bernard, embora atribua à Medicina e à Fisiologia um caráter extremamente experimental para obtenção das "verdades" sobre o processo vital, destoa do conjunto de médicos de sua época no que diz respeito à conceituação de saúde e

---

[383] NIETZSCHE, 2017a, p. 87.

doença — a despeito da importância de suas pesquisas relatada nos livros atuais de Fisiologia, essa relação entre saúde e doença foi silenciada — Bernard não diferenciava saúde de doença, mas considerava como dois estados da mesma coisa: "fisiologia e patologia se confundem e são, no fundo, a mesma coisa"[384].

A Medicina (ocidental) fundamentou-se na diferença entre o normal e o patológico a partir da comparação quantitativa entre ambos os estados. Canguilhem, por exemplo, relata que o patológico (ou a doença) foi construído como aumento ou diminuição de certas variáveis em relação ao estado dito fisiológico (o investigado).

A partir da concepção de Broussais[385] de "que todas as doenças aceitas como tal são apenas sintomas, e que não poderiam existir perturbações das funções vitais sem lesões de órgãos, ou melhor, de tecidos" e de que todas as doenças consistem "no excesso ou falta de excitação dos diversos tecidos abaixo ou acima do grau que constitui o estado normal"[386], Comte (em 1828) propõe uma lei geral ou axioma geral nosológico, o qual se mantém até hoje na Medicina, cujo fundamento sistemático da patologia (positiva/positivista) é de que o estado patológico se diferencia do fisiológico pela intensidade. Para Comte (segundo Canguilhem), os cientistas teriam a obrigação de determinar todos os limites de variação do normal antes de explorar o patológico. Um reflexo desse pensamento está no fato de prefixos como hipo e hiper encherem as classificações nosológicas dos tratados de Patologia (hipotireoidismo, hipertireoidismo, hiperglicemia, hipoglicemia, hiponatremia, hiperventilação etc.).

Nas pesquisas do século XIX, os termos estado normal, estado natural e estado fisiológico foram usados como sinônimos e intercambiáveis, da mesma forma que anormal, patológico, mórbido e doentio; os últimos, sempre na comparação entre excesso e falta relativos aos primeiros. Sejam as pesquisas e suas conclusões mais vitalistas (com tentativas qualitativas de diferenciar) ou mais mecanicistas (tentativas mais quantitativas), o normal é tido como caráter normativo, que deixa de ser apenas uma disposição detectável e explicável como um fato e se transforma em apego a um valor[387] — Nietzsche diria a uma moral.

---

[384] BERNARD, 1877, p. 56 *apud* CANGUILHEM, 2009, p. 25.

[385] Canguilhem (2009) encontrou na publicação de Broussais, de 1828 (*De l'irritation et de la folie*) a fonte do pensamento nosológico positivo de Augusto Comte.

[386] CANGUILHEM, 2009, p. 16.

[387] CANGUILHEM, 2009.

Entre as abordagens qualitativa e quantitativa para determinação do estado patológico, Claude Bernard[388], mais qualitativamente, atribuiu a estados anormais termos como poliúria, polifagia e glicosúria (até hoje utilizados). No entanto, Canguilhem destaca uma armadilha discursiva: ao evitar os prefixos hipo- e hiper-, Claude Bernard utiliza outros que, semanticamente, dizem a mesma coisa. Poliúria tem o mesmo significado de hiperúria (ambos os termos se referem ao aumento do volume de urina); polifagia, o mesmo de hiperfagia (ambos os termos se referem ao aumento da ingestão de alimentos).

A glicosúria é relativa à eliminação de glicose pela urina, que no estado fisiológico supostamente não aconteceria. Nesse aspecto, Claude Bernard faz, de fato, uma avaliação qualitativa: a detecção de glicosúria apenas seria patológica caso fosse permanente, uma vez que no estado fisiológico ou normal também pode haver fenômeno glicosúrico. Embora essa condição ainda apresente controvérsias, Canguilhem questiona uma outra condição que desloca a relação entre o normal e o patológico, que é o estado experimental, que seria mais real que o normal e que o patológico, mas é em si uma intervenção. De qualquer modo, o diabetes foi estudado a partir da condição experimental, o que permite algumas discussões.

Desde von Mering e Minkowski, em 1889, com a produção experimental do diabetes, depois a identificação da função endócrina do pâncreas por Laguesse até o isolamento da insulina nas ilhotas de Langerhans, em 1920, por Benting e Best, considerou-se o diabetes como hipoinsulinemia (baixa produção de insulina) que ocasiona uma diminuição da capacidade de utilização da glicose em função da glicemia[389]. Assim como a histeria estava relacionada ao útero, o diabetes se relaciona à porção endócrina do pâncreas. Em 1930-1931, Houssay e Biasotti mostraram experimentalmente que outra estrutura estava também ligada ao diabetes, a hipófise: com a ablação completa do pâncreas, um cão sadio não viveria mais do que cinco semanas, morrendo dos sintomas clássicos do diabetes. Caso fosse aplicada além da pancreatectomia, também uma hipofisetectomia, o diabetes era revertido, e sintomas como glicosúria e poliúria eram suprimidas e a glicemia voltava a níveis considerados normais — o diabetes não poderia ser clinicamente detectado. Em 1937, Young produz experimentalmente o diabetes, mantendo intacto o pâncreas, mas alterando o lobo anterior da hipófise. L. Hédon e A. Loubatières reproduziram os experimentos de Young e concluíram que "uma

---

[388] Em *Leçons sur le diabète et la glycogenèse animale* (*Aulas sobre o diabetes e a glicogênese animal*), de 1877; segundo Canguilhem, 2009.

[389] CANGUILHEM, 2009.

superatividade *temporária* do lobo anterior da hipófise (adeno-hipófise) pode causar não apenas um distúrbio transitório da glicorregulação, mas também um *diabetes permanente*, e que persiste durante um tempo indefinido depois do desaparecimento da causa que o provocou"[390].

Destaco um trecho que talvez tenha passado despercebido por Canguilhem: *persiste durante um tempo indefinido depois do desaparecimento da causa que o provocou.*

A hipófise é uma glândula localizada no interior do encéfalo, dentro da região chamada de sistema límbico, associada morfologicamente com o hipotálamo, a porção mais importante do sistema límbico no controle das funções vegetativas e autonômicas e do comportamento emocional. O hipotálamo é especialmente interessante porque é o único local do encéfalo que possui células neuroendócrinas[391]; segundo Kandel[392], elas se parecem neurônios, mas em vez de emitir sinais para outras células via mecanismo sináptico[393], elas liberam hormônios na corrente sanguínea; também são fortemente afetadas por doenças depressivas. O hipotálamo é a estrutura essencial para a expressão corporal do medo e tem conexões com o córtex cingulado, que está envolvido na avaliação consciente do medo, enquanto a amídala (juntamente com o cerebelo e estriado) coordena as respostas autonômicas e endócrinas relacionadas aos estados emocionais, e o mais importante, está associada à memória implícita (ou inconsciente).

Uma das possibilidades de entender a emoção[394] é de que ela seja a interpretação inconsciente do estado fisiológico, ou seja, o sistema límbico interpretaria as condições autonômicas (por exemplo, as condições cardíacas, de pressão arterial) e provocaria um "significado" (emoção) — mas esse significado poderia atuar em *feedback* positivo[395]; aqui estaria um

---

[390] CANGUILHEM, 2009, p. 30, grifos no original.

[391] GUYTON; HALL, 2006.

[392] KANDEL, Eric. **Em busca da memória.** O nascimento de uma nova ciência da mente. São Paulo: companhia das Letras, 2009.

[393] Guyton e Hall (2006) dizem que essas células também emitem sinais via mecanismo sináptico.

[394] KANDEL, 2009.

[395] Feedback é o nome dado a uma resposta fisiológica de retroalimentação. A Fisiologia atribui dois tipos de feedback, o positivo e o negativo. O tipo negativo é aquele que mantém a estabilidade; por exemplo, quando níveis de glicose estão altos no sangue, a produção de insulina é ativada mantendo os níveis plasmáticos de glicose dentro de um "normal"; quando a concentração de glicose está baixa, inibe-se a produção de insulina e estimula-se a secreção de glucagon, decompondo glicogênio em glicose. Outro exemplo é quando a concentração de gás carbônico está alta no sangue, é estimulada a ventilação pulmonar, de modo a eliminar o gás carbônico pela expiração. O feedback positivo estimula a produção daquilo que já está em alta quantidade e inibe aquilo que está em baixa quantidade; os fisiologistas descrevem o feedback positivo como um "ciclo vicioso" (*vicious cycle*) (GUYTON; HALL, 2006).

problema (o que passou despercebido por Canguilhem). Uma vez que o sistema límbico interpreta as condições autonômicas, como, por exemplo, medo, essa interpretação geraria mais medo (com consequências fisiológicas autonômicas), que seria interpretado como mais medo — nesse caso, a adeno-hipófise seria constantemente afetada, e, segundo as pesquisas de L. Hédon e A. Loubatières poderia haver o desencadeamento de diabetes — a despeito de quaisquer outras variáveis bioquímicas possivelmente detectáveis por meio diagnóstico[396].

Darwin[397] parece ter se rendido à Fisiologia na publicação de *The expression of the emotion in man and animals* (*A expressão da emoção no homem e nos animais*). As citações de Claude Bernard como o "grande fisiologista" ressaltam essa hipótese e indicam que ele mesmo (Darwin) passou também a preencher a lacuna deixada n'*A origem das espécies*. Confirmando a relação da emoção como interpretação das condições autonômicas, como Kandel, mas em *feedback* positivo, estão aqui duas citações de Claude Bernard n'*A Expressão*: "a influência do cérebro tende, portanto, a entravar os movimentos reflexos, a limitar sua força de extensão"[398] e o mais explícito:

> O grande fisiologista Claude Bernard demonstrou como reage o coração ao menor estímulo do nervo sensitivo, mesmo quando o nervo é tocado tão levemente que o animal nem sente dor. Portanto, quando a mente é muito estimulada podemos esperar que ela instantaneamente afete de maneira direta o coração; e isso é universalmente aceito. Claude Bernard também repetidamente insiste, e isso merece atenção especial, que quando o coração é afetado, ele reage sobre o cérebro; e o estado do cérebro, por sua vez, reage por meio do nervo pneumogástrico [décimo par craniano ou nervo vago] sobre o coração; assim, a partir de qualquer estímulo, haverá muita ação e reação mútua entre os dois mais importantes órgãos do corpo[399].

O ganhador do prêmio Nobel de Medicina, Eric Kandel, descreve brilhantemente em sua obra *Em busca da memória* a relação de sua vida pessoal com a sua busca científica na compreensão dos processos biológicos da memória. No entanto, nota-se, assim como nos livros de Fisiologia,

---

[396]  HÉDON; LOUBATIÈRES, 1942 *apud* CANGUILHEM, 2009.

[397]  DARWIN, C. **A expressão da emoção no homem e nos animais**. São Paulo: Companhia das Letras, 2009 [18--].

[398]  *Ibidem*, p. 39.

[399]  *Ibidem*, p. 66.

que a pesquisa relativa à memória se baseou nas pesquisas behavioristas, sobretudo de Pavlov, sobre a aprendizagem (habituação, sensibilização e condicionamento) de modo que as pesquisas fisiológicas derivaram e se consolidaram a partir dessa representação. Essa condição remonta à reflexão de Canguilhem sobre a possibilidade de o normal e o patológico serem variações produzidas a partir do estado experimental, que não é nem normal nem patológico — o fisiológico seria, portanto, uma condição criada experimentalmente. Nietzsche também questionou essa condição de uma outra forma: "O valor de todos os estados mórbidos consiste no fato de mostrarem, com uma lente de aumento, certas condições que, apesar de normais, são dificilmente visíveis no estado normal"[400]. Recordemos o exemplo da figura 1.7, no capítulo anterior.

Dois detalhes no bojo dessa discussão se sobressaem, a explicação fisiológica de "emoção" e de "consciência": a emoção é uma representação da ordem superior das reações corporais; a consciência, um conjunto distinto de processos biológicos cujo conjunto é mais do que a soma de suas partes. A Fisiologia as trata como coisas em si apreensíveis ao intelecto humano. "Embora tenham que lutar com as dificuldades de definir os fenômenos da consciência experimentalmente, [os neurocientistas] não encaram essas dificuldades como uma obstrução de todo estudo experimental sob os paradigmas existentes", Kandel[401] entende essa condição, mas ressalta que a Neurobiologia fez progressos no entendimento da percepção da memória sem precisar dar conta do elemento individual e defende que é necessária a "redução de algo subjetivo a algo físico e objetivo"[402].

De Broca e Wernicke, passando por Pavlov e Claude Bernard, chegando aos dias atuais, os métodos de microscopia eletrônica, ressonância magnética e tomografia computadorizada, que assim como todas as técnicas de visualização[403], vêm produzindo, nas palavras de Haraway[404], o truque de deus que fode o mundo e cria tecnomonstros.

---

[400] NIETZSCHE, F. **La volonté de puissance**. Trad. Bianquis, N.R.F., I, 364, § 533, p. 15 *apud* CANGUILHEM, 2009. A edição de *Vontade de Potência*, de 2017, que usei de referência, não possui esse aforismo.

[401] KANDEL, 2009, p. 412.

[402] *Ibidem*, p. 411.

[403] Haraway (1995) cita diversos outros instrumentos de visualização: sistemas de manipulação gráfica vinculados à inteligência artificial, técnicas de avivar cores, sistemas de vigilância via satélite, vídeos domésticos e no trabalho, câmeras para todos os fins, desde a filmagem da membrana mucosa do estômago de um verme marinho vivendo numa fenda entre plataformas continentais até o mapeamento de um hemisfério planetário em outro lugar do sistema solar (p. 19).

[404] HARAWAY, D. Saberes localizados: a questão da ciência para o feminismo e o privilégio da perspectiva parcial. **Cadernos Pagu**, v. 5, p. 7-41, 1995.

Um desses tecnomonstros produzidos pela ciência biológica é o *eucorpo*, destrinchado em mínimos detalhes em sua anatomia e fisiologia; funciona como a referência do olhar agora tecnopanótico que invade os corpos intracelularmente — dão materialidade à vida como coisa em si, e, com efeito, o poder passa a se exercer molecularmente nas células e retira a vontade de potência por meio de diagnósticos que têm o poder de prescrever o futuro. A arquitetura panótica das prisões ganha contornos diagnósticos; o truque de deus expressa sua ubiquidade de forma tecno-panótica. Por outro lado, o autoconhecimento é um fetiche, assim como a saúde, a beleza e a perfeição o são. Como seria conceber o conhecimento constante de cada célula do nosso corpo e saber que cada uma executa perfeitamente seu trabalho biológico? Talvez esteja aí a metonímia da "paz de espírito" e "bem-estar" das buscas das dietas, estilos de vida, práticas do corpo perfeitos. Por outro lado, como diz Haraway, não é necessário abandonar as teorias, mas pensar em como elas podem permitir um futuro aos diferentes corpos. O ponto da crítica não está exatamente apenas nessa produção, mas o que se encontra antes e depois dela. A doença é produto de quê? Essa poderia ser a pergunta da Biologia que nascia em 1800 feita hoje.

As emoções foram estudadas e descritas como mecanismos neurais, que já em Darwin eram definidas, algumas, como universais e semelhantes em quaisquer raças de humanos, "confirmadas" pelo trabalho de Ekman[405], também citado por Kandel, novamente transformadas em coisas em si, seriam elas: medo, raiva, felicidade, desprezo, surpresa, repulsa e tristeza[406]. Mas são palavras. Não seria uma forma de racionalizar tecnicamente as *iansanidades*? Qual a diferença entre raiva, ira, irritação? Alegria, felicidade, prazer? Tristeza, mágoa, melancolia? Surpresa, espanto, susto? Medo, temor, suspeita? Aversão, repulsa, nojo? O motivo de essas emoções serem universais é atribuído à evolução, na resposta filogenética, que se transforma na alternativa científica à metafísica divina (de Leibniz ou Newton, por exemplo): "Parecia provável que o hábito de expressar nossos sentimentos por meio de certos movimentos, apesar de agora inato, foi de alguma forma adquirido gradualmente"[407].

---

[405] EKMAN, P. **A linguagem das emoções.** São Paulo: Lua de Papel, 2011.

[406] *Cf.* Fig. 1.2, no item 1.6.

[407] DARWIN, 2009 [18--], p. 25.

A Fisiologia parece, de fato, considerar as emoções como coisas em si descritas como processos neurais anatomizados e fisiologizados, com efeito, tornam-se condições pré-discursivas que a capacidade intelectual humana foi capaz de apreender; existiria um mecanismo neural estabelecido que funcionaria exata e precisamente, por exemplo, na raiva:

> Forte estimulação dos centros de punição do cérebro, especialmente na zona periventricular do hipotálamo e no hipotálamo lateral produz no animal (1) desenvolver postura de defesa, (2) estender as garras, (3) levantar sua cauda, (4) sibilar, (5) cuspir, (6) rosnar, (7) desenvolver piloereção, olhos arregalados e pupilas dilatadas. Além disso, até a menor provocação causa um *ataque imediato selvagem*. Esse é aproximadamente o comportamento que se espera de um animal severamente punido e seu modelo de comportamento é chamado de raiva[408].

Alguns detalhes são importantes para a análise. Os dados coletados são referentes a um animal em situação experimental; a correlação com o humano é uma alternativa argumentativa filogenética, com efeito, "ataques de raiva" são relacionados a pessoas não civilizadas e não normais. Ademais, os testes aplicados nos animais experimentais para estimulação neural e contração muscular das diversas pesquisas fisiológicas do século XIX foram feitos pelo uso do galvanismo, que, segundo Canguilhem[409], não foi estudado nas quantidades reduzidas em que se apresenta na natureza, mas multiplicado pela experimentação, a fim de se executarem as pesquisas com maior facilidade, implicando que as leis estudadas nesse estado exagerado tornaram-se as do estado natural, chamado de fisiológico. A despeito disso, as emoções tornam-se propriedades.

As características do *transtorno de oposição desafiante* (CID-10: F91.3), doença mental descrita no Manual Diagnóstico e Estatístico de Transtornos Mentais, DSM-5[410] toma, como em outras doenças, a raiva

---

[408] "*Strong* stimulation of the punishment centers of the brain, especially in the *periventricular zone of the hypothalamus* and in the *lateral hypothalamus*, causes the animal to (1) develop a defense posture, (2) extend its claws, (3) lift its tail, (4) hiss, (5) spit, (6) growl, and (7) develop piloerection, wide-open eyes, and dilated pupils. Furthermore, even the slightest provocation causes an immediate savage attack. This is approximately the behavior that one would expect from an animal being severely punished, and it is a pattern of behavior that is called *rage*" (GUYTON; HALL, 2006, p. 736, grifos no original).

[409] CANGUILHEM, 2009.

[410] AMERICAN PSYCHIATRIC ASSOCIATION. **Manual Diagnóstico e Estatístico de Transtornos Mentais (DMS-5)**. 5. ed. Dados eletrônicos, Porto Alegre: Artmed, 2014.

como parâmetro de critério diagnóstico (Fig. 2.4). Segundo a descrição, uma criança que apresentou dois episódios de raiva (por meio de comportamento malvado ou vingativo) nos últimos seis meses pode ser diagnosticada com esse transtorno, sobretudo se desafiou e/ou criticou alguma autoridade.

Sobre o grupo no qual se encaixa esse transtorno (Transtornos disruptivos, de controle de impulsos e de conduta), pode-se ler o seguinte:

> [...] os critérios para transtorno da conduta focam principalmente comportamentos pouco controlados que violam os direitos dos outros ou que **violam normas sociais relevantes**[I]. Muitos dos sintomas comportamentais (p. ex., agressão) podem ser resultado de **emoções malcontroladas**[II], como a raiva. No outro extremo, os critérios para transtorno explosivo intermitente focam principalmente a emoção malcontrolada, explosões de raiva que são **desproporcionais à provocação interpessoal**[III] ou a outro tipo de provocação ou a outros estressores psicossociais. Intermediário no impacto entre esses dois transtornos está o transtorno de oposição desafiante, no qual os critérios são distribuídos de maneira mais uniforme entre as emoções (raiva e irritação) e os **comportamentos**[IV] (**questionamento e desafio**[V])[411].

Os destaques apresentados permitem defender a hipótese de que, para a produção de *oicorpos*, deve-se aprender a não violar as normas sociais relevantes (I) — pacto oicórpico —, por meio do controle das emoções (II), do contrário, comportamentos (IV) como o questionamento e o desafio (V) — que considero aqui não comportamentos, mas ações — só podem ser considerados "ruins" dentro da moral do pacto daqueles que determinam qual a intensidade "correta", tanto da provocação como da resposta (III). O Manual também aponta maior prevalência desse transtorno em homens do que em mulheres — eu perguntaria ao Manual: "cis ou trans?", somente para iniciar a polêmica, justamente porque os dois compromissos iniciais do pacto *oicórpico* são a definição biológica do sexo como binário e a heterossexualidade.

---

[411] *Ibidem*, p. 461; destaques meus.

Figura 2.4 – Algumas características do Transtorno de Oposição Desafiante segundo o DSM-5

## Transtorno de Oposição Desafiante

| Critérios Diagnósticos | 313.81 (F91.3) |
|---|---|

A. Um padrão de humor raivoso/irritável, de comportamento questionador/desafiante ou índole vingativa com duração de pelo menos seis meses, como evidenciado por pelo menos quatro sintomas de qualquer das categorias seguintes e exibido na interação com pelo menos um indivíduo que não seja um irmão.

### Humor Raivoso/Irritável

1. Com frequência perde a calma.
2. Com frequência é sensível ou facilmente incomodado.
3. Com frequência é raivoso e ressentido.

### Comportamento Questionador/Desafiante

4. Frequentemente questiona figuras de autoridade ou, no caso de crianças e adolescentes, adultos.
5. Frequentemente desafia acintosamente ou se recusa a obedecer a regras ou pedidos de figuras de autoridade.
6. Frequentemente incomoda deliberadamente outras pessoas.
7. Frequentemente culpa outros por seus erros ou mau comportamento.

### Índole Vingativa

8. Foi malvado ou vingativo pelo menos duas vezes nos últimos seis meses.

Fonte: American Psychiatric Association (2014)

Sabe-se (ou aceita-se) atualmente que o processo descrito por Pavlov de "sensibilização" em logo prazo, segundo Kandel, produz novos terminais sinápticos em mais de 100%, um neurônio com cerca de 1.300 terminações nervosas (sinapses) passa a ter cerca de 2.700, dessas, cerca de 40% das que estavam ativas passam a representar 60% (ou seja, de 520 conexões sinápticas, a sensibilização produziria 1620, reforçando-as). Em termos fisiológicos, é um número relativamente alto, embora até há pouco tempo, acreditava-se que neurônios não se regeneravam nem produziam novas sinapses. Ainda assim, em termos neodarwinianos, para que essas mudanças implicassem modificações hereditárias em gerações futuras, deveriam acontecer nas células gaméticas, e mudanças estruturais não modificam genes de células gaméticas. Mas se, a despeito dessa restrição, tais características se mantêm e se mantiveram filogeneticamente, está enganado o neodarwinismo ou a Fisiologia? Poderíamos evocar a epigenética trazendo à vida as ideias lamarquistas, mas vou tomar outro caminho. Qual a implicação neurofisiológica, portanto, do pacto *oicórpico* como sensibilização ao longo da vida produzindo sinapses e circuitos neuronais?

Moulin[412] define o século XX como o século da medicalização. O primeiro Código Internacional de Doenças (CID-1) foi publicado em 1900; este código teve como princípios a classificação biológica segundo Linneu — o próprio Linneu já havia criado uma sistemática taxonômica para doenças, o *Genera Morborum*[413]. A primeira ideia de uma lista surgiu em 1662 (em Londres) e continha 83 doenças, mas tratava-se de uma nosografia e não de uma classificação[414].

Considero a medicalização um dispositivo que mantém a posse privada do *oicorpo* não mais como utilidade laboriosa ou de trabalho produtivo, mas como fonte de renda; a doença se transforma em *commodity*, cria-se o *superoicorpo*: o corpo insidiosamente tornado doente, corpo sem vontade de potência, incapaz de *iansanidade*. Segundo os dados da World Health Organisation[415], em 1929, quando da quarta edição da CID, existiam catalogadas 390 doenças; a décima edição, de 1989, continha cerca de 14 mil. A última CID (CID-11, de 2018, publicada em 2022) contém 55 mil doenças descritas. O Quadro 2.2 apresenta a evolução da CID, desde sua criação em 1900 até a última edição de 2018/2022. As doenças são distribuídas dentro de grupos (coluna 3); na coluna 4, estão apresentadas as condições observadas pela Medicina para ampliar a "detecção" das doenças. A ampliação e o desenvolvimento de recursos tecnológicos para diagnóstico e tratamento certamente têm implicação no aumento, ao mesmo tempo também que produzem, por exemplo, a inclusão, em 1975, de doenças relativas a procedimentos médicos e, em 1989, doenças relativas a desordens pós-procedimentos[416].

A produção da doença pode ser devida à contenção das *iansanidades*. O *oicorpo* que mantém contidas as energias subjetivas da sua vontade de potência e não as executa de forma a fluir suas *iansanidades* se transforma em *superoicorpo*. O que significa *iansanicamente* receber diagnósticos de HIV, de câncer, de uma doença neurodegenerativa ou de qualquer doença cujo estigma social é muito forte e/ou cujos prognósticos são discursivamente

---

[412] MOULIN, A. M. O corpo diante da medicina. *In:* CORBAIN, A; COURTINE, J. J.; VIGARELLO, G. **História do corpo 3.** As mutações do olhar. O século XX. 4. Ed. Petrópolis: Editora Vozes, 2018, p. 15-83.

[413] LAURENTI, R. *et al.* A classificação internacional de doenças, a família de classificações internacionais, a CID-11 e a síndrome pós-poliomielite. **Arquivos de Neuro-psiquiatria**, v. 71, n. 9a. São Paulo, p. 3-10, 2013.

[414] LAURENTI, R. Novos aspectos da saúde pública. **Rev. Saúde Pública,** 25, p. 407-417, 1991.

[415] WHO – WORLD HEALTH ORGANISATION. **History of the development of the ICD.** 2019. Disponível em: https://icd.who.int/icd11refguide/en/index.html#1.7HistoryofthedevofICD|history-of-the-development-of-the-icd|c1-7. Acesso 16 out. 2019.

[416] A partir do CID-10, as doenças são classificadas e identificadas por uma letra e um número (relativas a um grupo de doenças) seguida de um ponto e outro número (relativos às subclasses das doenças).

terríveis (lembremo-nos da discussão com Sontag no capítulo anterior)? Acredito que há dois caminhos, estimular as *iansanidades* ou reduzi-las; nesse caso, produziremos *superoicorpos. Superoicorpos* não são corpos que receberam um diagnóstico, mas corpos que se tornaram doentes porque o diagnóstico retirou sua *iansanidade* minando sua vontade de potência.

Quadro 2.2 – Histórico da *Classificação Estatística Internacional de Doenças e Problemas Relacionados com a Saúde* (simplificadamente, Código Internacional de Doenças, CID)

| Número de revisão do CID | Ano da Confe-rência | Número total de categorias para doenças* | Número total de doenças notificadas | Adições em relação à revisão anterior |
|---|---|---|---|---|
| CID-0■ | 1891 | - | | |
| CID-1 | 1900 | 179 | | Causas de mortes |
| CID-2 | 1910 | 189 | | - |
| CID-3 | 1920 | 205 | | - |
| CID-4 | 1929 | 200 | 380 | - |
| CID-5 | 1938 | 200 | | Doenças infecciosas e parasitárias |
| CID-6 | 1948 | 1010 | | Doenças e lesões |
| CID-7 | 1955 | 1041 | | - |
| CID-8 | 1965 | 1088 | | - |
| CID-9 | 1975 | 1178 | | Deficiências físicas e mentais e procedimentos médicos |
| CID-10 | 1989 | 2032 | ~ 14000 | Desordens pós-procedimentos |
| CID-11 | 2018 (2022**) | *** | ~ 55000 | Medicina tradicional e eventos adversos |

(**) Ano provável de implementação.
(***) Ainda não divulgado completamente.
(■) O CID-0 não é reconhecido oficialmente como Código, no entanto, foi o precursor dos demais.
Fonte: Garcia-Severino (2022), com dados de World Health Organisation, 2019; exceto (*) – Laurenti, (1991)

Parece-me que a Patologia sempre foi o estudo das *iansanidade*s por meio das paixões (de *pathos, πάθος*), mas foram transvaloradas para sua contenção e transformadas em materialidade, relegadas aos "sinais e sintomas" das doenças. Em *O Banquete*[417], Platão apresenta o discurso do médico Erixímaco, que diferenciava os corpos sãos dos doentios. Doentios eram aqueles que não cediam aos intemperantes, e a arte médica, com os seguintes nomes (*ἰατρική, ἰατρικής, ἰατρικόν — iatroké*), nada poderia fazer com eles de modo a torná-los sãos, mas apenas seria capaz de diferenciá-los. A arte de curar significava a arte de gratificar os corpos eróticos (que são íntegros e sadios). A saúde era a posse do deus Eros produzindo o corpo erótico (*σώματος ερωτικων — somatos erotikon*); a Medicina era erótica. Para a diferença entre o sadio e o doente, as palavras usadas foram *κακός* e *ἀγαθοῖς — kakós/ágathos*. Segundo Nietzsche[418], a primeira traz a ideia de mau e feio e está em oposição à segunda, bom. Ambos os termos também apresentam oposição (*μεταβάλλειν — metabángein*) entre plebeu e nobre. No discurso de Erixímaco, a palavra *ἀγαθοῖς — ágathos* é usada juntamente com *καλὸν (kalón* — honesto). Outras duas palavras destacam a relação entre os corpos doentios: *ἀκολάοις (ákoláos)* e *αἰσχρόν (aiskhrón)*, que, respectivamente, significam intemperança/indisciplina e fraco psíquica e moralmente. Ganguilhem[419] atribui à Medicina o nome de iatrocracia (de *ἰατρική — iatroké*), que talvez nada mais seja do que a arte de diferenciar o bom, o belo e o sadio (que também são nobres e honestos) do seu oposto, e, embora Nietzsche atribua a Spencer o fato de associar o termo bom também ao útil, com efeito, determina a utilidade dos maus, feios e doentes; sua utilidade é a sua *superoicorpidade*. Esse corpo erótico (bom, bonito, sadio, forte, honesto e nobre) transformou-se na modernidade em *eucorpo*.

A natureza dos corpos compreende o Eros duplo. Que o sadio e o mórbido sejam dessemelhantes, disso ninguém discorda. Ora, o dessemelhante deseja o seu oposto, por

---

[417] A edição que serviu de referência (2017) é bilíngue; a relação estabelecida entre as palavras em grego e em português foi analisada pela busca em diversos dicionários grego-português, de livros que discutiam as concepções de Platão em relação a alguns termos e de outros textos que também apresentam uma discussão de alguns termos, como Nietzsche e Hanna Arendt. Algumas dúvidas foram sanadas com pessoas que conhecem o grego (PLATÃO. **O banquete.** Tradução Donaldo Schüler. Porto Alegre, RS: L&PM, 2017 [427-347 a.C.], 176 p.). Dicionários consultados: DICIONÁRIO grego-português. Cotia: Ateliê Editorial (2007, 2008, 2009, 2010); BEEKS, R. **Etymological Dictionary of Greek.** Leiden: Brill, 2010, 885 p.; COLLECTIONS DES UNIVERSITES DE FRANCE. **Platon, œvres complètes.** Tome XIV. Lexique de la langue philosophique et religieuse de Platon. Paris: Les Belles Lettres, 2003.

[418] NIETZSCHE, 1998.

[419] CANGUILHEM, 2009.

> ele erotizado. O Eros do corpo saudável é um, o Eros do corpo doentio é outro. Acertadamente, *Pausânias dizia que é belo gratificar os virtuosos e que ceder aos intemperantes é reprovável.* [186c] Os corpos não são regidos por outros princípios, *importa gratificar os corpos íntegros, sadios. Essa atividade tem nome, é a arte de curar.* Corpos deficientes e doentios são abjetos; *a arte médica, corretamente exercida, não poderá favorecê-los.* A medicina, em resumo, é o saber rigoroso dos corpos eróticos tanto para a repleção como para a evacuação, e *quem distingue nos corpos o Eros belo e o Eros reprovável é o mais hábil dos médicos.* [186d] Quem opera uma transformação a ponto de provocar a aquisição de um dos Érotes em lugar do outro, quem sabe suscitar Eros no lugar onde ele deveria estar, quem sabe extirpar o Eros que indevidamente se instalou é profissional competente. Compete-lhe operar a atração de fenômenos hostis, erotismo mútuo. Os antagônicos são enfaticamente opostos. [...] [186e] [...] A medicina é toda governada por este deus, [187a] como também a ginástica e a agricultura[420].

De acordo com Brisson e Pradeau[421], na concepção platônica, a dualidade corpo e alma não era de separação, mas de complementariedade; a alma anima e governa o corpo, ela traria *espontaneidade* ao corpo — coincidentemente ou não, a mesma palavra usada por Claude Bernard para descrever o fenômeno vital. A alma teria a função sensitiva de perceber as impressões que afetam o corpo e determinar seus movimentos e sua conduta. Essa ideia também coincide com a explicação fisiológica do sistema límbico e a conduta como a forma com que a iatrocracia médica determina o que é aceitável ou não (p. ex. as seguintes "doenças mentais" tratadas no DSM-5: *Transtorno de Oposição Desafiante* [CID-10: F91.3] ou a *Fobia Específica com Medo de outros cuidados médicos* [CID-10: N94.3] ou *Transtorno de Ansiedade de Doença Tipo evitação de cuidado médico* [CID-10: F45.21]). A primeira diz respeito à desobediência em relação a uma autoridade com questionamentos e insubordinação; as outras duas, o próprio nome releva o "transtorno".

Neste ponto, vale uma citação de Jean-Claude Bernardet[422], em sua experiência com o câncer, bastante iansânica, imensamente diferente da relatada por Susan Sontag, bastante eucórpica — não defendo uma ou outra, apenas como elementos genealógicos, pontuo a diferença:

---

[420] PLATÃO, 2017, p. 54-55, grifos meus.

[421] BRISSON, L.; PRADEAU, J. F. **Dictionnaire Platon.** Paris: Ellipses Édition, 2007.

[422] BERNARDET, J. C. **O corpo crítico.** São Paulo: Cia das Letras, 2021.

Entrego a senha à atendente, ela me pede pra esper... Não, venho dizer que vou interromper o tratamento. Ela se esforça para não deixar transparecer sua surpresa ou talvez incompreensão, "Vou falar com a enfermagem". A reação maior foi da cliente na baia ao lado, ela ouviu. Ela estava preenchendo um formulário, cravou os olhos em mim e sua mão ficou em suspenso. A atendente me pede que vá à enfermaria. Elas já assimilaram a surpresa; vou passar pela triagem (!), uma auxiliar de enfermagem mede pressão e temperatura, me pergunta o porquê da decisão. Explico: a idade, a quase cegueira, a agressividade do tratamento, os efeitos colaterais. Ela aperta minha mão com insistência, "Eu entendo". É a primeira vez que sinto um contato entre pessoas naquele hospital. Ela diz que vai abrir uma queixa. Reajo, não quero me queixar com ninguém. "Mas é uma queixa, é assim que se chama". Sou encaminhado a um médico de plantão. Conto minha história. Ele advoga em favor da manutenção, os riscos, a disseminação do câncer; o tratamento é temporário. Me mantenho firme. Ele se levanta e informa que precisa falar com seu superior. Volta e repete o que já havia dito. Pergunto se é o que o superior mandou me falar. Resposta afirmativa. "Isso não muda a minha decisão". Ele sai de novo e volta com o superior, que me repete o que o plantonista já me falou duas vezes. Sobre as diarreias: não há a menor possibilidade de que as primeiras aplicações provoquem esse efeito. "Talvez uma virose. Teve febre?", "Não". "Fezes malcheirosas?", "Normal". Acrescento que na quarta estava bem — sem virose — e no sábado idem. O caso da diarreia me deixa encafifado, sinto que no fundo até eu tenho dúvidas. O superior acaba concluindo que o convenci (!) e que aceitaria minha decisão (que bom!), só que não pode. "Por quê?". Não sou paciente dele, ele não pode passar por cima da autoridade do "meu" médico. Então vai "suspender" o tratamento e me pede para pensar melhor uns dois ou três dias — mas admite em última instância que a decisão será minha. Digo que agendarei consulta com o médico R. para encerrar o processo.

Vou para a hormonioterapia, setor de oncologia clínica. Explico a situação e peço um documento oficializando a interrupção. A atendente diz que não há problema e vai falar com a médica. Volta e, um pouco constrangida, me comunica que a médica não pode fornecer o papel porque eu dependo de outro médico e não pode passar por cima da autoridade do "meu" médico. Dessa vez o "meu" médico é o doutor H.

[*a Medicina não é um dispositivo kafkiano?*]

Nesse prazo para pensar melhor, nessa suspensão — e não interrupção —, nessa obediência a uma suposta hierarquia, se manifesta a resistência do sistema em aceitar a minha negativa.

Eles precisam de mim. A ideologia reza que a continuidade do tratamento é para o meu bem, para a qualidade da minha vida, para a prorrogação da minha vida.

[*a função do dispositivo kafkiano como mantenedor de superoicorpos*]

Ao me instalar na máquina [de ressonância], pergunto ao tecnólogo qual é a marca. "Marca de quê?", "Da máquina", "Ah! Varian". Depois da aplicação, verifico o logo da empresa na máquina. O site da Varian anuncia: "Salvando vidas ao redor do mundo". A empresa tem setenta escritórios de venda e atendimento pelo mundo. Aproveita o "poder da energia dos raios X em prol da humanidade". No final dos anos 1930 (quando eu nasci), os irmãos Varian trabalhavam no desenvolvimento de uma fonte de sinais de micro-ondas para melhorar a navegação aérea e a prevenção de possíveis bombardeios nazistas. A origem da máquina em que me puseram é a indústria armamentista (assim como o micro-ondas de sua cozinha). Para continuar a produzir essas máquinas de prótons e manter ativos seus setenta escritórios, a Varian precisa do meu corpo. É, portanto, compreensível que a instituição hospitalar crie empecilhos para aceitar a minha negativa. Posto no Face[book] um texto curto intitulado "Tirei o corpo fora" — literalmente tirei o meu corpo fora da máquina da Varian. Vou encurtar a minha tão necessária longevidade? E aí, como ficam os lucros da empresa e os dividendos dos acionistas?[423]

Talvez nossa forma de olhar o corpo não tenha mudado muito desde os gregos antigos, apenas produzimos novas palavras para explicar as mesmas coisas; produziram-se métodos diagnósticos altamente tecnológicos e invasivos, mas filosófica e epistemologicamente pouca coisa mudou.

Há um grupo de doenças que merecem destaque, as chamadas *doenças idiopáticas*, de *idion* + *pathos*, que em tradução médica representa *doenças particulares*, ou em outras palavras, aquelas a que a Medicina não foi capaz de atribuir uma causa científica dentro dos critérios estabelecidos para as doenças semelhantes. Poderiam ser elas causadas por um *feedback* positivo do sistema límbico, assim como o diabetes testado e descrito por L. Hédon e A. Loubatières? Em outra leitura, as doenças idiopáticas são aquelas em que as *iansanidade*s não foram possíveis de serem

---

[423] BERNARDET, 2021, p. 29-33.

materializadas. Na leitura do rastro da *différance*, a patologia deveria ser (e em alguma essência é) o estudo ou o discurso (o *logos*) das *iansanidades*, que o "truque de deus" não foi capaz de apreender ou sobre o qual o fetiche fisiológico executou seu *fetisso*. Da mesma forma que a Ecologia escondeu o *oikos*, a Patologia (de *pathos*, πάθος) escondeu as paixões e as *iansanidades*. Ambas expressaram seus objetos de pesquisa nos corpos, produzindo *fetissos* e escondendo seus *fétiches*. O quadro 2.3 as apresenta como uma lista, sem presunção de descrever cada uma, o que se ressalta aqui é inadequação delas aos critérios médicos que definem as doenças como causa-consequência; talvez revelem algo desconsiderado nas demais, cuja "causa" não é idiopática.

Segundo o DSM-5:

> Os critérios diagnósticos identificam sintomas, comportamentos, funções cognitivas, traços de personalidade, sinais físicos, combinações de síndromes e durações, exigindo perícia clínica para diferenciá-los das variações normais da vida e de respostas transitórias ao estresse[424].

Como apresentou Canguilhem, a Medicina concebeu as doenças como variações hipo- ou hiper- a partir da condição fisiológica considerada normal. Destaco, do DSM-5, algumas em sua relação hipo-hiper: os transtornos de déficit de atenção/hiperatividade (TDAH) (há três descrições diferentes [F90.0, F90.1 e F90.2], sem contar um quarto considerado "não específico" [F90.9]), em contraposição ao Transtorno Específico da Aprendizagem (F81.81). Destaque-se que, para este último, é solicitado ao médico que especifique se o problema ocorre na ortografia, na gramática, na pontuação, na clareza de expressão. Essa avaliação excederia totalmente a competência médica para avaliar esses parâmetros. Os dois transtornos descritos podem ser compreendidos como opostos (hiperatividade frente a uma hipoatividade), no entanto os dois diagnósticos podem ser atribuídos a uma mesma criança. Ao mesmo tempo, pressupõe-se um padrão normal de aprendizagem e impõe às crianças conviver com um diagnóstico rotulado (que contém um conjunto de discursos ditos e não ditos e sobretudo de práticas) ao longo da vida. Evocando a Fisiologia, como esses diagnósticos implicariam a leitura do sistema límbico sobre as consequências autonômicas do corpo delas? Que circuitos neuronais de sensibilização provocariam? Quais as consequências para a aprendizagem se esses mecanismos agirem em *feedback* positivo? O que acontece com as *iansanidades* dessas crianças?

---

[424] AMERICAN PSYCHIATRIC ASSOCIATION, 2014, p. 5.

Quadro 2.3 – Doenças consideradas idiopáticas segundo CID-10[425]

| CID-10 | Nome da doença |
|---|---|
| D61.3 | Anemia aplástica idiopática |
| D69.3 | Púrpura trombocitopênica idiopática |
| G24.1 | Distonia familiar idiopática |
| G24.2 | Distonia não familiar idiopática |
| G24.4 | Distonia orofacial idiopática |
| G40.0 | Epilepsia e síndromes epilépticas idiopáticas definidas por sua localização (focal) (parcial) com crises de início focal |
| G40.3 | Epilepsia e síndromes epilépticas generalizadas idiopáticas |
| G60 | Neuropatia hereditária e idiopática |
| G60.3 | Neuropatia progressiva idiopática |
| G60.8 | Outras neuropatias hereditárias e idiopáticas |
| G60.9 | Neuropatia hereditária e idiopática não especificada |
| G90.0 | Neuropatia autonômica periférica idiopática |
| H91.2 | Perda de audição súbita idiopática |
| I30.0 | Pericardite aguda idiopática não específica |
| I95.0 | Hipotensão idiopática |
| K85.0 | Pancreatite aguda idiopática |
| L50.1 | Urticária idiopática |
| M10.0 | Gota idiopática |
| M41.0 | Escoliose idiopática infantil |
| M41.1 | Escoliose idiopática juvenil |
| M41.2 | Outras escolioses idiopáticas |
| M80.5 | Osteoporose idiopática com fratura patológica |
| M81.5 | Osteoporose idiopática |
| M87.0 | Necrose asséptica idiopática do osso |

Fonte: elaborado pelo autor com dados de CID-10

---

[425] Consulta realizada no site https://www.cid10.com.br/. Acesso em: 16 out. 2019.

SOBRE A EFICIÊNCIA ECONÔMICA E SEXUAL DOS CORPOS: CRÍTICA DA RAZÃO EUCÓRPICA

Outros dois pares que operam no sistema hipo-hiper podem ser verificados no *Transtorno da Interação Social Desinibida* (F94.2) e no *Transtorno da Personalidade Antissocial* (F60.2). O primeiro marcado por "desinibição e comportamento externalizante"[426], "comportamento verbal ou físico excessivamente familiar (não compatível com limites sociais culturalmente aceitos ou apropriados à idade)"[427], "quando o transtorno persiste na infância intermediária, as características clínicas manifestam-se como excesso de intimidade verbal e física, além de expressão não autêntica de emoções"[428]. Qual seria o critério para "excesso de intimidade verbal"? Por outro lado, as pessoas com *Transtorno da Personalidade Antissocial* "apresentam ataques de agressividade impulsivos, recorrentes e problemáticos"[429] e estão associados a três outros transtornos pelos seus sintomas, "aqueles [também] com história de transtornos com comportamentos disruptivos (p. ex., TDAH, Transtorno da Conduta, Transtorno de Oposição Desafiante), apresentam um risco aumentado para transtorno explosivo intermitente comórbido"[430]. Na comparação desses transtornos, o normal seria representado por aqueles que mantêm o pacto *oicórpico*, que se mantêm *oicorpos*, do contrário, precisam ser medicados, assumindo seu diagnóstico e se transformando em *superoicorpos*. Há ainda os transtornos narcisista, voyeurista e fetichista, que possivelmente tentam reduzir as *iansanidade*s adequando o comportamento erótica e sexualmente.

A despeito da relação hipo-hiper, o Manual traz, entre outras, duas "patologias" (já catalogadas no CID-9) que considero de extremo interesse e que fogem dessa relação. Apesar de listarem o grupo de "Outras condições *que podem* ser foco da atenção clínica", já trazem a descrição e são classificadas com números de doenças catalogadas, portanto, já são foco de atenção clínica. Segundo o Manual, essa categoria

> [...] deve ser usada para indivíduos que atendem a critérios de elegibilidade para apoio social ou previdenciário que não o estão recebendo, ou que o recebem, mas este é *insuficiente para atender às suas necessidades*, ou para aqueles que não têm acesso a programas de seguridade ou de apoio necessário. Os exemplos incluem incapacidade de qualificar-se

---

[426] *Ibidem*, p. 265.

[427] *Ibidem*, p. 268.

[428] *Ibidem*, p. 269.

[429] *Ibidem*, p. 469.

[430] *Ibidem*, p. 469.

para auxílio governamental por falta de documentação adequada ou comprovante de residência, incapacidade de conseguir plano de saúde adequado em razão da idade ou de uma condição preexistente e negação de apoio devido a rendimentos excessivamente reduzidos ou a outras exigências[431] (grifos meus).

No contexto do documento intitulado Manual de Transtornos Mentais, encontrar as seguintes condições "Problemas de moradia: os sem-teto" (Z59.0) e "Baixa renda" (Z59.6) deveria soar, no mínimo, intrigante. Mais intrigante ainda é o fato de que, na relação hipo-hiper, determinada a partir das condições normais, apenas o hipo é marcado discursivamente. Infere-se, a partir da descrição da categoria do grupo, que as condições de ser sem-teto e de baixa renda são *insuficientes para atender às suas necessidades*, com efeito, seria uma condição normal aquela que atende às necessidades. Na lógica médica, como seriam classificadas aquelas que superam as necessidades? Sem-teto é aquele que não desfruta da propriedade do *oikos*. Baixa renda é aquele que não tem condições materiais para atender às *necessidades* do *oikos*. Mas e aqueles que possuem a propriedade do *oikos* e/ou renda superiores às suas necessidades? Em uma palavra, o Manual deveria conter a doença chamada "Alta renda" ou "Riqueza". Talvez não contenha por não ser doença, logo, talvez essa também seja uma condição normal. Há aqui a mesma fisiologia geopolítica que foi denunciada em *Os Condenados da Terra* por Fanon e que a Ecologia "naturalizou" e a Medicina vem "confirmando" — o corpo via economia animal natural assume a responsabilidade (e culpa) da desigualdade e mostra que nunca nos libertamos da noção de *oikos* grego, lugar da necessidade, mas também da violência e da desigualdade. O fetiche fisiológico é também geopolítico.

## 2.6 A não vida dos Aneucorpos

> Uma foto. Uma foto. Estampada numa grande avenida.
> Uma foto. Uma foto. Publicada no jornal pela manhã.
> Uma foto. Uma foto. Na denúncia de perigo na televisão.
> A placa de censura no meu rosto diz:
> Não recomendado à sociedade.
> A tarja de conforto no meu corpo diz:

---

[431] *Ibidem*, p. 724, grifo nosso.

> *Não recomendado à sociedade.*
> *Pervertido, mal-amado, menino malvado, muito cuidado!*
> *Má influência, péssima aparência, menino indecente, viado!*
> *Não olhe nos seus olhos.*
> *Não creia no seu coração.*
> *Não beba no seu copo.*
> *Não tenha compaixão.*
> *Diga não à aberração.*[432]

> *Bixistranha, loka preta da favela*
> *Quando ela tá passando, todos riem da cara dela*
> *Mas, se liga, macho, presta muita atenção*
> *Senta e observa a tua destruição*
> *Que eu sou uma bixa loka preta favelada*
> *Quicando eu vou passar e ninguém mais vai dar risada*
> *E se tu for esperto, pode logo perceber*
> *Que eu já não tô pra brincadeira (eu vou botar é pra fuder)*[433]

*Aneucorpos* são os corpos que foram destituídos simbolicamente do seu próprio corpo na esfera social. Ser destituído do corpo biológico implicaria morte biológica e, também, social. *Aneucorpo* é o corpo punido pelo próprio corpo para contenção das *iansanidades* com caráter reabilitador, mas reabilitação é apenas um eufemismo. No entanto, o *aneucorpo* precisa ser primeiramente produzido, ou seja, seu corpo precisa ser destituído do corpo.

Destaco três conceitos manejados por Butler[434] para seguir a discussão aqui proposta sobre os corpos: apreensão, reconhecimento e inteligibilidade. Apreender seria captar, marcar, registrar ou mesmo reconhecer sem pleno conhecimento. No entanto, o que apreendemos é facilitado pelas normas de reconhecimento, mas não nos encontramos totalmente limitados por essas normas. A inteligibilidade é o esquema que estabelece, histórica e contextualmente, o cognoscível, condicionando e produzindo normas. O reconhecimento seria a condição de ser inteligível por meio da apreensão. No entanto, "uma figura viva fora das normas da vida não somente se torna um problema com o qual a normatividade tem de lidar, mas parece ser aquilo que a normatividade está fadada a reproduzir: está

---

[432] NÃO RECOMENDADOS. Não recomendado. Não recomendado. [*s. l.*]: Independent, 2017. 4 min. 20 s.

[433] QUEBRADA, L. da. Bixa Preta. Pajubá. [*s. l.*]: Independente, 2017. 3 min. 45 s.

[434] BUTLER, J. **Quadros de guerra.** Quando a vida é passível de luto? 1. ed. Rio de Janeiro: Civilização Brasileira, 2015b.

vivo, mas não é uma vida"[435]. A esse conjunto de normas, Butler dá o nome de enquadramento (*frames*), que é em si um duplo implacável, porque quando a ontologia do que está enquadrado não pode ser assegurada, torna-se aberta à apreensão — e não ao reconhecimento.

O enquadramento também é a moldura com a qual algo é apresentado; Butler coloca a "vida" no lugar desse "algo", analisando como a circulação das fotos de guerra são apresentadas (por exemplo, pela mídia). Quando uma imagem vem de certos contextos, cria novos contextos em virtude da sua chegada e, pelo mesmo processo, enquadra o novo contexto dentro do enquadramento da imagem, há, portanto, sobreposição de enquadramentos — de onde é construída a inteligibilidade. Ampliando o contexto de guerra por meio do qual as vidas são consideradas passíveis ou não de luto pelos enquadramentos em que são apresentadas e entendendo que a inteligibilidade dos corpos também é produzida por enquadramentos, as ciências biológicas produziram essa inteligibilidade por meio de seus enquadramentos científicos, e toda a genealogia que aqui apresento poderia ser resumida em uma genealogia desses enquadramentos. O *eucorpo* é essa imagem idealizada como simulacro do enquadramento.

Como as *iansanidades* foram descritas cientificamente como emoções, paixões, desejos, e associadas psíquica e fisiologicamente ao corpo criado biologicamente, seu gerenciamento se deu por meio do corpo cujas estética e ética foram transvaloradas no biológico. A ética e a estética são também ornamentos da moral, por consequência, também o biológico o é. Ao sistema jurídico cabe a função de julgar a estética e a ética.

A letra da música *Não recomendado*, primeira citação que abre este item, do grupo *Não Recomendados*, denuncia a produção enquadrada de um *aneucorpo*. "Não recomendado" pode ser lido como "não reconhecido" dentro dos critérios de inteligibilidade. O que tanto Linn da Quebrada (segundo citação de abertura) quanto os Não Recomendados fazem é circular novos enquadramentos, abrindo a possibilidade para outras inteligibilidades disputarem a cena.

Evoco aqui as sete expressões faciais de Ekman[436] (Fig. 2.5), que, segundo ele, representam as sete emoções universais encontradas nos

---

[435] *Ibidem*, p. 22.
[436] EKMAN, 2011.

humanos. Butler[437] recupera a descrição de rosto em Levinas para apresentar como a precariedade das vidas é apreendida pela concepção e representação do rosto, cujo corpo (mesmo sem a visão do rosto) também reconheceria as emoções, porque o rosto operaria como catacrese.

Figura 2.5 – As sete expressões faciais universais de Ekman

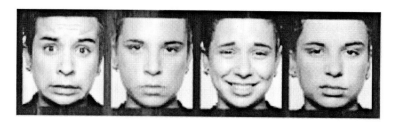

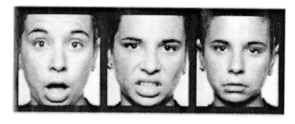

Fonte: Kandel (2009)

A história... das famílias, esposas e pais de detentos políticos viajando para Lubianka, em Moscou [...]. Uma linha se forma frente a um guichê, uma linha na qual apenas se pode ver as costas do outro. Uma mulher espera por sua vez: [ela] nunca imaginou que as costas humanas poderiam ser tão expressivas e que poderiam exprimir estados mentais de forma tão penetrante. À medida que se aproximavam do guichê, as pessoas tinham uma maneira peculiar de estender a cabeça e as costas, seus ombros levantados com as omoplatas [atualmente, escápulas] movendo-se para cima e para baixo em tensão, os quais pareciam chorar, soluçar e gritar[438].

---

[437] BUTLER, J. Vida precária. **Contemporânea**, n. 1, p. 13-33, jan-jun. 2011.
[438] LEVINAS, E. 1985, p. 87 *apud* BUTLER, 2011, p. 17. Notas do tradutor do artigo de Butler: Emmanuel Levinas. Ethics and Infinity. Tradução para o inglês de Richard A. Cohen, Pittsburgh: Duquesne University Press, 1985, p. 87. Citada no texto como EI. (Nota do tradutor: Para a versão em português deste excerto foi utilizado o trecho correspondente que está em "Ética e Infinito". Biblioteca de Filosofia Contemporânea. Lisboa: Edições 70, p. 79).

Embora, em Levinas, o rosto seja "o outro que me pede para que não o deixe morrer só, como se o deixar seria se tornar cúmplice de sua morte"[439], é pelo rosto que se apreenderia a precariedade da vida. Nosso vínculo moral se dá pela forma como o discurso do outro nos atinge, contra nossa própria vontade, ou até mesmo antes de produzirmos uma vontade. Mas, se a precariedade apreendida no rosto do outro me diz para não o matar, ao mesmo tempo torna possível o homicídio como discurso e como vontade. Somos capazes de apreender ou reconhecer as emoções no rosto ou no corpo das pessoas? Nesse sentido, tanto a CID quanto o DSM configurar-se-iam como enquadramentos pelos quais as emoções são reconhecidas por um esquema de inteligibilidade. *O dado novamente ultrapassa o sujeito.*

Foucault[440] localiza na passagem do século XVIII para o século XIX o nascimento da prisão; a passagem do suplício para o encarceramento apenas minimizaria economicamente o espetáculo da punição, mas produziria doravante *aneucorpos*. Uma vez que Damiens foi esquartejado e morto, seu corpo foi punido, mas não suas *iansanidade*s, que precisariam de outras tecnologias para punição (e readequação). Dessa forma, o suplício não implicaria "reabilitação", mas exemplo por meio do qual o medo agiria nas outras pessoas, ou, refazendo as palavras de Butler, a forma como o espetáculo discursivo dos suplícios atingiria os outros — produzindo discursos e vontades. Dessa forma, Claude Bernard tinha razão no seguinte detalhe: quando os corpos são esquartejados (como nos estudos anatômicos), sucumbem-se, junto com ele, os fenômenos da vida, incluindo aqui as *iansanidade*s. Numa metáfora: os suplícios eram o "experimento" socioanatômico das *iansanidade*s; as prisões aperfeiçoaram-no, transformando em *"experimentos" sociofisiológicos.*

Embora Foucault aproxime a prisão com uma escola, uma fábrica e um quartel, considero que são diferentes quando da inserção dessas instituições dentro do pacto *oicórpico*. A escola, a fábrica e o quartel são instituições mais do que disciplinares, são educadoras e reprodutoras do pacto; as prisões, nas palavras de Foucault, são corretivas, com função de *re*treinar, de *re*educar e de *re*abilitar sob privação de liberdade. Todas são ensaios e experimentos sociofisiológicos asceticamente pavlovianos, mas as primeiras são instituições de "treino", de educação e de habilitação sob o dispositivo da liberdade, onde vivem os *oicorpos*.

---

[439] BUTLER, 2011, p. 16.
[440] FOUCAULT, 2014a.

Segundo os *Motifs du Code d'instruction criminelle,* de 1808-1810,

> [...] a ordem que deve reinar nas cadeias pode contribuir fortemente para regenerar condenados; os vícios da educação, o contágio dos maus exemplos, a ociosidade [...] originaram crimes. Pois bem, tentemos fechar todas essas fontes de corrupção; que sejam praticadas regras de sã moral nas casas de detenção[441].

A diferença que estabeleço entre *oicorpos* e *aneucorpos* está no fato de os primeiros estarem inseridos "adequadamente" dentro do pacto *oicórpico*, enquanto os segundos são os punidos pelo descompromisso com o pacto. Mas o pacto é mais do que ético (no sentido de executar ou performar um *éthos* — concepção da qual deriva comportamento e etologia, estudo do comportamento), é também estético — portanto, esteticamente ético e eticamente estético. O que os divide é a expressão das *iansanidades*, cujo controle faz toda a diferença na aplicação de tecnologias sobre os corpos.

A descrição de Julius (*Leçons sur les prisons*, 1831) citada por Foucault revela menos as funções reabilitadoras da prisão e mais as características éticas e estéticas que distinguiriam *oicorpos* de *aneucorpos*:

> O trabalho que se alterna com as refeições acompanha o detento até a oração da noite; então um novo sono lhe dá o repouso agradável que não vem perturbar os fantasmas de uma imaginação desregrada. [...] assim, o prisioneiro, que, em sua entrada para o estabelecimento, era um homem inconstante ou que só tinha convicção de sua irregularidade, procurando destruir sua existência pela variedade de seus vícios, torna-se, pouco a pouco, pela força de um hábito inicialmente puramente exterior, mas logo transformado em segunda natureza, tão familiarizado com o trabalho e os gozos dele decorrentes que, por pouco que uma instrução sábia tenha aberto sua alma ao arrependimento, ele poderá ser exposto com mais confiança às tentações que lhe serão trazidas pela recuperação de sua liberdade[442].

Foucault também relata que, na passagem do suplício para o encarceramento, produz-se a figura do delinquente. A criminologia cria o delinquente a partir da análise biográfica do condenado; nesse ponto, o sistema jurídico e o psiquiátrico se confundem em suas fronteiras. O delinquente é mais do que infrator porque está "amarrado ao seu delito por um feixe

---

[441] MOTIFS DU CODE D'INSTRUCTION CRIMINELLE, p. 24 *apud* FOUCAULT, 2014a, p. 226.

[442] JULIUS, 1831, p. 717s *apud* FOUCAULT, 2014a, p. 232.

de fios complexos (*instintos, pulsões, tendências, temperamento*)"[443]. Em *L'Ethnographie des prisons* (de Marquet-Wasselot, 1841), Foucault encontra o que chamei de fisiologia geopolítica apoiada na construção intraespecífica da diferença humana (ou no termo do próprio Foucault "zoologia das subespécies sociais"), fundamento importante da construção dos *aneucorpos*: "Os condenados são [...] outro povo num mesmo povo: que tem seus hábitos, seus instintos, seus costumes à parte"[444].

As sete expressões faciais de Ekman, também estudadas por Darwin[445], são enquadradas em descrições fisiológicas, que servem de enquadramentos para a descrição de doenças e transtornos mentais. Posteriormente, são usadas pelo sistema jurídico como justificativa das biografias. A sobreposição de enquadramentos produz novos contextos e novos enquadramentos, que, desde o século XIX, promove iterações dos significados ao mesmo tempo que os confirma.

Essa produção nada mais é do que também a transvaloração do ético e do estético no biológico, mas esse biológico retoma discursivamente a filosofia inicial da Biologia (da *Naturphilosophie*) e a reveste, subvertendo-a, de biológico dentro da economia animal e natural: cria-se a Biografia, ao mesmo tempo que cria o delinquente, com efeito, cria o não delinquente — da mesma forma que o civilizado criou o selvagem, que o senhor criou o escravo, que o "homem" criou a "mulher", que a cis-heterossexualidade produziu as sexualidades dissentes, porque o *eucorpo* criou o *oicorpo*, e, a partir deste, o *aneucorpo* e o *superoicorpo*. Trata-se, portanto, mais do que biografia, é uma espécie de biofisiografia: a vida é lida pelo enquadramento fisiológico, utilizado também pelo sistema jurídico. Poderíamos agregar prefixos, por exemplo, biopsicofisiográfico, mas seria apenas tautologia. Por exemplo, Pierre Rivière fora destrinchado biográfica, psicológica e fisiologicamente.

*Iansanidade*s são os instintos, as pulsões, as tendências, os temperamentos, os hábitos, os costumes, mas não revestidos de moral — algo semelhante à agressividade *iansânica* na citação que abre este item, expressa na letra da música *Bixa preta*, de Linn da Quebrada, que condensa a *aneucorporiedade* em sua transexualidade, em sua orientação sexual, em seu gênero, em sua cor e em sua condição de favelada. A "cura" do transtorno mental classificado pela CID como "baixa renda" se deu pela sua *iansanidade*. Ela é *aneucorpo*, mas é também *iansânica*, nunca *superoicorpo*

---

[443] FOUCAULT, 2014a, 246, grifos meus.

[444] MARQUET-WASSELOT, 1841, p. 9 *apud* FOUCAULT, 2014a, p. 246.

[445] DARWIN, 2009 [18--].

— porque "bota pra fuder". O que a *iansanidade* faz é questionar o estatuto ontológico pelo qual certas regras de inteligibilidade foram produzidas.

Angela Davis[446] denunciou a construção do homem negro como violento e estuprador e da mulher negra como promíscua e imoral. Durante o período de escravidão nos EUA, o uso do estupro (praticado por homens brancos) como instrumento de terror era mais comum que os linchamentos — estes implicariam perda da propriedade (os escravizados como *res*). O açoitamento e os estupros de homens negros e mulheres negras eram fortes instrumentos de controle. Contra os abolicionistas brancos eram aplicados os linchamentos, uma vez que estes não tinham valor de mercado.

Diversas pesquisas do século XX demonstravam que eram mais violentos e mais propensos ao estupro os homens de minorias étnicas — quando não estes, os pobres ou da classe trabalhadora. Davis destaca *The politics of rape* (*As políticas do estupro*), de Dianna Russell, com o subtítulo *The Victim's Perspective* (*A perspectiva da vítima*), de 1975. Baseado em entrevistas sobre estupro com as vítimas, a autora publicou 22 casos, dos quais 12 aconteceram por homens negros, mexicanos ou indígenas. Futuramente, foi descoberto que, das 95 entrevistas realizadas, 26% envolviam tais grupos de homens — 70 entrevistas tiveram como relato estupro por homens brancos. Um outro trabalho, de Michel Melstner, intitulado *Cruel and unusual: The Supreme Court and the Capital Punishment* (*Cruel e incomum: A Suprema Corte e a Pena de Morte*) apontava que entre 1930 e 1967, dos 455 homens condenados por estupro, 405 eram negros[447]. Das duas possibilidades que essa enunciação traz, entre o sistema jurídico ser tendencioso e homens negros serem violentos e estupradores, a segunda prevaleceu como explicação e verdade.

No Brasil, seguindo os ideais iluministas, as penas supliciantes contra os escravizados foram abolidas pela Constituição de 1824 (artigo 179), mas o Código Criminal de 1830 tornava o escravizado humano e coisa ao mesmo tempo. Quando era vítima de um ato ilícito, era considerado juridicamente como coisa (*res*), por ser propriedade de um senhor. Por outro lado, quando considerado ator de um ato ilícito, réu em um processo jurídico, era-lhe atribuído *status* de "humanidade", sendo, portanto, condenado e "confirmando" sua condição de "naturalmente" criminoso. A prisão, também como forma de "recuperação", era o meio punitivo pelo qual o Estado

---

[446] DAVIS, A. **Mulheres, raça, classe.** 1. ed. São Paulo: Boitempo, 2016.
[447] *Idem.*

intervinha de modo a reduzir a quantidade de crimes[448]. Mesmo quando sua condição *oicórpica* era evocada, era para, na sequência, ser destituída: seu enquadramento como *aneucorpo* pela prerrogativa jurídica respaldada pela "economia natural". Mas o *Aufklärung à brasileira seguiu o caminho colonial como colônia. Os escravizados com seus oicorpos* de trabalhadores e trabalhadoras *aneucoporificados* foram "libertados" e tornaram-se os monstros frankensteinianos nas ex-colônias, cujos "criadores", assim como na história de Mary Shelley, lutam para exterminar; o mito da convivência harmônica das raças foi uma apaziguadora tentativa — fracassada.

O reflexo desse enquadramento de *aneucorporificação* dos escravizados pode ser visto atualmente na forma como o sistema carcerário assumiu a função de gerenciamento de pessoas, como um depósito de indivíduos "indesejáveis", um verdadeiro campo de concentração para pobres, depósito de dejetos sociais[449], além de ser lento, ineficaz e parcial em favor dos ricos e poderosos[450]. O encarceramento é marcado, sobretudo, pela desproporcionalidade racial, etária e de gênero e a incapacidade da instituição em "reeducar", visto que o aumento da população carcerária aumenta espantosamente, assim como os "crimes" (quadro 2.4).

O seguinte trecho[451], extraído do projeto *Cartas do Cárcere*[452], denuncia as linhas de força formadas entre a *aneucorporificação* dos encarcerados e suas *iansanidades* latentes. A medicalização dos "indesejáveis" (*superoicoporificação*) tem função quando as *iansanidades* precisam ser controladas e a punição física já não produz resultados. A "ansiedade" é o enquadramento médico por meio do qual a *iansanidade* torna-se inteligível. Os encarcerados são também "não recomendados à sociedade".

---

[448] CATOIA, C. C. A produção discursiva do racismo. Da escravidão à criminologia positivista. **DILEMAS:** Revista de Estudos de Conflito e Controle Social, Rio de Janeiro, v. 11, n. 2, maio-ago. 2018, p. 259-278.

[449] MONTEIRO, F. M.; CARDOSO, G. C. A seletividade do sistema prisional brasileiro e o perfil da população carcerária. Um debate oportuno. **Civitas**, Porto Alegre, v. 13, n. 1, p. 93-117, jan./abr. 2013. WACQUANT, L. A aberração carcerária à moda francesa. **Revista de Ciências Sociais**, Rio de Janeiro, v. 47, n. 2, p. 215-232, 2004.

[450] AZEVEDO, R. G.; CIFALI, A. C.. Política criminal e encarceramento no Brasil nos governos Lula e Dilma. Elementos para um balanço de uma experiência de governo pós-neoliberal. **Civitas**, Porto Alegre, v. 15, n. 1, p. 105-127, jan.-mar. 2015.

[451] FLAUZINA, A.; PIRES, T. Cartas do Cárcere: horizontes de resistência política. **Rev. Direito Práx.**, Rio de Janeiro, v. 10, n. 03, 2019, p. 2117-2136.

[452] "Cartas do Cárcere" foi um projeto firmado entre o PNUD e a PUC-Rio que analisou 8.818 cartas endereçadas às instituições públicas no ano de 2016. As narrativas das pessoas privadas de liberdade serviram como a principal chave de análise do sistema de justiça criminal brasileiro e da crítica às matrizes violentas do Estado (Flauzina, Pires, 2018, p. 2118).

Outro problema, temos um medico ná unidade que vem ná parte da manha e atende 5 presos e vai embora [...] mais o atendimento que ele nos oferece é da seguinte forma, se á gente chega lá com problema no coração, na cabeça, no peito, ou em qualquer parte do corpo, o único diagnostico que ele passa é problema de ansiedade e receita clonazepam, ou seja, remedio para dormi e vai embora. [...] para não nos deparar bebendo á própria urina e comendo as próprias fezes e vim a tirar á própria vida é que acontece varias rebeliões com resultados trágicos, mais isso não é porque samos monstros não, isso acontece por dezispero e descaso para com os reeducando. [...] Já comunicamos á Execução, Ministério Público, Corregedoria, Secretaria, Ouvidoria, mais não tivemos nenhuma atenção. Sem mais no momento, muito obrigado[453].

Os dados do Mapa do Encarceramento[454] apresentam um aumento de 74% do número absoluto de encarceramento entre 2005 e 2012, passando de uma população prisional de 269.919 para 515.482. Os dados do Infopen 2017[455] (referentes até julho de 2016) apresentam uma população carcerária de 726.712. O que mostra que de 2012 a 2016 houve um aumento de 40,9%. No entanto, quando comparamos de 2005 a 2016, o aumento foi de 244,7% (quadro 2.4). Os dados também revelam o público-alvo do encarceramento: homens, jovens (entre 18 e 29 anos) e negros (destaques em cinza-claro no quadro).

Destaque-se também que os dois motivos maiores de encarceramento são "crimes contra o patrimônio" (evocando o *oikos* moderno da propriedade privada) e os entorpecentes, sendo que a guerra contra as drogas acontece (pelo enquadramento midiático) nas favelas, cuja população é coincidentemente formada de pessoas de "baixa renda", considerada um transtorno mental, digno de *reconhecimento* pela CID e pelo DSM. Aparece aqui o enquadramento de criminoso via distinção étnico-racial.

---

[453] FLAUZINA, PIRES, 2018, p. 2130 (depoimento de detenta).

[454] BRASIL. Secretaria Nacional de Juventude. **Mapa do encarceramento.** Os jovens do Brasil. Brasília: Presidência da República, 2015.

[455] BRASIL. Departamento Penitenciário Nacional. **Levantamento Nacional de Informações Penitenciárias, Infopen.** Brasília: Ministério da Justiça e Segurança Pública, 2017.

Quadro 2.4 – População carcerária no Brasil, de 2005 a 2016

| Categoria | | 2005[B] | 2012[B] | 2016[C] |
|---|---|---|---|---|
| Gênero | Feminino | 12.925 | 31.824 | D |
| | Masculino | 283.994 | 483.658 | D |
| Faixa etária | 18-29 | 96.288 | 266.356 | 283.243 |
| | 30-45 | 51.226 | 177.629 | 195.695 |
| | 46+ | 10.728 | 36.408 | 41.199 |
| | s/informação | 0 | 5.755 | 211.725 |
| Etnia | Branco | 62.569 | 173.536 | 254.349 |
| | Negro | 92.052 | 295.242 | 465.096 |
| | Amarelo | 1.075 | 2.314 | 7.167 |
| | Indígena | 352 | 847 | 0 |
| | Outros | 1.559 | 13.999 | 7.167 |
| Motivos[A] | Entorpecentes | 77.371 | 138.198 | As categorias de análise são diferentes do documento anterior |
| | Contra patrimônio | 197.263 | 267.975 | |
| | Contra pessoa | 47.495 | 64.736 | |
| | Outros | 47.887 | 74.556 | |

(A) Os dados apresentados são de 2008 e 2012.
(B) Dados de Brasil, 2015 (Mapa de encarceramentos: Os jovens no Brasil).
(C) Dados de Brasil/Infopen, 2017. Dados apresentados em porcentagem, os cálculos dos números absolutos foram feitos a partir das porcentagens.
(D) O documento não apresenta este dado diretamente, mas distribuído em algumas das categorias de análise.
Fonte: Garcia-Severino (2022)

Outro destaque importante, que aparece apenas em 2017 (sob o governo federal de Michel Temer, pós-"*impeachment*" — [golpe]), é a caracterização da população carcerária segundo "estado civil":

> Em relação ao estado civil da população prisional, foi possível obter informações para 64% do total de pessoas privadas

de liberdade (o que equivale a 442.237 pessoas). Entre esta população, destaca-se a concentração de pessoas solteiras, que representam 60% da população prisional, seguindo a tendência observada em levantamentos anteriores. As pessoas em união estável ou casadas representam, por sua vez, 37% da população prisional[456].

Embora os dados apresentem inconsistência — uma vez que 60% (de solteiros) somado aos 37% (de união estável ou casados) não atingem os 100% da amostra considerada e que esse critério não havia sido considerado anteriormente[457] — a vinculação ao *oikos* via discurso enunciado do "estado civil" aparece e produz outro, não enunciado: pessoas que não constituem família têm 60% mais chances de cometerem crimes, o que justificaria o enquadramento de criminoso via família ou economia doméstica, por extensão, via divisão fisiológica do trabalho e sexual.

A noção de *oikos* se mostrou central na genealogia aqui descrita: permitiu deslocar via economia natural pelo critério étnico-racial os indivíduos que se deslocavam da condição "mais evoluída" de humano, com efeito, mais animais, justificando sua apropriação para o labor dentro do "*oikos* moderno", cujas necessidades básicas apenas precisariam ser atendidas em detrimento daquelas dos "mais evoluídos", menos animais ou civilizados. Permitiu também deslocar pelo critério sexual aqueles indivíduos que recusam a reprodução da espécie humana e/ou que rompem com a regra da divisão fisiológica do trabalho. Esses parecem ser os enquadramentos pelos quais se produziram ontologias: dos *aneucorpos*, dos *oicorpos* e dos *superoicorpos*.

---

[456] BRASIL, 2017, p. 35.

[457] *Cf.* BRASIL. Departamento Penitenciário Nacional. **Levantamento Nacional de Informações Penitenciárias, Infopen.** Brasília: Ministério da Justiça e Segurança Pública, 2014.

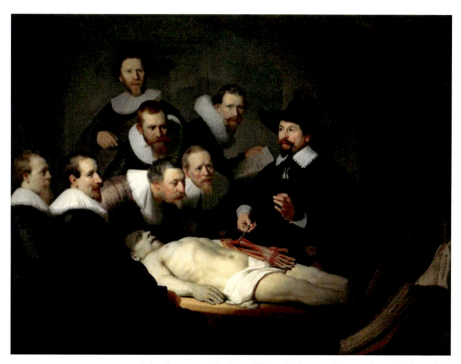

*Lição de anatomia do médico Nicolaes Tulp*, Rembrandt (1632)[458]

---

[458] Fonte: https://www.mauritshuis.nl/pt/descobrir-a-colecao/descobrir-a-colecao/146-a-licao-de-anatomia-do-dr-nicolaes-tulp/. Acesso em: 15 dez. 2021.

# |Capítulo 3|

# RAZÃO EUCÓRPICA COMO SISTEMA DE PENSAMENTO E DE PRÁTICA

## 3.1 Lições de anatomia

A imagem que abre esta seção é a pintura de Rembrandt (1606-1669) intitulada *The Anatomy Lesson of Dr. Nicolaes Tulp* (*Lição de anatomia do médico Nicolaes Tulp*), de 1632. O corpo já existia no século XVII como objeto de investimento científico, no entanto, relembrando Frantz Fanon, esse corpo nunca se assemelhava ao do anatomista que o dissecava. Ao cortar a carne dos cadáveres, paradoxalmente, os anatomistas iam lenta e cirurgicamente dando vida aos corpos ao suturar o empírico no metafísico, até que, a partir do século XIX, esses dois "corpos" (o do dissecado e o do anatomista) precisaram se sobrepor; ora, o humano aparecera, já suturado, como objeto do conhecimento, mas o darwinismo emprestou uma forma estratégica de separar esses dois corpos: a evolução e a gradação intraespecífica da espécie humana.

É por volta do século XVII que surgem os teatros anatômicos, que eram menos um evento científico do que político, e a dissecção era um ato punitivo imposto aos espíritos e aos corpos dos "criminosos"[459], desde que não estivessem ligados à Igreja[460], o que impunha também ao ato, além de um caráter jurídico, um caráter da moralidade cristã[461]; a Anatomia estava nesse jogo de forças como centralizadora e catalizadora daqueles poderes jurídico-morais, no entanto, agregava um tom de cientificidade à encenação. É justamente inserido no Realismo que ciência e arte se interseccionam, revelando o primado do real sobre o ideal[462], mas, se de um lado, a arte tensiona real e ideal, de outro, com efeito, a Anatomia, como ciência idealista, revigora o ideal no real.

---

[459] ROSLER, R.; YOUNG, P. La lección de anatomía del doctor Nicolaes Tulp: el comienzo de una utopía médica. **Rev. Med. Chile**, 139, p. 535-541, 2011.

[460] NABAIS, J. M. Rembrandt – o quadro A lição de Anatomia do Dr. Tulp e a sua busca incessante pelo conhecimento. **Revista da Faculdade de Letras**; Ciência e Técnicas do patrimônio. Porto (Portugal), Série I, v. VII-VIII, p. 279-296, 2008-2009.

[461] COELHO, 2020.

[462] NABAIS, 2009.

Esses teatros anatômicos, costumeiramente com grande audiência, eram o palco de aparecimento de uma burguesia opulenta (ou classe média alta) que ascendia socialmente:

> A grande burguesia liberal estabelecida e bem endinheirada pagava o que fosse preciso aos seus artistas para ser perpetuada no futuro, por meio destes trabalhos [pinturas, como a de Rembrandt], fazendo intervir, com toda a pompa e ostentação, a imagem e roupagens que o seu poder igualmente inspirava[463].

A *Lição de Anatomia do médico Nicolaes Tulp* foi encomendada pela Associação de Cirurgiões de Amsterdã e pintada com a técnica de *chiaroscuro* herdada de Caravaggio. No quadro, duas personagens são centrais e conhecidas: o médico e o cadáver. O primeiro, o médico Nicolaes Tulp, destaca-se pelas roupas e pela condução da dissecção do músculo flexor superficial dos dedos no antebraço e, pelo gesto da mão esquerda, revela o mistério do movimento voluntário representando a flexão dos dedos; o segundo, Aris Kindt (apresentado com os olhos semicerrados e a boca entreaberta), havia pouco sido condenado e enforcado por assalto a mão armada, é o ponto fulcral da cena cuja luminosidade revela o contraste com a penumbra ao redor[464]. As demais persongens ou são assistentes do médico, ou médicos em formação, ou pessoas da classe média alta que pagavam para ser eternizadas no quadro.

Alguns autores os diferenciam pela disposição na cena, os três centrais estão mais atentos à aula (na cena, atentos ao livro disposto aos pés do cadáver), os demais parecem mais preocupados em ser eternizados na pintura (seus olhos estão direcionados a Rembrandt). Embora com intenções diferentes, todos esses estão vestidos da mesma forma — destaque para o colarinho branco e as roupas marrom-escuro quase como um uniforme de acesso à burguesia. Além da cena pintada, há toda a audiência não presente no quadro, mas na cena, que pagava para fazer parte do teatro anatômico, circular e ser vista naquele lugar de prestígio social — esse quadro, especialmente, foi pintado na sala de conferência da associação.

O livro representado à frente dos pés do cadáver é o Atlas de Anatomia de Versalius, com o nome *De Humanis Corporis Fabrica* (*Das estruturas do corpo humano*). A edição de 1543 desse livro também apresenta na capa a dissecção do músculo flexor superficial dos dedos por Vesalius (figura 3.1).

---

[463] *Ibidem*, p. 289.

[464] NABAIS, 2009.

Alguns autores destacam que a representação do quadro de Rembrandt possui uma estranheza: a dissecção sempre se iniciava pelo abdome e tórax (onde as vísceras sofrem decomposição e deteorização rápidas), seguida pela cabeça e por último ocorreria a dissecção dos membros. Não parece revelar um erro, mas algo intencional sobre o qual ainda há muita especulação. O quadro *Lição de anatomia do médico Joan Deyman* (de 1656, também de Rembrandt — figura 3.2) revela essa metodologia anatômica — nesse quadro, a dissecção do crânio é apresentada e percebe-se que o tórax já havia sido dissecado. Outra estranheza é a representação do músculo por Rembrandt: na *Lição de Nicolaes Tulp*, sua origem[465] está no epicôndilo lateral[466], enquanto na representação de Vesalius, está no epicôndilo medial (justamente onde os dedos da mão esquerda de Vesalius seguram o antebraço dissecado). A estranheza, segundo os autores, é devida à incoerência anatômica somada à permissão de sua propagação artística por parte da Associação dos Cirurgiões. Como a intenção é inapreensível, Rembrandt, com efeito, tensiona o real e o ideal.

Figura 3.1 – Imagem de Andrea Vesalius estampada na primeira edição da *Fabrica*, de 1543.

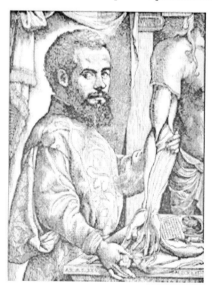

Fonte: Chiarello (2011)

---

[465] A Anatomia considera que todo músculo tem uma origem e uma inserção (na verdade, tratam-se ambas de inserções das porções tendíneas do músculo no osso). Chama-se *origem* a inserção proximal do músculo (mais próxima do centro do corpo), e *inserção* propriamente dita, a inserção distal (mais distante do centro do corpo).
[466] ROSLER; YOUNG, 2011.

Há uma distinção, pelo menos já no século XVII, entre corpos que importavam e os que não importavam, corpos que podiam ser utilizados e corpos que utilizavam os corpos utilizáveis. Ao corpo [cadáver] era outorgado o privilégio de ser interrogado pelo médico com indiferença a qualquer outro aspecto (da alma, do social, das emoções, dos afetos e de "um largo et cetera") que não o biológico[467]. No entanto, o que se revela é que todos esses aspectos considerados "negligenciados" pelos autores, na verdade, já haviam sido considerados de antemão para determinar quem (e que corpos) serviriam ao propósito da dissecção.

É interessante como o *éthos* eucórpico se manifesta de diversas formas. A icônica fotografia da apresentação do corpo (cadáver) de Che Guevara (de 1967, figura 3.3) foi associada à imagem de Jesus, sobretudo por ser comparada à tela de Andrea Mantegna denominada *Lamentação de Jesus Cristo* (1475-8). No entanto, a observação atenta de sua composição revela mais semelhança com a tela de Rembrandt, não há lamentação pelo corpo de Che, mas a representação de heroismo militar estadunidense a uma audiência mundial.

Destacam-se na fotografia dois generais estadunidenses que apresentam o corpo; seus uniformes militares, em comparação às vestimentas dos demais personagens da cena, revelam a autoridade, da mesma forma que a vestimenta de Nicolaes Tulp o diferenciava dos demais. O general à direita aponta para o tórax de Che Guevara (provavelmente um local onde Che fora atingido) sob o olhar atento de quatro integrantes da composição, dois deles militares bolivianos (considerados inferiores aos dos Estados Unidos, embora tenham sido eles que capturaram e executaram Che) e outros dois com roupas sociais sem gravata — representantes possivelmente de uma classe média "anticomunista". Um terceiro desse grupo, no momento da foto, olha por trás do general para fora da cena. Outro general, à esquerda, compartilha a autoridade ao apresentar a um fotógrafo a cabeça de Che. A imagem lembra a pintura *Lição de anatomia do médico Joan Deyman* (1656), também de Rembrandt (figura 3.2).

Da mesma forma que Aris Kindt, Che Guevara havia sido considerado criminoso e executado. Seus olhos também aparecem abertos e tem seu corpo exposto a uma audiência — tem-se a impressão de que está vivo e submetido à exposição. Richard Gott (2005, em matéria online no

---

[467] *Ibidem*, p. 540.

*Le Monde Diplomatique Brasil*), jornalista da Universidade de Santiago do Chile e colunista do *The Guardian*, escreveu sobre a cena: "as pessoas que estavam em volta do corpo revelavam-se bem mais repugnantes que o cadáver". Nessa composição, embora distante do Realismo do século XVII, há certo efeito do real em primazia ao ideal; o real como a imagem da submissão de Che e o ideal como a representação de sua pretendida revolução fracassada. Parte da América do Sul já vivia sob ditaduras, assim como países da Europa (p. ex. Portugal e Espanha), todas financiadas pelo militarismo e pela "inteligência" estadunidenses durante a Guerra Fria.

Figura 3.2 – *Lição de anatomia do médico Joan Deyman*, Rembrandt, 1656

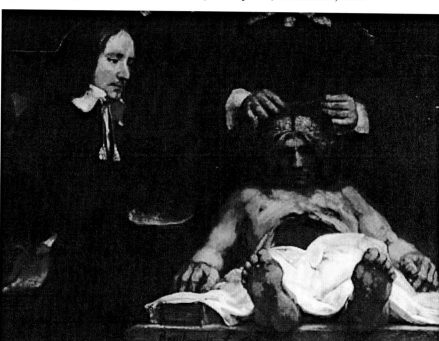

Fonte: Artsy.net[468]

---

[468] Disponível em: https://www.artsy.net/artwork/rembrandt-van-rijn-the-anatomy-lesson-of-dr-joan-deyman. Acesso em: 10 dez. 2021.

Figura 3.3 – *Corpo de Che Guevara examinado em hospital boliviano, em outubro de 1967 (hospital Nosso Senhor de Malta, na aldeia de Vallegrande, Bolívia)*

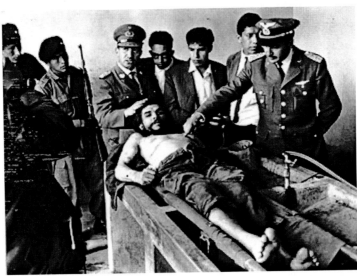

Fonte: fotografia de Freddy Alborta[469]

Há outro detalhe na fotografia de apresentação do corpo de Che. Assim como no quadro de Rembrandt, o foco do olhar estava no cadáver — na tela, em Aris Kindt; na fotografia, em Che. Nosso olhar se desloca centrifugamente e vai perdendo a apreensão dos detalhes. Assim como a origem do músculo flexor superficial dos dedos no membro superior esquerdo causou estranheza, na tela de Rembrandt, na apresentação do corpo de Che, como um mágico que engana nosso olhar para executar o truque, focamos na expressão do rosto e, do dedo apontando o tórax de Che, seguimos o olhar para o membro superior do general e não percebemos a ausência do membro superior esquerdo de Che também. Toda essa "mágica" que a cena produz, com vários elementos disruptivos, também nos permite não ver o que talvez seja parte do membro superior, especialmente o que parece ser um antebraço (esquartejado?), no chão, entre o fotógrafo e o soldado boliviano.

"Lá, no chão, havia alguma coisa vulnerável, mole; eu podia vê-la através da jaqueta de um fotógrafo e da bota de um soldado, ali no chão: era a parte de baixo de um braço? E de quem era o braço?", refere-se Lean-

---

[469] Disponível em: https://artebrasileiros.com.br/sub-home2/as-imagens-dos-guerrilheiros/. Acesso em: 10 dez. 2021.

dro Katz (artista argentino que organizou, em Buenos Aires, uma mostra sobre Che Guevara) a algo longe do foco principal da foto[470]. Mas a cena apresentada na figura 3.3 fora, de fato, encenada. Outro cadáver estava na cena (figura 3.4), mas quase foi ocultado, não fosse por um "pequeno" detalhe escapado (escapado?) na foto encenada. Importa menos que o membro superior ao chão não era de Che; em outras imagens, ele se encontrava pendurado pelo vão da mesa improvisada onde o corpo era apresentado. Não importa a verdade, ela é inapreensível; importam as "mágicas", os enquadramentos e os efeitos — são esses que mimetizam o simulacro da verdade.

Figura 3.4 – Fotos do exame e apresentação do corpo de Che Guevara em outras perspectivas

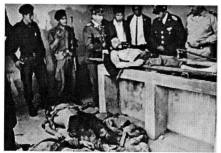 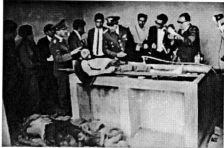

Fonte: fotografias de Freddy Alborta[471]

Voltemos às lições de Anatomia: quantas mágicas foram feitas? Quantos acontecimentos estão escondidos? Antes de procuramos o membro superior de Che, precisamos perceber que estava ausente, pelo menos visualmente. Da mesma forma, precisaríamos olhar com mais atenção para encontrar a alma, o espírito, a vontade, a consciência, a subjetividade, as iansanidades nas aulas de Anatomia — antes, sobretudo, precisaríamos perceber suas ausências.

Essa pequena história revela as condições tanto de possibilidade de uma razão eucórpica quanto de seus efeitos. A razão eucórpica é bem menos sobre a anatomia especificamente e a fisiologia do que sobre uma

---

[470] MELLO, H. C. Arte, fotografia e política. Mostra em Buenos Aires aborda a relevância da fotografia para Guevara na Bolívia, as fotos lá produzidas e o que os generais bolivianos fizeram com elas. **Arte!brasileiros** [on-line], 2018. Disponível em: https://artebrasileiros.com.br/sub-home2/as-imagens-dos-guerrilheiros/. Acesso em: 15 jan. 2022.

[471] Disponível em: https://artebrasileiros.com.br/sub-home2/as-imagens-dos-guerrilheiros/. Acesso em: dez. 2021.

forma de pensamento e raciocínio que olha e concebe os corpos e os transforma. Os corpos são propriedades privadas, portanto, utilizáveis; o que se destaca é a *ocupação* dos corpos, como diz Mbembe[472]; os indivíduos — e por extensão seus corpos — se tornam um intermédio entre sujeito e objeto: chamaria de *subjetos*; é justamente essa zona subjeta que enxerga e torna recursos os oicorpos. É também a zona onde operam as subjetividades pela razão eucórpica.

A lição de Anatomia revelada pela foto de apresentação do corpo de Che é menos eucórpica do que aneucórpica, é a exposição do corpo para destituí-lo de sua corporeidade e sobretudo de sua iansanidade, é menos a representação da morte do que da vida sujeitada (ou *subjetada*), a mesma espécie de experimento anatômico-sociológico desde os suplícios dos corpos em praça pública, como o de Damiens, ou dos experimentos fisiológico-sociológicos, do suplício psicológico encarcerado de Pierre Rivière[473] até as torturas empregadas durante os regimes ditatoriais, torturas essas que se assemelham às da escravização e do holocausto e que ainda ocorrem, como em Guantánamo.

O trecho seguinte diz respeito a uma aula de Ecologia, em que a professora[474] tencionava explicar a dinâmica populacional, que condições acarretariam aumento ou diminuição do número de indivíduos e quais seriam as consequências disso nas populações. Os efeitos da razão eucórpica são sub-reptícios:

> — *É... porque, na verdade, populações diferentes vão ter características diferentes, por exemplo, populações que... ahh, em eventos reais que... a segunda Guerra Mundial gerou uma destruição absurda nas populações europeias, porque, quem vai pra guerra normalmente?*
> — *São os homens, né?*
> — *É. E aí, quem morre na guerra, então?*
> — *Os homens também.*
> — *Portanto, agora, você tem uma pirâmide* [etária]*, lembra disso? Vocês conhecem isso? Uma pirâmide etária com defeito e uma distribuição desigual de homens e mulheres. Tudo bem?*

---

[472] MBEMBE, 2016.

[473] Pierre Rivière fora condenado ao suplício de parricídio, no entanto, como alegada loucura por seu advogado de defesa, sua pena foi comutada à prisão perpétua (12 de novembro de 1836). Pierre Rivière suicidou-se na prisão enforcando-se, em 20 de outubro de 1840.

[474] Sempre será usado "professora", no feminino. Compuseram o grupo focal de pesquisa três professoras e um professor.

O discurso aqui é de quem produz a guerra, de quem financia a guerra, e não do lado de quem sofre a guerra; nas nações que foram/são palco de guerra, morrem todos: homens, mulheres, crianças, recém-nascidos, idosos, adolescentes — Mbembe[475] descreve brilhantemente isso em *Necropolítica*, tanto nos processos de colonização quanto nos de guerra. A soberania implica ocupação, no caso da colonização, relega o colonizado a uma zona entre sujeito e objeto; também é a condição para definir quem importa e quem é descartável. Nesse sentido, a razão eucórpica torna-se soberana; os corpos tornam-se *subjetos*, com efeito, essa condição de subjeto (subjetividade?) condiciona sua descartabilidade explícita ou implícita (pelo jogo aparecimento-silenciamento), inclusive enunciativa.

Embora a professora tenha uma visão que tenta desconstruir muitos dos discursos hegemônicos, possui discursos com posicionamentos políticos fortes e contundentes; estamos saturados de infinitos discursos, por muito tempo, e, muito embora tentemos firmar um posicionamento, muitos outros discursos nos pregam armadilhas; a razão eucórpica está *entranhada* nos nossos enunciados, nos nossos pensamentos, nos nossos raciocínios e, portanto, nas nossas práticas.

Inserir-se na razão eucórpica é como ser pintado nas lições de Anatomia de Rembrandt ou ser fotografado na cena de apresentação do corpo de Che Guevara: requer capital (financeiro) como investimento, ganha-se capital simbólico e científico e modifica-se e "encorpa"-se o próprio capital subjetivo. Atualmente, não precisamos mais de Rembrandts para nos eternizarmos, temos as redes sociais, abundantes de corpos perfeitos e felizes que demonstram sua pretensa eucorporiedade ao tentar apagar os resquícios de suas oicorporiedades e revelam mais suas iansanidades ressentidas e recalcadas do que propriamente perfeição e felicidade.

## 3.2 A sutura empírico-metafísica como pensamento da razão eucórpica

Inicio este item com a fala de uma professora durante a primeira conversa do grupo focal. Eu havia começado a conversa perguntando-lhes o que era o corpo, que concepção de corpo tinham. Ao longo da primeira parte da conversa, uma das professoras enuncia o seguinte:

---

[475] MBEMBE, 2016.

> *Eu só vi o corpo de verdade quando eu* [es]*tava dando aula e levei*
> *eles* [estudantes] *pro laboratório de anatomia* [da UFSCar].
> *Então, pra mim e pra eles foi a primeira vez* (Pro2)

A professora atribui às peças (é esse o nome dado) do laboratório de Anatomia como sendo a expressão do "corpo de verdade". O que ela enuncia é que nunca havia visto, não o corpo, mas o eucorpo — na sua versão "lição de Anatomia" —, apresentado esquartejado e cuja junção das partes, frankensteinamente, produzem o eucorpo. Digo frankensteinamente, porque as peças expostas nas bancadas são cada uma de um *subjeto* diferente, da junção delas, pela abstração, é que se produz a ideia do corpo — eucorpo, no caso. O seu próprio corpo e os corpos dos inúmeros estudantes para quem ela leciona há anos não são "corpos de verdade"; ela nunca os tinha visto como eucorpos, porque são oicorpos. Embora ela não soubesse dessa distinção que proponho aqui, fica evidente a diferença entre os três (corpo, oicorpo e eucorpo). Quando eu a questiono sobre seu próprio corpo e os dos inúmeros estudantes, ela responde: "é muito louco, [são] duas coisas totalmente separadas, o corpo de estudar...". Ela não continua a enunciação porque é interrompida por outra professora. Ao mesmo tempo, ela dá aulas sobre a Fisiologia humana, ela fala sobre o funcionamento do corpo, embora possamos questionar: de qual corpo ela fala nas aulas, do eucorpo, dos oicorpos, dos corpos? Ela via pela primeira vez o corpo de que falava nas aulas e, nesse corpo, ela não reconhecia nem o seu, nem o dos estudantes, nem de nenhuma outra pessoa que ela já tinha visto ou com que tenha tido contato. A sutura empírico-metafísica havia *temporariamente* se rompido. Acredito que essa seja uma manobra intelectual importante e fundamental, encontrar zonas de escape da razão eucórpica, vias de pensamento e de informações que saíam da ordem do discurso, que confrontem as informações prévias cientificamente inteligíveis. No entanto, esse rompimento só é possível com a reflexão do rompimento, do contrário, a sutura pode se tornar mais forte, mais resistente, mais dura, porque será necessária uma cicatrização dela, justamente por onde haveria uma zona de escape.

Chamo de sutura empírico-metafísica a noção que resume a discussão genealógica proposta nos Capítulos 1 e 2 e que, como matriz de inteligibilidade, permite pensarmos a realidade, sobretudo dos corpos. A sutura seria uma região ou um espaço do pensamento como um intermédio que pretende conectar duas abstrações: o real, mesmo que ele não exista como tal, e a abstração desse real. Ora essa sutura é rígida, quando as duas abstrações coincidem, ora é frouxa, quando a aparência delas destoa. Foucault defende que

> Quando [no século XIX] a história natural se torna biologia, quando a análise das riquezas se torna economia, quando sobretudo a reflexão sobre a linguagem se faz filologia e se desvanece esse *discurso* clássico em que o ser e a representação encontravam seu lugar-comum, [...] o homem aparece com sua posição ambígua de objeto para um saber e de um sujeito que conhece: soberano submisso, espectador olhado [...] mas donde, durante longo tempo, sua presença real foi excluída[476].

O efeito disso, segundo Foucault, é que se pode ver o transcendental repetir o empírico, o cogito repetir o impensado e o retorno da origem repetir seu recuo. Dessa consideração, Foucault tece o corolário de que o homem é um duplo empírico-transcendental, pois "à experiência é dado um corpo que é seu corpo"[477]; à experiência também são dados o desejo e a linguagem. Aqui faço uma modificação no enunciado de Foucault, que é central para a compreensão da sutura: *à experiência é imposto o eucorpo, que é a representação (e encenação) dos corpos, que é também o fundamento do desejo e da linguagem.* Ao fabricar o eucorpo, o homem produz o truque de deus, de que fala Donna Haraway[478] porque não mais o homem "foi criado" à imagem e semelhança de Deus (como nos séculos XVI, XVII e XVIII), doravante o corpo tem a imagem e semelhança do eucorpo: o truque de deus frankensteiniano, que, parafraseando Donna Haraway, "fode com o mundo".

A iansanidade tem como fundamento o desvendamento desse truque; o rompimento da sutura é a fratura empírico-metafísica, não por separar o que é empírico do que é metafísico, mas porque ao fraturar produz-se uma nova sutura cujo desejo teria condições de produzir outros valores e cuja linguagem permitiria tecer discursos dissociados da razão eucórpica, de onde o transcendental perderia sua obrigatoriedade de repetir o empírico, o cogito, de repetir o impensado e o retorno da origem, de repetir o seu recuo. Por isso a razão eucórpica produz iansanoabjeção.

"Corpo" era nada menos, nada mais do que uma categoria de análise, uma abstração, o signo que une eucorpo e oicorpo; corpo é, portanto, a relacionalidade, a pós-categoria.

---

[476] FOUCAULT, 2007, p. 430.

[477] *Ibidem*, p. 433.

[478] HARAWAY, 1995.

Destaco alguns enunciados que o grupo apresentou sobre o corpo. Nesses exemplos é possível enxergar a *sutura empírico-metafísica*, não como materialidade, mas como relacionalidade, que acontece por meio do pensamento, do posicionamento, do entendimento — como razão eucórpica —, que implica, com efeito, certas práticas.

> [O corpo] *é um **negócio organizado que superfunciona** daquele jeito* [que é descrito/explicado pela Fisiologia] (Pro2)
> ... *porque a gente tem **um padrão interno**, que eu acho ótimo, superfunciona pra todo mundo, **e externo, a gente não tem padrão nenhum**, né* (Pro2)

Interessante pensar onde estaria localizado o que chama de externo: pensamento, ações, atitudes, sentimentos, experiências, imaterial? O "padrão externo" é extracorpóreo ou apenas apartado do eucorpo como "padrão interno que superfunciona"? Uma resposta possível: estaria mais bem relacionado à oicorporidade, que está deslocada da materialidade eucórpica. Não obstante, corpo e eucorpo são inteligivelmente a mesma coisa. A razão eucórpica implica um *éthos* eucórpico como expressão:

> [...] *a gente precisa de **um modelo** pra que a gente não tenha que estudar toda a variedade logo de cara* [...] *mas o corpo, na verdade, **ele é uma expressão do restante que a Biologia nos traz** e é justamente uma das opções, uma das possibilidades dentro de um universo gigantesco de biodiversidade* (Pro1)

A razão eucórpica é esse modelo que "facilita" a compreensão dos corpos para não ter de "estudar toda a variedade logo de cara". Essa variedade não seria simplesmente as variedades corpóreas, os tipos corpóreos, mas também se incluem aí as expressões das subjetividades, dos desejos, dos pensamentos, das vontades; tudo isso torna-se amalgamado e subsumido no modelo eucórpico: se não vai estudar a variedade logo de cara, vai estudar quando? Uma resposta possível é: depois que o modelo de inteligibilidade for produzido e a variedade tornar-se, com efeito, um desvio da regra. Eucorpo e oicorpo estão unidos pela razão, são a própria relacionalidade com o nome de "corpo"; embora diferentes, são enunciados como reflexo um do outro: modelo e expressão, essa como um retorno àquele, e aquele como um recuo dessa.

Se dependêssemos da ciência, sobretudo da biomédica, para sermos capazes de entender, por exemplo, a transexualidade, a homossexualidade e mesmo a heterossexualidade, essa compreensão não seria possível; o eucorpo é heterocisnormativo e branco. O discurso biológico segue a razão eucórpica; as outras corporiedades são variações, apenas possuem cientificidade como desvios da normalidade, são apresentadas como "outros", vivem na zona subjeta, que, além de intermediária entre sujeito e objeto, é também a zona entre eucorpo e oicorpo — é a zona de conflito e de ocupação dos corpos onde a sutura opera.

Suponhamos um caso hipotético como exemplo para reflexão. Considero hipotético porque nunca soube que esse caso tenha existido, mas não duvido que possa ser possível, ou até que já existam casos parecidos — embora acredite que a Medicina imporia restrições eucórpicas para esse caso.

Pensemos em um sujeito que tenha nascido com a genitália eucórpica masculina (digo, com pênis e testículos "normais"). Esse sujeito, que podemos chamar de homem, identifica-se com o gênero masculino, porque performa esse gênero por meio de roupas, atitudes, comportamentos. Ele também tem atração por mulheres, de modo que podemos considerá-lo heterossexual.

No entanto, por alguma "explicação" que apenas ele possuiria — como se fosse necessária alguma explicação —, ele decide por uma cirurgia que retire seu pênis e seus testículos produzindo uma vagina no lugar. A despeito dessa cirurgia, ele segue se identificando com o gênero masculino e sendo atraído apenas por mulheres; se fizéssemos uma análise cromossômica, seria eucorpicamente considerado homem, por ser XY.

Emergem algumas reflexões: ele seria uma pessoa transexual ou transgênera? Ele "nasceu homem" e continua se concebendo como homem, no entanto, não tem pênis. Nesse caso, não haveria a dificuldade comum das pessoas em usar ele/ela e se referir a "ele" como um "ela" passado ou "ela" como um "ele" passado. Isso torna o fato de que "ter pênis" não é característica definidora de homem, e, ainda assim, não o podemos considerar transexual ou transgênero. Ele não "transitou" seu gênero nem seu sexo. "Transitar" soa agora tão sem sentido, o que mostra que a "transição" tem menos a ver com a anatomia ou a fisiologia do que com o capital subjetivo. Pela razão eucórpica, nada retiraria dele a condição "natural" de homem: nasceu homem (com pênis e testículos), cromossomicamente é homem, performa o gênero masculino, sempre foi tratado como homem, é atraído por mulheres, só não tem (mais) pênis, tem agora uma vagina. A única coisa que talvez precise é de uma prótese hormonal para manter seu gênero/sexo masculino, o que denota que tampouco a questão hormonal é definidora do gênero/sexo. De qualquer forma, há inúmeros casos de homens e mulheres que fazem reposição hormonal sem nunca terem "transitado" de gênero ou de sexo. Este homem não é transexual nem [mais] cis-sexual, o que torna o termo "cis" também uma abstração.

Esse seria um caso emblemático e simbólico para o *desfalocimento* (que é desfalecimento) do falocentrismo. Não é de se estranhar que a disfunção erétil nos "homens" é chamada de impotência; se Aquiles vivesse na modernidade, não seria seu calcanhar sua fraqueza, seria seu pinto. "Mulheres" também têm disfunção erétil, mas não é dado o nome de impotência.

A seguinte fala de uma professora tem relação com o exemplo hipotético acima; parece haver aqui um deslocamento da razão eucórpica; compreender o corpo como "veículo de expressões das mais diversas possíveis" pode ser uma forma de enunciar um deslocamento intuitivo da razão eucórpica e contém potencialmente iansanidade:

> [...] então, eu acho que [o corpo] seria **um veículo de expressões das mais diversas possíveis**, né, inclui-se aí o corpo humano, né, **porque a gente tá vivendo** (Pro3)

A experiência pessoal imprime oicorporiedade ao eucorpo, mas não o altera; por quê? Para dar aula sobre o corpo, a razão eucórpica é fundamental — é nítida a elaboração nas contradições provocadas pela oicorporiedade sobre a razão eucórpica, mas as professoras parecem não conseguir prescindir dela; ela é a base e a segurança. Embora não saibam desta elaboração que proponho, há expressão da diferença entre oicorpo e eucorpo — e esse pode ser um aspecto importante de elaboração, em um percurso menos intuitivo e mais epistemológico dessa diferença.

A formação tem como princípio a razão eucórpica, mas, por outro lado, a experiência imprime-lhe oicorporiedade e há embate dessas duas compreensões, que não são opostas, embora também não sejam complementares — há um embate entre os discursos científicos e os sujeitados, é esse embate que produz a concepção de corpo; o corpo estaria nesse intermédio, é, portanto, menos materialidade do que relacionalidade: a sutura empírico-metafísica é sempre tensionada, não obstante, não se rompe.

> [...] **eu sinto a evolução em mim** do conceito de corpo; quando eu era estudante de Biologia, lá no começo, era muito fácil definir o que era corpo, né, biologicamente, e à medida que a gente vai lidando, especialmente com os estudantes ao longo da nossa

> *trajetória como professores, **a gente vai percebendo diferentes corpos**, muito diferentes, e a gente vai prestando atenção naqueles corpos que são mais oprimidos e valorizando mais os corpos mais oprimidos, né, ou defendendo mais os corpos mais oprimidos* (Pro3)

Esses corpos "mais oprimidos" provavelmente são aqueles com mais expressões oicórpicas evidentes, cuja aparência revela maior distanciamento do eucorpo; com efeito, são os corpos mais inclinados à zona subjeta, que podem ser mais utilizáveis, ou quando (já) não é possível, mais descartáveis, mais marginalizados. "Eu sinto a evolução em mim" e "a gente vai percebendo os diferentes corpos" pode ter como efeito certa diferença intraespecífica entre os humanos pelos seus corpos; a evolução é a principal estratégia eucórpica para diferenciação dos corpos: por exemplo, entre selvagens e civilizados (com efeito, entre pretos e brancos, homossexuais e heterossexuais). O trânsito pela sutura sempre nos desloca conflituosamente entre oicorporiedade e eucorporiedade; precisamos (e nesse *nós*, me incluo) nos afastar da primeira e nos relacionar mais com a segunda. A publicação de um livro, a inserção na ciência e na academia é uma expressão de eucorporiedade em relação a uma oicorporiedade, tornamo-nos mais *hoi prôtoi* e menos *hoi polloi*[479].

Não digo que essa foi a expressão pretendida e intencional no enunciado da professora, mas subjaz aí uma relacionalidade cuja expressão só é possível como efeito da razão eucórpica. Não se trata de individualizar os discursos e culpabilizar pessoas, trata-se de enfrentar nosso *éthos* eucórpico como forma de nos deslocarmos na sutura, não pela escolha de um lado nela, mas pela assunção de que ela nos provém as relacionalidades. É somente a partir desse conflito que a sutura pode ser fraturada, não para defender que o conhecimento anatomofisiológico não serve, mas para entendermos que ele não pode ser a inteligibilidade única dos corpos.

É sobretudo quando há o reconhecimento dos componentes da sutura — que tanto são empíricos e metafísicos, quanto são oicórpicos e eucórpicos — que o deslocamento é possível. Trata-se, portanto, não de julgar, mas de encontrar as zonas de escape, nos discursos, de um pensamento eucórpico. Os seguintes trechos exemplificam essas zonas de escape, especialmente quando a oicorporiedade quase serve de parâmetro para compreender a eucorporiedade:

---

[479] No período helenístico, havia uma diferença entre *hoi prôtoi* — "os poucos", aqueles que têm o privilégio da educação, que têm condições econômicas, em suma, a aristocracia — e os *hoi polloi* — o povo, a massa, "os muitos".

> Quando você aprende com a sua sexualidade [é] que você pode ensinar sexualidade pro outro [...] quando você se sente mais à vontade com o teu [corpo], com a sua sexualidade, com a sexualidade do outro, aí você consegue **desmistificar o negócio** (Pro2)

É nítido, no próximo trecho, que a eucorporiedade é apenas aparentemente parâmetro de inteligibilidade dos nossos corpos; ela não funciona para lidar com a oicorporiedade; ela apenas "superfunciona" fisiológica e eucorpicamente. Mas, antes, voltemos ao trecho anterior: qual seria o "negócio" de que se fala? O negócio é a sexualidade, mas qual? Provavelmente não é a eucórpica dos tratados de Fisiologia que é preciso "desmistificar". É a sexualidade oicórpica que é praticamente ininteligível.

> [...] é engraçado, *a parte biológica, eu também tenho facilidade de falar, da parte anatômica, da parte reprodutora e também da parte de sexualidade.* [...] *quando você tá na função de professor, dando aula sobre isso pros alunos e quando você tá numa situação íntima sua, com alguém, muda totalmente, você às vezes não tem aquela desenvoltura toda, né, pra abordar aquilo ou tratar daquilo, aquela desinibição toda quando você tá em algumas outras situações que não é a sala de aula, por exemplo, numa situação íntima com alguém ou no relacionamento. Então, como é verdade isso, como dependendo da situação, a gente se sente diferente também em relação ao corpo, né, em relação à abordagem do corpo. Pelo menos comigo acontece isso* (Pro3)

O eucorpo não tem vida, não tem emoção, não tem sentimento, não tem experiência, não tem sexualidade como expressão, é um ser inanimado, um modelo, uma semiologia. Por isso falar dele é mais fácil; mas há diferença em falar do oicorpo e de suas experiências corpóreas, somos formados para lidar com o eucorpo, pois ele é uma "realidade" "que superfunciona". Ele também é o padrão das ciências biomédicas, é o padrão de tratamento e da terapêutica; é como referencial desse "superfuncionamento" que se pretende fazer a intervenção; a cura o tem como referência. É justamente esse "super" a questão: o eucorpo funciona mais do que os oicorpos; ele funciona biomecânico-ciberneticamente para além do funcionamento dos oicorpos. É esse superfuncionamento que impõe automatismo maquinário à mecânica social dos oicorpos. Os oicorpos (utilizáveis) precisam superfuncionar, ou seja, precisam dar conta econômica, funcional e sexualmente de suas demandas, que são nada mais do que ficções.

É justamente no conflito oicorpo-eucorpo que as iansanidades emergem (ou poderiam, ou deveriam). É lidar com essa emergência a dificuldade; o conflito oicorpo-eucorpo é a própria iansanidade.

O exemplo a seguir suscitado por uma das professoras no grupo focal sobre ensinar sexo nas aulas de Biologia é expressão do que vimos falando; a confusão dos pronomes revela a dificuldade devida à fluidez na determinação do que são "homem" e "mulher"; ela usa o exemplo como forma de "desmistificar o negócio", o que revela também que a razão eucórpica enxerga o amplo aspecto da sexualidade humana; não obstante, fora dessa grade de inteligibilidade, quase como mística, o conflito oicórpico-eucórpico é evidente:

> A Edinanci tem vagina, mas **é do sexo masculino. A atleta** do judô, não sei se vocês lembram. **Ela** teve que tirar os testículos porque **senão não podia competir no feminino.** Aí eu falo, então me diz você aí, "você é homem?". "Sou!". Ah, então como que é ser homem? Aí, eles [estudantes] travam, né (risos). Porque aí eu falo assim [como provocação, na aula], votar é ser homem. Ser homem é votar, ser homem é dirigir... (Pro1)

Reescrevendo o enunciado, o conflito fica evidente: "Ela é do sexo masculino, mas precisou retirar os testículos para poder competir na categoria feminina de judô". Talvez a melhor forma de ler seria pontuar o tempo neste enunciado: "**Apesar de ser** [noção de presente como tempo constante] do sexo masculino, **agora ela tem** [presente] uma vagina, porque **teve de retirar** [passado] os testículos para competir na categoria feminina do judô". A grade de inteligibilidade da razão eucórpica não consegue atribuir significado ao caso da atleta citada: a despeito de ter uma vagina, ela sempre será considerada homem. Por outro lado, a professora reconhece que "se você pensar o que a gente faz no ensino médio, especificamente com o corpo, é extremamente reducionista" (Pro1) — havia dito isso no início do segundo grupo focal. As zonas de escapes são potencialmente iansânicas, mas quase sempre são recalcadas, ou ficam vagando até se diluírem. O exemplo que considerei hipotético logo acima talvez não seja tão hipotético assim.

Apresentei, no primeiro encontro do grupo focal, a seguinte "questão" de Genética para promover uma discussão:

> **Suponha que um homem trans portador do gene para daltonismo se case com um homem cis daltônico e tenha uma criança. Qual a probabilidade de essa criança ser daltônica?**

A escolha do daltonismo foi proposital, porque, segundo a Biologia eucórpica, o daltonismo é uma condição fisiológica cuja herança genética é *ligada ao sexo*[480]. Há um detalhe curioso também nas questões de Genética nesse formato "vestibular", quando é proposto pensar os mecanismos de hereditariedade sempre há casamento, ninguém transa e tem um filho sem estar casado. As primeiras enunciações logo após a apresentação da questão foram:

> *Genial* (Pro1)
> *Também adorei, só que pra resolver o problema, rapidamente na minha cabeça, bom, o homem cis, aliás, o homem trans é mulher, é XX, na minha cabeça é isso, né, eu vou resolver o problema, não vou ter a sensibilidade com a família <??>* [vou resolver de forma] *ligeira, de simplificação e de resolver problema de genética, né.* **A frieza de resolver uma questão de genética. É foda perceber isso** (Pro4)

"A frieza de resolver uma questão de genética. É foda perceber isso". A sutura fraturou totalmente nessa fala. É se dar conta de que o corpo tratado nas aulas de Biologia tem pouca relação com os corpos que vivem no mundo, é a evidência do eucorpo como falha de inteligibilidade: "O homem trans é mulher, é XX", a frieza revela a falta da subjetividade na razão eucórpica — intuitivamente, ela se dá conta de que a racionalidade é subjetivicida por estar apartada do mundo das experiências; o modelo destoou da realidade experenciada.

O seguinte trecho de conversa é interessante porque evidencia a razão eucórpica como uma rede cuja relacionalidade entre dito e não dito reforça as práticas no jogo de silenciamento-enunciação:

> — *Você pegou onde essa questão?* (Pro3)
> — *Eu inventei.* (Pesq.)
> — *Da cabeça...* (Pro2)
> — *Ah, você nem vai achar isso...* (Pro1)

---

[480] Diz-se, em Genética, que uma condição é *ligada ao sexo* quando o gene que determina essa condição está localizado no cromossomo X. Dessa forma, as "mulheres", como têm dois X, teriam dois genes (na verdade, alelos) e os "homens" apenas um. Gene diz respeito à localização no DNA de uma região que contém informações para a produção, generalizando, de uma proteína, cujo efeito é uma função biológica. Alelo diz respeito à "informação" contida nessa região (gene), por isso há os chamados genes recessivos e dominantes — que, na verdade, são alelos. Há um pequeno erro conceitual na "questão" proposta por mim e apresentada às professoras, o correto, dentro dessa conceituação, seria dizer "alelo" em vez de "gene", mas é comum aparecerem enunciados desse tipo nos vestibulares; quando se lê gene recessivo ou gene dominante entende-se que diz respeito aos alelos. Em contraposição, a herança ligada ao cromossomo Y é chamada de *restrita ao sexo* (teoricamente, apenas homens [eucórpicos] possuem).

Nenhum vestibular irá abordar esse tema dessa forma nas questões; nenhum material didático apresentará esse tema nesse formato para discussão em aula, no entanto, se apresentarem, como seria a resolução da questão? Provavelmente com a mesma frieza enunciada e percebida pela professora, mas sem o constrangimento. Conseguimos imaginar a resolução dessa questão divulgada na internet pelos tantos cursos pré-vestibulares?

Durante a conversa em grupo focal, também foi apresentado às professoras um trecho do *Tratado de Fisiologia Médica*[481], que discorria sobre a regulação hormonal dos rins:

> *Efeito da Angiotensina nos Rins Causando Retenção de Sal e de Água — Um Meio especialmente Importante para o Controle da Pressão Arterial a Longo Prazo*
>
> *A angiotensina faz com que os rins retenham sal e água por dois meios principais:*
>
> *1. Atuando diretamente sobre os rins para provocar retenção de sal e de água.*
>
> *2. Fazendo com que as glândulas suprarrenais secretem aldosterona, que, por sua vez, aumenta a reabsorção de sal e de água pelos túbulos renais.*
>
> *Assim, quando quantidades excessivas de angiotensina circulam no sangue, todo o mecanismo renal a longo prazo para o controle dos líquidos corporais é automaticamente ajustado para manter a pressão arterial acima do normal [hipertensão arterial sistêmica].*

Esse trecho, entre centenas de outros possíveis, exemplifica a homeostase, ou seja, o controle de regulação fisiológica para manutenção da constância interna do corpo; trata-se de um exemplo de mecanismo cibernético regulado por *feedbacks*; o processo é muito mais complexo do que o trecho ilustra[482]. A proposta de apresentar esse trecho era de promover uma discussão sobre esse tipo de inteligibilidade dos corpos e não de discutir esses processos.

---

[481] GUYTON; HALL, 2006, p. 224.

[482] De acordo com a fisiologia moderna, o sistema renina-angiotensina-aldosterona promoveria o controle da volemia (volume de sangue), com efeito, também da pressão arterial. Os rins são órgãos principais no controle; ao ser detectada uma hipovolemia ou hipotensão, secretariam o hormônio renina, que desencadearia os processos descritos no trecho pela conversão do angiotensinogênio (inativo) em angiotensina (ativo). Grande volemia inibe a produção de renina; baixa volemia estimula sua produção. Todos os "mecanismos" fisiológicos são homeostáticos, evitam a falta e o excesso, tendendo à "normalidade".

Divido uma das falas de uma das professoras em quatro pontos, que indicam movimentos de entrada e saída na razão eucórpica, afrouxamento e rigidez da sutura, embora, em suma, a sutura seja mantida, e o pensamento eucórpico predomine. É legítimo que isso aconteça; a formação biológica torna-se a base do pensamento e semiologia do mundo e, por extensão, dos corpos — professoras e professores são cobradas quanto à sua inscrição intelectual nesse conjunto semiológico. O objetivo não seria desfazer ou invalidar essa compreensão, mas que ela pudesse ser fragilizada de modo a permitir agregar e interseccionar outras possibilidades epistemológicas — é necessário ampliar a semiologia.

O primeiro trecho celebra a razão eucórpica como semiologia dos corpos:

> [...] o Guyton apresenta um discurso supertécnico a respeito do controle renal e ele enfatiza a questão da pressão arterial normal ali, né, tem essa coisa do controle endógeno, né, e... e eu acho que isso me inspira duas coisas, assim, esse tipo de discurso, primeiro acho que vai na direção do que a Pro2 falou no começo, e é **maravilhoso como essa coisa toda funciona**... é muito maravilhoso como que essa estase, essa capacidade de manter a homeostase é a base da vida e eu acho também no sentido do que a Pro3 falou, **todos os corpos têm isso como regra, isso é o que nos une**, né, **todos expressam alguma coisa, mas isso é expressado em todos, a homeostase**, então acho que isso é lindo, então, eu pago pau, eu gosto muito desse aspecto (Pro1).

"É maravilhoso como essa coisa funciona". *Coisa* é tanto corpo quanto fisiologia. É também mecanismo, funcionamento, máquina. A economia é fundante no raciocínio. "Todos os corpos têm isso como regra, isso é o que nos une", une todos os seres vivos, porque segundo a Biologia, a homeostase ocorre em todos os seres vivos, dos vírus, dos unicelulares ao humano. "Todos expressam alguma coisa, mas isso é expressado em todos", esse "mas" valida a razão eucórpica em detrimento de qualquer outra coisa que possa ser expressa pelos corpos, o sentido de igualdade/ equidade desloca as diferenças e, com efeito, as subjetividades, e parece inverter o sentido dado pela Pro3 ("*então, eu acho que [o corpo] seria um veículo de expressões das mais diversas possíveis, né, inclui-se aí o corpo humano, né, porque a gente tá vivendo*" quando de sua enunciação). O corpo de que Pro1 fala é, no conjunto teórico desta abordagem, totalmente eucorpo. No próximo trecho, ela quase rompe a sutura, o eucorpo quase ganha tons oicórpicos, mas são apenas tons:

> *Por outro lado, eu acho que tem essa aridez* [de] *que a gente falava agora há pouco sobre o que que você tá discutindo ali, que é* [d]*o que eu falava também, que é chato, porra, você lê um troço desse,* **a gente tá falando de pessoas, cara, pessoas** [com] **pressão alta; a história da descoberta da pressão alta,** *eu vi recentemente, eu li uma divulgação científica a respeito de múmias, cara, é genial isso, assim, múmias do antigo Egito, tem muitas múmias que não são só dos reis, assim, então tem várias castas mumificadas e um monte de gente morreu de infarto e é muito louco isso assim <?> e, só que aí, eles faziam um recorte de idade e de classe social e descobriram que a frequência era a mesma. Dessas mortes* (Pro1).

Em vez de pautar sua conclusão nas diferentes expressões e possibilidades dos corpos, retoma a razão eucórpica no seu controle pelo determinismo genético; seria mesmo possível que diferentes castas que não se intercruzavam tivessem os mesmos genes/alelos, nas mesmas frequências, para pressão alta? Antes, a "pressão alta" é resultado apenas de características genéticas? O membro superior de Che não foi encontrado, tampouco sua ausência foi percebida. Como ela relata o que foi lido em um artigo científico, o relato reproduz (e precisa reproduzir) mimeticamente a razão eucórpica, pois essa dita a ordem do discurso. Ratifica-se o poder e a autoridade médicos pelo tratamento e prevenção. O infarto seria uma consequência direta da pressão alta, independente da classe social e do que comiam, do estilo de vida; é uma resposta fácil porque a razão eucórpica não olha além da evidência material biológica, falta-lhe relacionalidade. Destaque-se a expressão "descoberta da pressão alta", que torna, com efeito, a pressão alta menos um fenômeno, um acontecimento, um processo do que uma coisa em si.

> *Independente da classe social, do tipo que comia etc.*
> *E o que leva àquela ideia de* **predisposição genética, aí, portanto, a necessidade de tratamento médico, de prevenção e tal** (Pro1)

Agora, de certa forma, há uma zona de escape, um conflito:

> *E aí eu falei "puta, essa história é mais velha que andar pra frente", quer dizer, a gente vive isso, os rins têm que ser parte da sua vida, não é um troço que você aprende pra passar no vestibular, e nesse sentido que eu falo que é assim. [...] eles* [estudantes] *não vão* [se] *lembrar de nada disso, cara, mas a hora que ele fizer um prato de comida, o rim dele vai estar ali,*

> *na mesa, com ele, se você fizer o rim fazer sentido, quer dizer,*
> *tá dentro de você, faz parte do que você faz todo dia, cara, e*
> *você faz xixi, meu chapa, você olha pra cor do seu xixi, é isso*
> *aí que importa. Se teu xixi tá amarelo, você tá desidratado,*
> *"Zé, vai tomar água". Aí alguém fala assim, "ai, eu passei a*
> *minha vida inteira desidratado". Falei "Provavelmente". Ajuda*
> *o rim aí, ó, você já viu, ó, ele dá o maior trampo, cara, ajuda*
> *o cara. É o que eu sinto quando eu vejo isso aí, **é quase uma***
> ***obrigação de traduzir esse blá-blá-blá aí pra alguma***
> ***coisa mais real*** (Pro1)

O que é o real? Há um deslocamento da sutura para o lado empírico e oicórpico; o eucorpo não é real, embora seja o parâmetro do real; a razão eucórpica torna-se um *blá-blá-blá*, há diversas zonas de escape que nunca permitem a fuga, pois a ordem do discurso (sobretudo como prática) precisa ser legitimada pela razão eucórpica. Não nos esqueçamos de que professora/professor é uma profissão, que, portanto, precisa ser remunerada e a remuneração implica compactuação compulsória, porém tácita, na ordem do discurso eucórpica, justamente o que a professora enuncia em seguida — voltando à questão de genética — "é um desafio da gente aqui, né". Se há uma realidade, ela seria o "corpo real", porque "ele dói, viver dói". A dor que o eucorpo enuncia não dói, é uma dor explicativa, teórica; o eucorpo não sente dor, ele apenas explica metafisicamente o que é a dor que empiricamente os corpos sentem.

> *É... que é no sentido do que a [pro3] tava falando, a gente deveria*
> *ajudar mais, talvez, as pessoas lidarem com essas questões que são*
> *muito reais [referindo-se à sexualidade de um aluno], **o corpo é***
> ***muito real, ele dói, viver dói.** [...] E é isso que acho, porque...*
> *essa questão [a de Genética] eu achei genial porque... pro4, eu*
> *pensei igual a você logo de cara, vamos resolver esse problema*
> *de genética, cadê o gene mesmo? Quem tem XX, tatatá... mas eu*
> *achei genial porque pra quem nunca discutiu isso, como assim*
> *trans, dois homens terem filho, vai ser assim uma puta abertura*
> *de... o universo abre ali, **uma série de discussões que precedem***
> ***o resolver a questão de Genética**, que eu acho que é a grande*
> *sacada, eles [estudantes] não vão lembrar esse negócio de [gene]*
> *recessivo, dominante, ligado ao sexo, não vai ficar. Agora essa*
> *coisa que a gente tá falando aqui, vai fazer parte da vida de*
> *todo mundo, de um jeito ou de outro, a gente não tem controle*
> *sobre isso, tem que ser humilde nesse sentido, né, a gente tem*
> *que fazer o melhor possível, que é só o que a gente pode fazer,*
> *não é, e trabalhar essa diversidade permite àqueles que não*

> *estão se sentindo, não estão se vendo ali, possam se ver, né, mas eu acho que em parte,* **controlar esse ímpeto Guyton de ser** *[de ser eucorpicamente técnico], né, pra coisa mais árida, né, mais técnica possível, é um desafio da gente, né, que em parte é o que a gente tá discutindo aqui...* (Pro1)

Essa mesma professora disse o seguinte no início da conversa no segundo grupo focal:

> *Porque se você pensar o que a gente faz no ensino médio, especificamente com o corpo, é extremamente reducionista [...] é, porque você usa níveis de organização [ver nota 30], lembra dessa conversa? Então o corpo passa a ser o conjunto de sistemas, praticamente só isso* (Pro1)

É evidente o conflito oicórpico-eucórpico, é ele que tem condições de proporcionar as zonas de escape:

> *[...] eu vejo assim, o discurso biológico, ele é socialmente aceito, pelo menos ele é majoritariamente aceito, então quando eu digo que nós estamos, que vamos conversar a respeito de cromossomos sexuais [em oposição a discutir sexualidade, gênero, orientação afetivo-sexual], ninguém se assusta, nenhuma mãe vem falar que a criança dela vai falar de cromossomos sexuais, então, acho que isso me protege, acho que nesse sentido, e aqui entre nós, a gente carrega esse discurso [...] o discurso biológico carrega um certo, uma certa respeitabilidade construída nos últimos séculos, a gente usa isso de um certo... de um, de um palanque ali, né, você tem um status por trás desse discurso* (Pro1)

O próximo trecho, é enunciado na sequência:

> *Se você não usar isso, porque isso [o discurso biológico] é uma ferramenta, se você não usar isso pra martelar a cabeça dos coleguinhas, eu acho que okay,* **porque a ferramenta é neutra,** *aí que eu vejo que daí em diante a escolha é muito ideológica. Então, eu posso, sim, transcender o discurso biológico no meu discurso,* **partindo dele,** *então, uma estratégia que eu uso é, até pra me proteger, porque eu não sou tonta também, eu sei que isso[483] tudo acontece* (Pro1)

---

[483] O primeiro encontro do grupo focal aconteceu em 12/08/2020, sob o segundo ano do governo fascista do inominável, quatro meses depois do início da pandemia do coronavírus (Sars-cov-2). Os anos de 2018 e 2019 foram tempos difíceis para os professores e professoras de Biologia; vários foram acusados de doutrinação de gênero, tiveram suas aulas invadidas, foram vigiados em suas aulas; essa discussão foi relatada por uma das professoras (Pro4), que passou por esses tipos de constrangimento e violência durante o exercício de sua profissão.

A ferramenta neutra de que ela fala é o conteúdo do discurso biológico, de fato, ele tem a aparência de neutralidade, porque é entendido como expressão de uma verdade nua e crua, como se não houvesse julgamento, como se não fosse intermediado por paixões, por desejos, como se a razão não fosse escrava das paixões. Apenas seria possível transcender o discurso biológico partindo dele — e isso seria uma escolha ideológica — no sentido de importante. A razão eucórpica produz esse *éthos*, porque o corpo que possuímos tem a imagem e semelhança do "corpo verdadeiro" (eucorpo) — quando, na prática, é o contrário: o eucorpo é a imagem (distorcida) e semelhança (apagada) do oicorpo e, por vezes, do aneucorpo, como no caso das lições de Anatomia.

A *ferramenta* de que fala fica mais evidente quando associamos a um outro enunciado dessa professora a respeito de conteúdos tratados nas aulas. Ao final de um ano letivo, ela iria finalizar o conteúdo de Ecologia em uma das séries:

> [...] *a gente construiu todo aquele monte de conceito e tal, chegou* [o] *final do ano, a gente tinha que falar de sustentabilidade, e aí eu tive um choque, assim, acho que foi a primeira* [vez] *que eu fiquei realmente, é, com problema pra trabalhar o conceito.*

> [...] *entre outras coisas, pensando na próxima geração, você mantém a qualidade do ambiente pra que a próxima geração tenha qualidade de vida. E aí eu percebi que faltava neles um conceito, que é prévio, e se você não tiver esse conceito, todo o restante não faz sentido,* **empatia***. Se você não tiver um mínimo de empatia, por que que você vai se importar com a próxima geração, que nem tá aí ainda?* (Pro1)

A sequência abaixo, de sua conclusão, remete à discussão do final do século XIX, em que a razão eucórpica separava o que era objeto da Biologia do que era da Psicologia, sobretudo se a segunda não se apropriasse das explicações da primeira; não obstante, aqui há uma inversão, é a Biologia quem recorre à Psicologia:

> **Empatia não é assunto de Biologia***, meu chapa! Esse é essa coisa de psicólogo, assim. Esse negócio de empatia aí.* **Não é assunto da escola** [talvez houvesse ironia nesse trecho]. *E aí, como é que você faz, então? Aí a gente deu um jeito lá. Dei uns passos atrás, trabalhei essas questões de como que você lida com sentimentos, você acredita em função do que você sente pra depois chegar em sustentabilidade. Quer dizer, a gente nem conversou muito sobre os conceitos* (Pro1)

Evidencia-se, nesses enunciados, a perspectiva de um objeto de estudo materialmente delimitado. Ao mesmo tempo que precisa "dar uns passos para trás" como forma de trabalhar certos assuntos de Biologia, reconhece, embora tacitamente, a importância de "conceitos" que estariam "fora" do campo da Biologia. Estariam mesmo fora, uma vez que concebe a importância da empatia? Se evocarmos Fourez[484], entenderemos que os conceitos deveriam ser meramente operacionais, não deveriam servir para limitar ou delimitar o objeto, mas para que se possa partir de um conjunto compartilhado de significados. Essa professora entende que o estudo da Ecologia não é exato, ele depende muito menos de racionalidades do que de relacionalidades:

> *Então, quando você pensa no corpo, não é juntar um monte de órgão que você tem um corpo, que é a ideia de Frankenstein, <??> é o que acontece entre as partes conectadas, é o que, como que as partes interagem entre si e ao redor delas* [não poderia estar aqui a empatia? Nesse conjunto de relacionalidades?] *<??> mas não é fácil de trabalhar isso, não, porque a ideia de ecologia também é essa. O que tá entre as partes é o que importa, eu costumo dizer pra eles assim, dois mais dois em Ecologia nunca dá quatro. Dá 75, mas nunca dá quatro. Porque* [são] *as interações que fazem as coisas serem como são. Agora como que você enfia isso na cabeça de uma molecada que foi treinada pra separar água da Geografia, água da Biologia, água da Química? Mecanicista pra caramba, é ou não é? Então, haja conversa, entende?*

A seguinte sequência de diálogos ocorreu ao final da aula da Pro3; também retoma a mesma problemática tratada, "o que está além do conteúdo de Biologia?".

> — *Ó, gente, aí tem umas questões de interpretação de texto, que aí vocês respondem, aí eu acho que nem cabe aí no espaço da apostila, que são respostas que vocês têm que argumentar, então aí é melhor responder no caderno. Alguma dúvida ou pergunta ainda?*
> — *Não.*
> [alunos falando enquanto respondem às perguntas (incompreensível/inaudível)]
> — *J., o que você achou da prova do Enem?*

---

[484] FOUREZ, G. **A construção das ciências.** Introdução à filosofia e à ética das ciências. São Paulo: Editora da Universidade Estadual Paulista, 1995.

> — *Tinha uma lá que eu achei engraçada que era de um dialeto gay.*
> — *Então, gente, mas o dialeto gay que foi colocado ali, eles colocam um texto pra vocês...*
> — *Ihhh, o que que é dialeto gay?*
> — *Eles colocaram lá no próprio texto, eles colocaram uma frase desse dialeto, se você entendeu quer dizer que você está em contato com essas culturas, eu comecei rir no meio da prova.*
> — *Ah se eu vejo um bagulho desse lá...*
> — *Mas eles colocaram que é porque você está em contato com essa cultura?*
> — *Ah, não foi essa palavra, mas foi mais ou menos isso.*
> — *Mas qual o problema?*
> — *Contato, mais ou menos assim. Eu achei engraçado.*
> — *Mas qual o problema de você estar em contato?*
> — *Ahhhhh, dona. Eu só racharia o bico, só. Como isso aqui pode cair numa prova?*
> — *Mas por que é engraçado?*
> — *Engraçado porque o pessoal na prova parecia que <??>, ela levou bolacha, bolo, fruta, parecia que, cinco horas não ia matar se não comesse nada... Tem uma que levou bis, chocolate, barra de chocolate... [...] Eu tô com dor nas costas até agora... Saí de lá até torto. É verdade, travou minhas costas. Não é só o cansaço mental.*

Há um conflito bastante nítido: as questões a que os alunos devem responder são de "interpretação de texto", subentende-se, portanto, que devem ler e interpretar, não pensar, argumentar, relacionar; a resposta estaria dentro daquele campo conceitual e semântico do texto biológico. Trata-se de uma escola pública, então, os alunos devem responder às questões do material didático provido pelo governo do estado de São Paulo. Ao mesmo tempo, enquanto os alunos respondem às questões, a professora pergunta a um deles como foi a prova do Enem (2018). O aluno ridiculariza uma questão (figura 3.5) de Linguagens e Códigos que demandava a leitura de um texto para refletir o que seria um dialeto, usou-se como exemplo o *pajubá*, uma linguagem/língua criada e usada inicialmente por travestis. A professora tenta questionar o aluno, mas ele também está preso no próprio campo semântico (e semiológico) dele, tanto que a última resposta foge completamente ao perguntado pela professora.

Figura 3.5 – Questão de *Linguagens e Códigos*, na prova do Enem de 2018.

**"Acuenda o Pajubá": conheça o "dialeto secreto" utilizado por gays e travestis**

*Com origem no iorubá, linguagem foi adotada por travestis e ganhou a comunidade*

"Nhai, amapô! Não faça a loka e pague meu acué, deixe de equê se não eu puxo teu picumã!" Entendeu as palavras dessa frase? Se sim, é porque você manja alguma coisa de pajubá, o "dialeto secreto" dos gays e travestis.

Adepto do uso das expressões, mesmo nos ambientes mais formais, um advogado afirma: "É claro que eu não vou falar durante uma audiência ou numa reunião, mas na firma, com meus colegas de trabalho, eu falo de 'acué' o tempo inteiro", brinca. "A gente tem que ter cuidado de falar outras palavras porque hoje o pessoal já entende, né? Tá na internet, tem até dicionário...", comenta.

O dicionário a que ele se refere é o *Aurélia, a dicionária da língua afiada*, lançado no ano de 2006 e escrito pelo jornalista Angelo Vip e por Fred Libi. Na obra, há mais de 1 300 verbetes revelando o significado das palavras do pajubá.

Não se sabe ao certo quando essa linguagem surgiu, mas sabe-se que há claramente uma relação entre o pajubá e a cultura africana, numa costura iniciada ainda na época do Brasil colonial.

Disponível em: www.midiamax.com.br. Acesso em: 4 abr. 2017 (adaptado).

Da perspectiva do usuário, o pajubá ganha *status* de dialeto, caracterizando-se como elemento de patrimônio linguístico, especialmente por

Ⓐ ter mais de mil palavras conhecidas.
Ⓑ ter palavras diferentes de uma linguagem secreta.
Ⓒ ser consolidado por objetos formais de registro.
Ⓓ ser utilizado por advogados em situações formais.
Ⓔ ser comum em conversas no ambiente de trabalho.

Fonte: Enem (2018)[485]

Lembremo-nos de que o ano era 2018; estava ocorrendo uma eleição bastante difícil no Brasil, e, nesse mesmo ano, professores e professoras estavam sendo perseguidos por ensinar aos alunos "temas que comprometiam a instituição família tradicional brasileira" e comprometiam a "moral e os bons costumes", e, sobretudo, "Deus estava prestes a estar acima de todos" — em outras palavras, aquele *oikos/oikía* estava sendo quixotescamente ameaçado.

---

[485] Disponível em: https://download.inep.gov.br/educacao_basica/enem/provas/2018/2018_PV_impresso_D1_CD1.pdf. Acesso em: 15 fev. 2019. Prova azul, questão 37, p. 16.

Essa mesma professora (Pro3), em conversa no primeiro encontro focal, relatou sua angústia se referindo a um aluno de uma das salas em que lecionava, que cometera suicídio. As perguntas que ela propõe para o grupo são bastante fortes e revelam a distância da razão eucórpica como prática educacional em relação aos corpos dos alunos:

*Pô, aí eu me senti uma bosta, sabe, eu me senti uma merda ali na hora, porque eu, porque a hora que soube que esse menino tinha se suicidado, eu falei "puta merda, pra que que serviram minhas aulas?", eu me senti muito mal, pô, enquanto professora de Biologia, de Ciências, né, que eu dei aula pra ele, eu falei "o que que faltou?", né, eu me senti mal, eu me senti mal com isso, porque às vezes você aborda tantas coisas desnecessárias, né, eu acho que você acaba tendo que seguir um currículo, né, esse currículo que impõem pra gente [...] eu fico me questionando se eu não teria que pegar esse currículo e moer ele muito mais, transformar muito mais pra poder fazer sentido na vida desses alunos, porque, pro aluno chegar ao ponto desse, acho que faltou muita coisa, né? (Pro3)*

Em diálogo com a Pro3, a Pro2 argumenta:

*E aí eu acho que a nossa função, não é assim, o ser o professor de Biologia, de Ciências, tararã, é uma coisa; e ser aquela pessoa que tá enxergando a outra ali, eu acho que é, qualquer um pode ser... porque eles dão sinais pra gente, né, então é assim, o nosso conteúdo, ele pode ajudar a criança a se reconhecer, tudo, mas tá muito longe de resolver um problema de tristeza profunda, de depressão profunda, de ansiedade, **mas a gente tem obrigação de enxergar os sinais como ser humano, né?***

Como enxergar os sinais se esses são oicórpicos e a grade de inteligibilidade é eucórpica? O tema que insiste em aparecer é o conteúdo, sempre mediado pelo currículo. No entanto, mais do que um olhar oicórpico, seria preciso expandir o olhar para a aneucorporiedade daqueles corpos não vistos, destituídos de corporeidade, ou ainda: como lidar com a superoicorporiedade forjada (enunciada em *tristeza profunda, depressão profunda, ansiedade*)? Esses sinais não identificados, de fato, extrapolam a competência do professor ou da professora, mas, como enuncia a professora, eles precisam ser enxergados como ser humano — que olha para outro ser humano. Como identificar tais sinais (que inclusive as professoras não conseguiram enunciar quais seriam, mas que deveriam existir)?

Em julho de 2021, enquanto escrevia a tese que deu resultado a este livro, pensei em ampliar a quantidade de visões de professores e professoras de Biologia cujas concepções sobre o corpo eu investigava. Produzi um questionário online e enviei para professores conhecidos, solicitando que o enviassem a professores e professoras que lecionam Biologia em qualquer nível de ensino. Ele ficou aberto a respostas por um mês e responderam a este questionário 31 pessoas; o questionário chegou a pessoas de regiões como Centro-Oeste, Nordeste e Sul. Uma das perguntas era a seguinte: *Em uma escala de 0 a 10, quanto que o corpo humano que você ensina em suas aulas você considera que exista como realidade material? (considere 0 para "nenhuma realidade material" e 10 para "o corpo que ensino é idêntico à realidade material").*

A figura 3.6 mostra a distribuição das respostas[486]; a média das pontuações atribuídas é 8,32 — algo como "o corpo que ensinamos é cerca de 83,2% idêntico à realidade material". No entanto, não se trata de um trabalho quantitativo aprofundado; esse valor serviu para comparação qualitativa. Praticamente metade das pessoas que responderam ao questionário acreditam que o corpo de que tratam nas aulas é idêntico à realidade material.

Figura 3.6 – Distribuição das respostas sobre o quanto o corpo que os professores e professoras ensinam em suas aulas é idêntico à realidade material (N = 31)

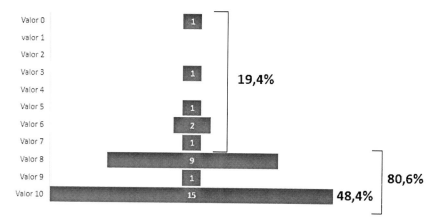

Fonte: Garcia-Severino (2022)

---

[486] Não estão consideradas as quatro professoras desta pesquisa.

Também foi perguntado o quanto cada professor ou professora se sentia confortável/confiante (em uma escala de 0 a 10, sendo 0 totalmente desconfortável/não confiante e 10 totalmente confortável/confiante) em lecionar as seguintes disciplinas: Botânica, Ecologia, Evolução, Fisiologia humana, Anatomia humana e Genética. Da mesma forma, foi perguntado o quanto se sentiam confortáveis/confiantes em discutir temas fora do escopo da Biologia em suas aulas: Economia, Educação, Filosofia, Geografia, História, Mídia, Política, Psicologia, Sociologia, Ciência. A figura 3.7 compara as médias atribuídas a cada um desses temas; o ponto central diz respeito ao corpo como realidade material (Referente à figura 3.6); os resultados estão divididos em quatro quadrantes: do lado esquerdo, as disciplinas de Biologia, e do lado direito, as disciplinas fora do escopo da Biologia; acima, os temas/disciplinas que representam maior confiança em tratar nas aulas e abaixo, menor confiança. O gráfico revela uma questão: que corpo é tratado nas aulas?

Figura 3.7 – Relação entre o corpo que é ensinado com o conjunto de áreas do conhecimento da própria Biologia e com outras que podem ser interseccionadas

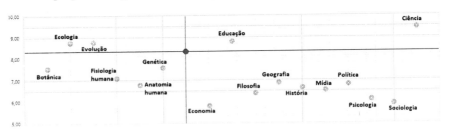

Fonte: Garcia-Severino (2022)

Esse corpo "igual à realidade material" talvez seja menos fisiológico ou anatômico, mas também é menos ainda econômico, filosófico, político, psicológico, sociológico. Poder-se-ia, com efeito, prescindir de todo esse conjunto de conhecimentos para compreender o corpo? Ciência é o termo/assunto que mais consideram dominar, sentem mais confiança e conforto para discutir em suas aulas, embora a confiança em tratar de filosofia ou das ciências humanas é relativamente baixa. Importam menos os valores e mais a relação estabelecida entre o quanto conhecem cada assunto e o quanto conhecem o corpo que ensinam. Há aqui uma discussão importante para reflexão: qual seria essa realidade material da qual o corpo que ensinamos é idêntico? Imagino as respostas caso médicos, médicas e tantos outros profissionais da saúde respondessem a esse questionário. O corpo que ensinamos, pesquisamos, tratamos é um corpo completamente apartado de alguma realidade material. A figura 3.8 compara a distribuição entre todas as áreas do conhecimento questionadas.

Figura 3.8 – Respostas sobre cada área do conhecimento organizadas em *BoxPlot* (N = 31)

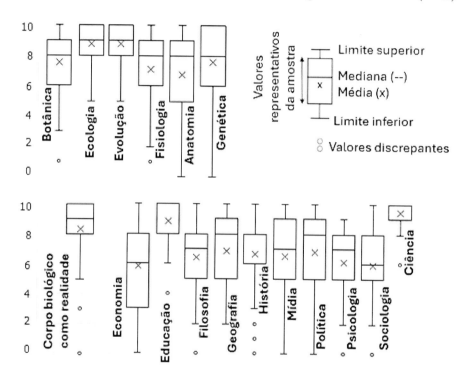

Fonte: Dados reorganizados a partir de Garcia-Severino, 2022.

Essa distribuição das respostas permite propor alguns questionamentos. Tanto *Ciência* quanto *Educação* possuem uma distribuição parecida, que, de alguma forma, também se assemelham à distribuição sobre o quanto o corpo que ensinam é igual à realidade material — nesse mesmo padrão, também se aproximam *Ecologia* e *Evolução*. Por outro lado, é intrigante que esse "corpo real" seja diferente da distribuição tanto da Anatomia quanto da Fisiologia. Como as áreas do conhecimento mais voltadas para as Humanas (que provavelmente têm uma concepção de corpo menos eucórpica) apresentam uma distribuição semelhante (como em *Economia*, *Filosofia*, *Geografia*, *Mídia*, *Política* e *Sociologia*) e diferem das disciplinas biológicas, infere-se que a *Ciência* que concebem está mais próxima de um positivismo, com efeito, a *Educação* que concebem também está mais próxima de uma ciência positivista, portanto mais eucórpica. Ao mesmo tempo, as disciplinas biológicas com que mais sentem confiança são *Ecologia* e *Evolução*, que, embora aparentemente as menos positivistas, demandam conhecimento das outras, mais positivistas.

Como tudo isso impacta a "educação do corpo"? Recorro à discussão de Foucault em *A hermenêutica do sujeito* sobre duas formas de atenção ao corpo: o *cuidado-se-si* e o *conhece-te a ti mesmo* para dar continuidade à discussão.

Antes, finalizo este item com um trecho de uma conversa do primeiro encontro do grupo focal, que servirá de ponte entre este e o próximo item. Na conversa sobre o que é o corpo e sobre ser visto como "veículo das mais diversas expressões", a Pro3 lança o seguinte questionamento:

> [...] *outra reflexão que eu fiz, né, aliás, outro dia, eu fiquei pensando nisso, é por que que quando uma pessoa morre né, aí assim, quando vai ter o velório, vai ter a cerimônia, não se refere à pessoa pelo nome dela, mas sim, a "o corpo está sendo velado", né, vocês já prestaram atenção nisso? "O corpo está sendo velado", "o corpo vai ser sepultado", "o corpo vai ser cremado", e o corpo é o mesmo corpo que a pessoa tinha quando estava viva, não é? É o mesmo corpo, então por que não se referir "fulano vai ser...", eu fiquei outro dia meio encanada com isso...* (Pro3)

A Pro1 tenta refletir sobre o que a Pro3 questionou, conta sobre o trabalho que faz na escola sobre prevenção do suicídio e continua:

> [...] *nessa etapa da vida, que são os adolescentes, que existem muitas demandas e pressões, né, e todas as questões, inclusive em relação à própria construção de corpo de adulto deles, né, **e dos conflitos todos que surgem em função dos modelos que são impostos**, dessa conversa toda aí, e, a isso, quando a gente discute suicídio, aparece essa questão da morte muito fortemente, né, que é um tabu, e é desconfortável [...] Agora, tem uma questão com o, eu acho que, com a alma, que no fundo é o que a gente tá discutindo aqui, o corpo é o suporte, é a expressão do quê, né? O corpo existe, sim, mas tem corpos de muitas espécies e o nosso corpo é a expressão do quê, efetivamente? Que não é a expressão das outras espécies e na medida em que ele não tá expressando mais nada, eu devo chamá-lo ainda pelo nome que ele tinha? Quer dizer, imagino que*

> *tem alguma coisa aí que vem por trás, né, justamente da construção*
> *da ideia que é estar vivo, né, o que é que esse corpo carrega... (Pro1)*

Não fica evidente de que conflitos e de que modelos a Pro1 fala, não nomeia de ou associa ao conflito oicórpico-eucórpico. Acredito que esse conflito é de extrema importância para refletir a falha de inteligibilidade da razão eucórpica como visão única sobre os corpos; acredito estar aí uma importante zona de escape: ou as iansanidades aparecem ou são recalcadas. Embora a discussão que eu propunha era sobre o corpo, ela diz "Agora, tem uma questão com o, eu acho que, com a alma, que no fundo é o que a gente tá discutindo aqui" — o corpo sai de cena e aparece a alma. Parece-me revelar-se uma perspectiva cartesiana, mas é o corpo que apreenderia a alma ou a alma que apreenderia o corpo? E a empatia, estaria onde? Possivelmente, na alma, mas a Biologia trata dos corpos, seria por esse motivo a necessidade de "dar um passo atrás" e recorrer à Psicologia? O corpo de que a Psicologia trata não seria o mesmo de que a Biologia trata? "A água da Química, da Biologia e da Geografia" seria a mesma? Certamente, sim e não para todas as perguntas.

## 3.3 Dois dispositivos: o "cuidado-de-si" e o "conhece-te a ti mesmo"

Além da discussão proposta ao longo de todo este livro sobre a genealogia dos corpos e de como esse conjunto teórico pode ser visto nas aulas, outro conjunto teórico me permitiu o questionamento sobre com que efeitos os conteúdos biológicos tratados são mobilizados. Recorro à discussão de Foucault no curso *A hermenêutica do sujeito* (1981-1982) sobre dois modos de relacionalidade (Foucault não dá esse nome) entre sujeito e subjetividade: o *cuidado-de-si* e o *conhece-te a ti mesmo*. As discussões sobre o corpo nas aulas invocariam algum dos dois modos? Seriam relativas a um cuidado ou a um conhecimento de si, e como seriam essas formas? Foucault considera essas como formas de acesso à verdade do próprio sujeito.

Este item finaliza, de certa forma, os três eixos[487] que Foucault[488] define como o método genealógico, o das *técnicas de si* ou *pragmática de si*, associando com a *formação dos saberes* e a *normatividade dos comportamentos*, o que permite apreender as *práticas discursivas* e as *formas de veridicção*.

## 3.3.1 Genealogia dos dispositivos

Foucault[489] faz uma genealogia do "cuidado-de-si" (*epiméleia hautón*) e do "conhece-te a ti mesmo" (*gnôthi sautón*) — do século II a.C. até VI d.C. — e compara o que chama de "técnicas de si". N'*As palavras e as coisas*, Foucault define hermenêutica como "o conjunto de conhecimentos e de técnicas que permitem fazer falar os signos e descobrir seus sentidos"[490], é, portanto, dessas técnicas de si que pretende entender o sujeito de que trata *A hermenêutica do sujeito* e que segue n'*O governo de si e dos outros*.

> Penso também que poderíamos retomar a história do pensamento no século XIX um pouco nesta perspectiva [de reconstituir uma ética e uma estética do eu]. E então tudo seria, sem dúvida, bem mais complicado, bem mais ambíguo e contraditório. Mas podemos reler toda uma vertente do pensamento do século XIX como a difícil tentativa, ou uma série de difíceis tentativas, para reconstituir uma ética e uma estética do eu. Tomemos, por exemplo, Stirner, Schopenhauer, Nietzsche, o dandismo, Baudelaire, a anarquia, o pensamento anarquista etc., e teremos uma série de tentativas, sem dúvida inteiramente diversas umas das outras, mas todas elas, creio eu, mais ou menos polarizadas pela questão: é possível constituir, reconstituir uma estética e uma ética do eu?[491]

A escolha desse conjunto teórico e dessas categorias (cuidado-de-si e conhece-te...) justifica-se porque são técnicas de si que envolvem a relação com o corpo e com a alma (ou espírito), as quais também têm implicações pedagógicas. Digo pedagógicas no sentido de construir um conjunto de

---

[487] Retomo aqui especialmente o que Foucault sintetiza no curso *O governo de si e dos outros* (1982-3), mas também aparece em outros cursos como *Em defesa do sociedade* (1975-6), *Segurança, território, população* (1977-8), *Nascimento da biopolítica* (1978-9), *A hermenêutica do sujeito* (1981-2) e ainda no seu último curso antes de sua morte, *A coragem da verdade* (1983-4).

[488] FOUCAULT, Michel. **O governo de si e dos outros.** Curso no Colège de France (!982-1983). São Paulo: Martins Fontes, 2010.

[489] FOUCAULT, 2006.

[490] *Ibidem*, p. 40.

[491] *Ibidem*, p. 305.

noções e conceitos teóricos (que comporiam certa semiologia), tanto sobre o corpo quanto sobre a alma, mas, sobretudo acerca das concepções de verdade do sujeito, que, com efeito, implicam e conduzem as práticas.

Embora o "conhece-te a ti mesmo" (*gnôthi seautón*) tivesse menor relevância aos gregos antigos do que o "cuidado-de-si" (*epiméleia heautoû*), o primeiro passou a ter maior relevância na modernidade, com o que Foucault chamou de "momento cartesiano", não sem antes ter sofrido mudanças — não especialmente relativo a Descartes, mas de uma semiologia e de uma hermenêutica que são doravante restauradas. Foucault compara genealogicamente essas duas categorias em três momentos: o modelo platônico-socrático (antiguidade grega, antes de Cristo); depois, no que ele chama de modelo helenístico (sécs. I e II d.C.); e no modelo cristão (sécs. III e V d.C.) — *cf.* quadro 3.1, que resume alguns aspectos desses modelos.

Na antiguidade grega, o "conhece-te..." era puramente um preceito délfico que demandava do consulente uma autoavaliação para fazer a pergunta certa ao oráculo (examine suas questões), estava associado a outros dois preceitos: "não perguntes em demasia" (*medén ágan*) e "não prometas nada [aos deuses em troca]" (*engýe*). Foucault atribui uma importante mudança em *Alcibíades* (de Platão): para que Alcibíades pudesse de fato governar a cidade, precisaria cuidar dele mesmo, mas antes, precisaria primeiramente conhecer-se. Alcibíades está em uma idade em que precisa começar a se envolver na política, no governo da cidade, no entanto, passou toda a sua vida orgulhoso e arrogante de sua beleza e de seu vigor; ele se dá conta de que descartou todos seus pretendentes e que nenhum de seus enamorados de fato preocupou-se com ele — apenas com o seu corpo —, não lhe ensinaram algo de útil na vida, tampouco como ocupar-se consigo mesmo, mas agora envelhecera. Foucault destaca que esse "si" que se deve conhecer e se ocupar não é, portanto, o corpo. Chamarei esse acontecimento descrito por Foucault de *Crise de Alcibíades*.

Nesse aspecto, Foucault ressalta o componente educativo do erotismo grego. Alcibíades era filho adotivo de Péricles e havia sido cuidado por um escravo, de modo que não teve educação, embora fosse rico e de uma família com *status*. Sócrates diz a Alcibíades: "queres entrar na vida política, queres tomar nas mãos o destino da cidade, mas não tens a mesma riqueza que teus rivais [espartanos e persas] e não tens, principalmente, a mesma educação [que teus rivais]"[492]. Depois de uma sequência de perguntas diante

---

[492] *Ibidem*, p. 46.

das quais Alcibíades se desespera por não ter respostas, Sócrates conclui que Alcibíades precisa de *tékhne* (técnica, arte) para compensar seu déficit de educação a despeito de sua riqueza. O "conhece-te" torna-se uma questão metodológica cuja busca está no *psykhês epimeleteón*, ou seja, no "ocupar-se com a alma". Disso, Foucault conclui que o *cuidado-de-si* não é nem médico, nem econômico, nem amoroso (erótico), porque todos esses estão ligados ao corpo. Esse "si" com o que se deve preocupar é um "eu" cujo resgate se daria pela sua reminiscência. Aqui Foucault destaca o uso, em Platão (ou Sócrates), do verbo *khrêsthai* — e de seu substantivo *khrêsis* —, que é "servir-se de"; a alma se serviria do corpo para executar seu trabalho de cuidado de si, o corpo seria apenas um meio pelo qual a alma atuaria.

Foucault cita uma passagem de um texto de Plutarco em conversa com Alexândrides, um espartano (lacedemônio):

> [Plutarco pergunta] "Mas afinal, vós, espartanos, sois um tanto estranhos; tendes muitas terras e vossos territórios são imensos ou, pelo menos, muito importantes; por que não os cultivais vós mesmos, por que os confiais a hilotas?" [Responde Alenxândrides] "Simplesmente para podermos nos ocupar com nós mesmos"[493].

Não há nada de filosófico no cuidado de si espartano, diferente do ateniense, mas ambos se assemelhavam por ser uma atividade destinada a poucos, exclusivamente a quem tinha condições, ou seja, a expressão de um privilégio.

O percurso do cuidado-de-si no modelo socrático-platônico demanda conhecimento de si cuja finalidade é o governo dos outros (na *pólis*). Quando não se é mais jovem, é o momento de olhar para toda a vida, aprender a cuidar de si para que seja possível governar os outros, "o cuidado-de-si é o momento do primeiro despertar"[494]. A verdade estaria no próprio sujeito, que deveria, por meio do conhecimento e reflexão de si, usá-la (*khrêsthai*) para governar a cidade.

---

[493] *Ibidem*, p. 42.
[494] *Ibidem*, p. 11.

Quadro 3.1 – Comparação entre modelos de "técnicas de si"

| Critério | Modelo socrático-platônico Epiméleia hautoû | Modelo helenístico (sécs. I e II d.C.) Ascese filosófica pagã | Modelo cristão (III-V d.C.) Ascese cristã |
|---|---|---|---|
| Cuidado de si: | Conhecimento de si para ocupar-se consigo | Autofinalização de si | Renúncia de si |
| Quem exerce: | Elite/privilégio | Estendido a todos, mas praticado por poucos (*hoi prôtoi*) | Estendido a todos (*hoi polloi*) |
| Quando: | Em certa fase da vida | Ao longo da vida | Para além deste mundo |
| Finalidade: | Governo dos outros | Governo de si | Objetivação de si |
| Fundamento: | Reminiscência do eu | O eu é o objetivo a alcançar | Exegese de si |
| Confissão de si: | Instrumental | Instrumental | Operacional |
| Verdade: | Em si mesmo | No mundo, na natureza | Nas escrituras, nos textos sagrados |
| Processo: | Movimento da alma e retorno a si como busca da verdade | Preparar o corpo e a alma para enfrentar os acontecimentos da vida | Purificar o coração e a alma, dissipar ilusões, reconhecer tentações, frustrar seduções |
| Conflito: | Com o conhecimento | Com o exterior: nos acontecimentos | Com o interior: nas paixões, nos vícios, nas ilusões |

Fonte: Garcia-Severino (2022), com base em Foucault (2006)

No modelo helenístico, um resumo didático do epicurismo, do cinismo e sobretudo do estoicismo, o cuidado-de-si é estendido a todos, no entanto, é preciso ter cultura, capacidade e tempo, o que desloca essa atividade para poucos (os *hoi prôtoi*), que continua sendo um privilégio. A verdade das coisas está no mundo e na natureza — que é divina —, o conflito, portanto, está nos acontecimentos. Não basta conhecer a verdade, é preciso praticá-la: essa noção desloca a importância da alma também para o corpo, o sujeito precisa desenvolver uma constituição de si, que dura a vida toda. Em Marco Aurélio, Foucault encontra uma descrição simbólica dessa perspectiva: "A arte de viver parece-me mais com a luta do que com a dança, na medida em que se deve sempre manter-se alerta e ereto contra os golpes imprevistos que caem sobre nós"[495]. Trata-se doravante de uma ascese filosófica, de um exercício da verdade e da constituição de si ("plena, completa, acabada, autossuficiente e suscetível de produzir uma transfiguração de si que consiste na felicidade que se tem consigo mesmo"[496]) — diametralmente oposta à ascese cristã (ou mesmo à concepção de ascese para a modernidade, tão impregnada de cristianismo ascético), cujo objetivo final é a renúncia completa de si.

No *Tratado das paixões*, de Galeno, Foucault encontrou fundamentalmente o princípio do cuidado-de-si como algo contínuo e permanente, que contrasta totalmente com o *Alcibíades*, de Platão. No caso de Galeno, o cuidado de si é penoso e não pode prescindir do juízo dos outros.

Na ascese estoica, é preciso dotar o sujeito de algo que ele não possui de modo a proteger o eu e chegar até ele. Diferente da cristã, a ascese antiga não reduz, ela dota e equipa o sujeito. A palavra grega que Foucault destaca é *paraskeué*, traduzida em latim por Sêneca como *instrutio* — que para nós modernos seria uma espécie de *preparação* para os imprevistos da vida. Os cínicos, diz Foucault, chamarão essa preparação de "exercícios" e a comparam com o treinamento dos atletas. Essa preparação (ou exercícios) consiste em *dotar-se de equipamentos*, seriam eles os *lógoi* (discursos, plural de *logos*). Eles constituem o conjunto de discursos (de conhecimentos) do mestre que são evocados no enfrentamento dos acontecimentos da vida, mas não sem antes terem sido escutados, escritos, lidos, relidos, decorados para que façam parte da constituição do sujeito de modo que se possa tê-los às mãos — é preciso que o *logos* seja *incorporado* e que seu efeito seja a *ação*, dessa forma, se transforma em *éthos*. Foucault atribui a essa preparação (como ascese, *askesis*) um conjunto produtor de uma moral rígida, austera, exigente e restrita, a qual a ascese cristã aclimatou, reelaborou e trabalhou.

A ascese estoica considera a audição o sentido mais importante; é pela escuta que o mundo externo entra em contato com a alma. No entanto,

---

[495] FOUCAULT, 2006, p. 388.
[496] *Ibidem*, p. 386.

a audição é ambiguamente o sentido mais *pathetikós* (passivo) e mais *logikós* (de acesso aos *lógoi*). Plutarco descreve essa ambiguidade em *Perì toú akoúein* (*Tratado da escuta*); o corpo é sujeito à audição mais do que a qualquer outro sentido, não é possível não ouvir como se fecham os olhos para não ver ou como se evita sentir se recusando a tocar um objeto; um barulho repentino estremece todo o corpo. A audição está sujeita à retórica e à lisonja, que enfeitiçam a alma; ao mesmo tempo, é preciso saber deixar o *logos* atingir a alma e é por meio da filosofia que isso se torna possível. Em Epiteto, Foucault encontra respostas para esse processo ascético: não há uma *tékhne* para escutar como há para falar, a escuta demanda *empeiría* (experiência/habilidade), que pode e deve ser desenvolvida.

A *Crise de Alcibíades* é interditada a partir do modelo helenístico; como a verdade se desloca do sujeito para o mundo, também é interditada a subjetividade, cujos referenciais para reflexão vêm de fora. No entanto, no modelo helenístico, o sujeito ainda é o objetivo, como uma constituição forte e pronta para a luta. O ascetismo cristão executa essa crise não para encontrar uma verdade no sujeito, mas para forjar e sujeitar essa verdade à moral. Essa crise não busca mais a força e a constituição potente, mas a fraqueza e a submissão. A confissão de si (falar de si) não tem mais caráter instrumental ou metodológico, torna-se uma operação, não destinada mais ao cuidado, mas ao controle[497]; torna-se uma exegese de si cuja consciência é externa e forjada em um deus purificador das almas, das paixões, dos vícios (a luta contra as iansanidades). Produz-se um exército (Nietzsche chamou de rebanho) cuja fraqueza ganha o nome de força na resignação (de si); com efeito, a modernidade nos fez doentes, porque encontramos a "felicidade" em um labirinto do qual desconhecemos tanto a saída quanto a entrada[498]. Nessa mesma modernidade, dos suplícios, como práticas anatomossociológicas, ao encarceramento, como prática fisiológico-sociológica, a luta contra as iansanidades prevaleceu.

A razão eucórpica nasce no século XIX e, mesmo impregnada de cristianismo ascético e buscando fugir de uma espiritualidade, produz uma racionalidade que invade internamente o oicorpo, transformando-o em eucorpo. Não se volta para dentro de si para encontrar a verdade do sujeito, mas para encontrar a verdade material; esse "si" é toda a engrenagem que "superfunciona". É o cuidado voltado a essa engrenagem que

---

[497] FOUCAULT, 2006.
[498] NIETZSCHE, 2014.

se torna cuidado-de-si — mas só pode funcionar econômica, eficiente e sexualmente às expensas da renúncia das iansanidades por meio do recalcamento e do ressentimento: a moral eucórpica vestida de ascetismo que produz aneucorpos (os desviantes, gerenciados pelo sistema jurídico) e superoicorpos (os não mais utilizáveis, mas que, com efeito, tornam a "economia" funcionante, gerenciados pelo sistema médico); a modernidade nos transformou em subjetos, muito menos sujeitos do que objetos. Nas palavras de Foucault:

> [...] onde entendemos, nós modernos, a questão "objetivação possível ou impossível do sujeito em um campo do conhecimento", os antigos do período grego, helenístico e romano entendiam "constituição de um saber sobre o mundo como experiência espiritual do sujeito". E onde, nós modernos, entendemos "sujeição do sujeito à ordem da lei", os gregos e os romanos entendiam "constituição do sujeito como fim último para si mesmo, através do exercício da verdade"[499].

Enquanto a ascese antiga era um movimento que buscava a constituição de si, a ascese cristã tencionava a renúncia de si, com efeito, a ascese eucórpica — impregnada de cristianismo — tenciona a renúncia das iansanidades. A psiquiatria molecular parece ser o auge dessa renúncia: troca-se totalmente a compreensão dos estados emocionais, sociais, afetivos por uma detecção de moléculas circulantes no sangue (*o dado ultrapassou completamente o sujeito*). Ao nos tornarmos ciborgues, fármaco-ciborgues e psiborgues, entregamos toda nossa iansanidade nas mãos de um sistema-labirinto mecânico-cibernético que assumiu o controle de nossa "máquina" corporal, passamos a ser controlados a distância e nos encontramos naquele labirinto de que falou Nietzsche: se e quando percebemos estar dentro dele, não sabemos como sair, tampouco sabemos como entramos: seria a *Crise de Alcibíades* moderna, a qual a razão eucórpica busca evitar, porque é dela que surgiriam as iansanidades.

O quadro 3.2 resume as técnicas de si na modernidade, corolário deste conjunto genealógico.

---

[499] FOUCAULT, 2006, p. 385.

Quadro 3.2 – Técnicas de si na modernidade

| Critério | Modernidade (sécs. XVIII-XIX)* | Modernidade eucórpica (sécs. XX-XXI)** |
|---|---|---|
| Cuidado de si: | Conhece-te a ti mesmo | Oicórpico: renúncia das iansanidades |
| Quem exerce: | Ciências Biomédicas (*hoi prôtoi*) | Oicorpos (*hoi polloi*) |
| Quando: | Na pesquisa científica | Ao longo de toda a vida ativo-eficiente |
| Finalidade: | Conhece-te a ti mesmo (pela anatomia e fisiologia) | Eficiência econômico-funcional-sexual |
| Fundamento: | Biografias | Moral eucórpica |
| Confissão de si: | Operacional | Fetiche eucórpico: produção e encenação autobiográficas |
| Processo: | Produção de verdades | Preparação do corpo como máquina para obtenção de maior eficiência |
| Verdade: | Na natureza | No eucorpo/razão eucórpica |
| Conflito: | Na relação natureza-cultura | Oicórpico-eucórpico |

(*) Análise genealógica desta tese associada às discussões de Foucault (2006, 2010, 2011); (**) Corolário das discussões.
Fonte: Garcia-Severino (2022)

Enquanto o século XIX produziu um conjunto de psicoanatomografias (biografias que atrelam características do corpo a aspectos morais e psicológicos das pessoas) para justificar o quanto as pessoas não se adequavam ao pacto oicórpico, o que de certo modo revelava o quanto estavam afastadas do eucorpo como modelo; o século XX e sobretudo o XXI produziram um contramovimento — idêntico na forma, mas com sentido invertido, em direção ao eucorpo — com a produção de narrativas e encenações que pretendem mostrar quão não oicórpicas são as pessoas — o fetiche eucórpico. Essas psico-anatomografias aparecem sobretudo na mídia. Publiquei um artigo[500], que, à luz do conjunto desta obra, revela

---

[500] GARCIA-SEVERINO, 2018.

isso, sobretudo em relação aos corpos "desviados" do padrão eucórpico (por exemplo, corpos pretos e corpos *queer*). Da análise de artigos online sobre racismo e homofobia na escola, viu-se que

> [...] os corpos de negros e negras, gays e lésbicas vivem lutas em que são expostos, silenciados, debatidos, acusados, humilhados, violentados, como se estivessem em uma mesa de autópsia para serem dissecados; como se, nesse processo, se averiguasse não a causa de sua morte, mas sim a causa de sua vida, (por que e como vivem) essa vida precária, subalternizada, abjeta[501].

É no século XIX que surge, por exemplo, a frenologia, uma "área da ciência" que relacionava a anatomia dos crânios com características morais, comportamentais, propensão ao crime; foi a principal fonte do racismo científico, permitiu, inclusive, a apropriação do darwinismo, no século XX, no denominado darwinismo social. Embora bastante rechaçadas, os efeitos dessas epistemologias se mantêm. No artigo citado, destaca-se, numa matéria online, o bilhete de uma professora à mãe de dois meninos negros: "Olá! Mamãe Débora, peço-lhe se possível aparar ou trançar o cabelinho dos meninos, eles são lindos, mais [sic] *eu ficaria mais feliz* com o cabelo deles mais baixo ou preso. Beijos, Fran". Em outra matéria, era descrita a estratégia de uma escola para combater o racismo — havia sido organizada uma exposição em que os corpos negros foram fotografados perto de uma mata da escola com pinturas em seus corpos que capturavam e expunham o imaginário de um africano "nativo"; nela, os corpos marcam e evidenciam a diferença entre primitividade e civilidade, social e natural e humano e não humano. Mais do que marcar e evidenciar, essas marcas e evidências são expostas. Salta à vista a relação com a exposição do corpo de Sarah Baartman nos *freak shows* europeus do século XIX.

As biografias, argumenta Foucault[502], foram documentos importantes de produção de dados (jurídicos e médicos) que associavam características físicas (anatômicas e fisionômicas) a "desvios" morais e de conduta. Apareceram preponderantemente no século XIX e se tornaram sobretudo material documental para os processos jurídicos subsidiados por dados médicos (a Medicina-legal) — esses dados médicos são tornados objetivos

---

[501]  *Ibidem*, p. 871.

[502]  FOUCAULT, M. **Eu, Pierre Rivière, que degolei minha mãe, minha irmã e meu irmão.** Um caso de parricídio do século XIX apresentado por Michel Foucault. Rio de Janeiro: Edições Graal, 1991. FOUCAULT, M. **Em defesa da sociedade.** Curso no *Collège de France* (1975-1976). São Paulo: Martins Fontes. 2005. FOUCAULT, 2006.

SOBRE A EFICIÊNCIA ECONÔMICA E SEXUAL DOS CORPOS: CRÍTICA DA RAZÃO EUCÓRPICA

pela assunção dos "sinais e sintomas" como expressão da verdade revelada pela enunciação da autoridade médica. Pierre Rivière foi um importante exemplo analisado por Foucault, em *Eu, Pierre Rivière, que degolei minha mãe, minha irmã e meu irmão.*

O seguinte trecho é referente ao relatório do procurador do rei de Vire (de 5 de junho de 1835); vê-se aqui *o dado ultrapassando o sujeito:*

> Pierre Rivière foi desde a infância motivo de aflição para sua família. Era obstinado e taciturno; a companhia, mesmo de seus pais, era-lhe aborrecida. Jamais mostrou por seu pai ou sua mãe a afeição de um filho. Sua mãe mais do que ninguém era-lhe odiosa. Ele experimentava às vezes, ao aproximar-se dela, como que um movimento de repulsa e frenesi.
>
> Pierre Rivière tinha de resto, em todos os hábitos da vida, essa dureza de caráter que desesperava sua família. Havia quem se lembrasse de tê-lo visto, em sua infância, ter prazer em esmagar passarinhos entre duas pedras, ou perseguir crianças de sua idade com instrumentos com que as ameaçava de morte. [...]
>
> Notou-se sempre sua aversão pelas mulheres.
>
> Em dados momentos falava sozinho, animava-se e exaltava-se.
>
> [...]
>
> Solitário, feroz e cruel, eis Pierre Rivière encarado sob seu aspecto moral; é de certa maneira um ser à parte, um selvagem que escapa às leis da simpatia e da sociabilidade, pois a sociedade era-lhe tão odiosa quanto sua família, e ele perguntava a seu pai se não seria possível ao homem viver no mato, de ervas e raízes.
>
> O estudo do físico de Pierre Rivière oferece alguns traços dignos de nota: ele é de pequena estatura, a testa é estreita e achatada, as sobrancelhas negras são arqueadas, sua cabeça está sempre inclinada para baixo, e o olhar oblíquo parece temer encontrar um outro olhar, como se tivesse medo de trair o segredo de seus pensamentos; seu andar é sacudido e saltitante, mais parecendo estar pulando que andando[503].

Seguem as conclusões dos pareceres de dois médicos que à época avaliaram o estado de saúde de Pierre Rivière. O primeiro declara de antemão: "Não fiz pesquisas frenológicas, pois, além de esta ciência estar ainda muito pouco adiantada, devo confessar também que, sobre este assunto,

---

[503] FOUCAULT, 1991, p. 9-10.

meus conhecimentos são muito imperfeitos para querer aplicá-los em circunstância tão grave", e conclui, depois de descrever a história de vida (biografia) de Pierre, que:

> Em Rivière, nenhuma doença pôde transtornar as funções do cérebro, e nas numerosas visitas que lhe fiz desde sua chegada a Vire não observei nele nenhum sinal de alienação mental. Não se pode, eu acho, atribuir o triplo assassinato de que é culpado senão a um estado de exaltação momentânea, consequente dos sofrimentos de seu pai. [Certificado do dr. Bouchard. Vire, 21 de julho de 1835][504].

O segundo médico também, além de produzir uma biografia e descrever as características físicas, as associa ao julgamento moral:

> Este homem tem vinte anos, sua altura é média, suas formas são arredondadas, sua constituição é fleumática, seu rosto é sem expressão, sua cabeça, de volume comum, fica habitualmente inclinada sobre o peito, sua testa é baixa e estreita, as sobrancelhas cerradas, o olhar não é firme, é tímido, oblíquo, a voz tem qualquer coisa de infantil e pouco viril; suas respostas são lentas, um sorriso tolo lhe vem frequentemente aos lábios, sua atitude é constrangida, o andar bizarro, sacolejante[505].

> Rivière é originário de uma família em que a alienação mental é hereditária. O irmão de sua mãe morreu alienado [...] Dois de seus primos irmãos apresentaram numerosos e habituais sintomas de loucura. Sua mãe tinha um gênio [...] irascível [...] o irmão de Rivière é quase que completamente idiota [...] nele [em Pierre] notarmos o cunho exterior da loucura, visto que sua origem e consanguinidade com tantos loucos explicam de resto a existência nele desta cruel doença. A hereditariedade é, com efeito, um dos fatores mais poderosos na produção da loucura; ela é assinalada por todos os autores que fizeram estudos especiais no sentido de conhecer sua funesta influência [...] mais tímido e mais envergonhado ainda [...] viveu numa solidão afetiva bem propícia a manter sua inferioridade intelectual e moral [...] sua teimosia era tal que eram necessários esforços incríveis para fazê-lo abandonar uma tarefa que tivesse começado [...] fazia movimentos ridículos tentando retirar de si o pretenso fluido fecundante, causa de suas inquietações[506].

---

[504] FOUCAULT, 1991, p. 114.

[505] *Ibidem*, p. 116.

[506] *Ibidem*, p. 115-124.

Toda a biografia também repercute nos textos midiáticos da época, por exemplo, no *Journal de Falaise,* em 8 de julho de 1835):

> Riviere é de altura mediana, moreno, tez queimada. Baixa os olhos de maneira sombria, e parece temer olhar de frente os que lhe falam. Responde a tudo por monossílabos. Suas respostas demonstram o fanatismo ou a loucura... mas em caráter grave. É um iluminado frio. Diz que lia muito, notadamente livros religiosos. Citou o catecismo de Montpellier, que seu cura lhe emprestou, como sua principal leitura. Seguia escrupulosamente os ofícios da igreja, não brincava com os jovens de sua idade, não tinha e nem desejava ter amantes. Come muito agora, como um homem que sofreu muita fome. Seu sono parece ser calmo e sua alma sem remorsos[507].

As biografias continuam funcionando como produção de verdades sobre os corpos, tanto no sistema jurídico quanto no médico; as redes sociais produziram um movimento oposto: a produção e encenação autobiográfica. É o conflito oicórpico-eucórpico; enquanto o sistema médico-legal produz "verdades" sobre os corpos, os corpos produzem "verdades" sobre si. Sobre esse tema, há inúmeros trabalhos publicados; cito três, cujos títulos por si já anunciam a questão: *Ninguém é tão perfeito que não precise ser editado: fetiche e busca do corpo ideal*[508], *Pedagogias e performances corporais e sexuais de homens gays no Twitter*[509] e *Autoapresentação corporal de lutadoras de artes marciais mistas (MMA) no Instagram*[510].

A figura 3.9a apresenta um *banner* de propaganda de uma academia da cidade de São Carlos-SP em que se pode ler: "Cuidar de você! Esse é seu melhor plano de saúde". Ao lado, há uma imagem de um homem, supostamente representando esse modelo de saúde; se o eucorpo tivesse um corpo, ele estaria muito próximo dessa representação, que é a mesma propagada nos três artigos citados: saúde é ter um eucorpo — vigoroso, forte, torneado — reflexo de seu superfuncionamento, de sua supereficiência e de sua sexualidade. A figura 3.9b foi capturada de um canal do YouTube do que pode ser considerado um *coach* corporal (canal Nando Pinheiro)

---

[507] *Ibidem*, p. 17.

[508] LUCENA, B. B.; SEIXAS, C. M.; FERREIRA, F. R. Ninguém é tão perfeito que não precise ser editado: fetiche e busca do corpo ideal. **Psicologia USP**, v. 31, e190113, p. 1-9, 2020.

[509] DESIDÉRIO, R.; COUTO, E. S. Pedagogias e performances corporais e sexuais de homens gays no Twitter. [pré-print]. Disponível em https://doi.org/10.1590/SciELOPreprints.3477. Acesso em: nov. 2021.

[510] OLIVEIRA, J. P. S.; MACEDO, C. G.; MILLEN-NETO, A. R. Autoapresentação corporal de lutadoras de artes marciais mistas (MMA) no Instagram. **Movimento**, Porto Alegre, v. 27, e27019, p. 1-20, 2021.

e a 3.9c advém de um site de academia; ambas revelam o mesmo padrão eucórpico de saúde corporal. A figura 3.9b ainda revela que essa condição é apenas para os *hoi prôtoi* modernos, "ser inabalável é para poucos", aqueles que podem se dedicar e que têm tempo e condições para tanto.

Figura 3.9 – Representação eucórpica do corpo saudável

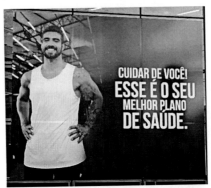

(a)

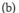

(b)

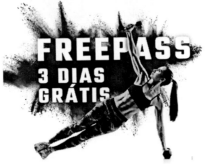

(c)

Fonte: (a) fotografada pelo autor; (b) canal Nando Pinheiro (Youtube)[511] (c) Maxforma.com[512]

---

[511] Disponível em: https://www.youtube.com/watch?v=Fuyhg4jsR_M&t=119s. Acesso em: jan. 2022.
[512] Disponível em: https://maxforma.com.br/. Acesso em: jan. 2022.

Há um paradoxo nisso: é justamente esse o corpo aparentemente eucórpico cuja busca é necessária, no entanto, são justamente essas as características que o oicorpo precisa ter para sua eficiência produtiva. Mas como essa condição é para poucos, praticamente retornamos ao modelo helenístico (poucos estão preparados para ser de fato iansânicos ao tentarem sustentar seu fetiche eucórpico como *éthos*) e entendemos a *encenação de si* nas redes sociais; tal ética eucórpica não se sustenta iansanicamente, mas é estimulada e incentivada — "cuide de si", "seja inabalável", "venha se exercitar". Nossa subjetividade é muito mais subjeta do que de um sujeito de fato; na busca da eucorporiedade tornamo-nos muito mais oicorpos prontos não para enfrentar os acontecimentos, mas para sermos eficientes produtivamente, ou superoicorpos quando a eficiência física já não é mais possível, ainda assim mantidos dentro da engrenagem econômica.

Das confissões de si passamos para a encenação de si, com efeito, futuramente, poderíamos incluir no CID algo como *Transtorno de Alcibíades*, embora acredite que esse "transtorno" já exista com tantos nomes: ansiedade, depressão, hiperatividade — resultado da insustentabilidade da personagem criada nas encenações. Não obstante, eucórpica (e economicamente) é melhor que esse transtorno se mantenha com outros tantos nomes mesmo. Como não suportamos nossa oicorporiedade, forjamos e encenamos uma eucorporiedade, que é emocionalmente insustentável. Na tentativa de fugirmos da oicorporiedade, colocamos como ideal a eucorporiedade, mas, no percurso, tornamo-nos apenas superoicorpos; ao acreditarmos que fugimos do sistema, tornamo-nos mais ainda suas engrenagens.

### 3.3.2 Manual de funcionamento dos dispositivos

O objetivo aqui é pensar nos dois dispositivos vistos a partir da razão eucórpica. Como "conhecer-se" se o que se conhece não é o que está próximo da própria realidade material da experiência? Conhecer-se-ia via eucorpo; a sutura empírico-metafísica está deslocada para o metafísico como se fosse empírico às expensas do empírico como se ele fosse metafísico. A sutura também é oicórpico-eucórpica. Na razão eucórpica, o oicorpo é a parte metafísica, embora ele exista como experiência corpórea, mas ela precisa ser confrontada com e passada pelo filtro da realidade atribuída ao eucorpo.

Na tentativa de fazer as professoras pensarem e refletirem acerca do tema tratado aqui, propus duas imagens como representação[513] da sutura empírico-metafísica — os corpos são vistos inscritos no discurso biológico (figura 3.10a) ou o discurso biológico é uma parte do que representa os corpos (figura 3.10b)? Em outras palavras, os nossos corpos estão circunscritos dentro da inteligibilidade do corpo biológico ou o contrário? Essas duas representações também permitiriam compreender como as professoras concebem a relação oicorpo-eucorpo. A figura da esquerda (figura 3.10a) representa a preponderância do eucorpo sobre os corpos, e a da direita (figura 3.10b), dos corpos sobre o eucorpo. Na da esquerda, a compreensão do corpo estaria totalmente circunscrita na noção biológica; os corpos seriam um aspecto do biológico e apenas poderiam ser concebidos, analisados e compreendidos dentro de uma matriz biológica (com efeito, eucórpica); na da direita, o corpo biológico seria um aspecto de uma totalidade maior que os corpos representariam.

Figura 3.10 – Representações sobre a relação entre corpo e corpo biológico apresentada às professoras no grupo focal: (a) os corpos estão circunscritos no corpo biológico; (b) o corpo biológico é parte da noção de corpo

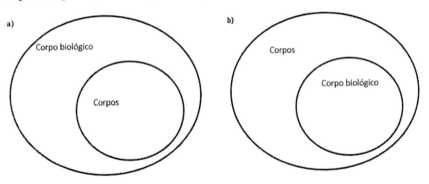

Fonte: Garcia-Severino (2022)

As professoras sentiram-se constrangidas em perceber que o corpo que possuem, que seus alunos possuem e o que ensinam para os estudantes estão, de fato, circunscritos em um modelo extremamente biológico.

---

[513] As representações estão baseadas na Teoria dos Conjuntos.

> Doido, pra mim é tão doido que eu não consigo entender nem qual é a proposta. Eu não consigo entender o que é olhar a partir do corpo biológico, que teoricamente é mais amplo, né, então como é que ele pode estar dentro do corpo biológico se ele é mais amplo, que seria a primeira imagem, a da esquerda, né? (Pro4)
> Eu vou explicar o que que eu quero dizer, que eu acho que vai na direção do que a P4 tava falando, então, ó, é verdade, a gente tem um corpo biológico, que a gente constrói os conceitos, e parte daí, então, esse corpo biológico que a gente conversa, a gente usa pra inserir os corpos de verdade da molecada que tá ali junto com a gente, na base do exemplo, ou na base da, da história, quer dizer, a gente vai envolvendo a molecada no corpo biológico, que tem o corpo real, né, o corpo que as pessoas usam, que transita pelo mundo, que acaba sendo descrito dentro desse corpo biológico, mas você deveria ter que puxar esse círculo interno uma parte pra fora do corpo biológico [figura 3.11]. Eu acho que é justamente esse outro lado que [tem relação com] as coisas que a gente fala sobre o corpo, que tem a ver com as sensações, que tem a ver com a cultura e que então todas as aulas têm, de alguma maneira, isso e que transcende o corpo biológico, então o corpo biológico acaba sendo a referência, que é de onde a gente parte, só que, a hora que a gente fala do corpo, ele não fica só no corpo biológico... (Pro1)

Figura 3.11 – Representação alternativa proposta pela professora em conversa do grupo focal

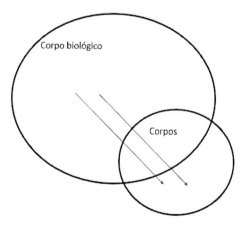

Fonte: Garcia-Severino (2022)

De alguma forma, segundo a explicação da professora, essa representação alternativa dada por ela é a mesma que a figura 3.10b: "Eu acho que é justamente esse outro lado que [tem relação com] as coisas que a gente fala sobre o corpo, que tem a ver com as sensações, que tem a ver com a cultura e que, então, todas as aulas têm, de alguma maneira, isso, e **que transcende o corpo biológico**". Apenas não seria de fato semelhante à figura 3.10b talvez por um detalhe na fala: "que transcende o corpo biológico" porque "acaba sendo a referência, que é de onde a gente parte". É justamente esse sentido de movimento — setas na Fig. 3.11 — ("você deveria ter que puxar esse círculo interno uma parte pra fora do corpo biológico") que a impediu de enxergar que a figura 3.10b teria essencialmente a mesma representação, ou seja, que o corpo não está completamente circunscrito no biológico. As figuras 3.10b e 3.11 são semiológica e epistemologicamente diferentes.

Esse pensamento tem ressonância com os dados dos questionários respondidos online, apresentados nas figuras 3.6, 3.7 e 3.8. Essa representação também condiz com o movimento centrífugo do oicorpo em relação ao eucorpo e do eucorpo como centrípeto em relação ao oicorpo. O primeiro movimento, porque quando ao corpo são associadas questões relativas, por exemplo, a cultura, emoções, sensações, ele se desloca do eucorpo — as patologias também executam simbolicamente esse movimento. Não obstante, o eucorpo é produzido pelo oicorpo, desde que descartadas as "anormalidades". É o fetiche eucórpico que aproximaria certos oicorpos do eucorpo.

A Pro2 resumiu em uma explicação o porquê dessa concepção, sobretudo em dois termos, *porto seguro* [da autoridade da ciência] e *compromisso* [com o currículo]:

> [...] *é, eu acho que a gente faz muito mais esse* [Figura 3.10a], *né, porque, é, naquele meu pensamento do **porto seguro**, né, que eu posso sair um pouquinho, mas eu tenho o respaldo da ciência me segurando. E eu acho que o outro* [Figura 3.10b], *a gente teria que ser, assim, desprender muito, né. Eu acho bem difícil, pro ensino médio, pro ensino fundamental, eu acho bem difícil. É... na nossa conversa* [no grupo focal] *é mais tranquilo. Mas é porque assim, a gente não tem aquele **compromisso** de cumprir nada, a gente tá livre aqui pra falar, acho bem difícil na escola fazer esse movimento* (Pro2)

Mais à frente na conversa, é possível compreender que os enunciados acima, sobretudo da Pro1 e Pro4, são menos compactuação e inscrição rígida na razão eucórpica do que fragilidade. O conjunto de conhecimentos que extrapolaria o corpo biológico exigiria um conjunto de leitura, reflexão e crítica gigantesco. Caberia na proposta do grupo focal a reflexão de modo a encontrar possíveis zonas de escape da razão eucórpica, para tanto, entender onde estão as linhas de força que seguram as pessoas dentro da razão, que embates estão presentes.

> [...] *o que eu posso te dizer é que eu fiquei provocada, eu diria, [...] me questionei quanto desse outro corpo que não biológico eu realmente conheço, tendo a crer que muito pouco, né, que é o corpo histórico, que é o corpo filosófico, é o corpo, enfim, as outras dimensões da vida humana, né, o corpo político, e aí eu fiquei pensando aqui que eu tenho muito que aprender, é um desafio. Acho que essa palavra, assim, resumiria e minha sensação* (Pro1)

> [...] *eu também pensei nisso, né, que é um desafio, que é tanta coisa que dá um pouco de medo e no fim, assim, eu sinto um alívio grande, "que bom que esse é um problema do Fulvio, e não meu". Sério, agorinha me peguei nessa. Nossa! Na verdade, não, eu me peguei ansiosa, agoniada por não ter uma resposta e depois em seguida veio um alívio de "que bom que esse é um problema pro Fulvio"* (Pro4)

Usando ainda a Teoria dos Conjuntos e o diagrama de Ven, proponho uma forma de olhar para o corpo (figura 3.12) e a comparo com a visão preponderante da razão eucórpica (figura 3.10a). Na figura 3.12, os corpos estariam representados pela somatória (*como potencialidade*) de possibilidades de apreensão — toda a área pintada da figura (incluindo a amarela) —, quanto mais centrais, mais intersecções, quanto mais externas, mais restrita a visão sobre o corpo, o que chamarei de uma visão *idiopática* (no sentido de uma "paixão" racionalizada e individualizadora sobre o corpo, portanto, uma visão idiossincrática). Chamo aquela apreensão mais ampliada de *semiologia iansânica*; nela destacam-se as relacionalidades, que, conforme as visões interseccionam-se, tornam-se mais amplificadas. Na semiologia iansânica não é necessária a união de todas as possibilidades para apreender o corpo, é uma noção semiológica que tenciona refletir sobre o corpo como algo muito mais amplo, em oposição ao que o modelo eucórpico restrito permite considerar (hachurado de amarelo). Trata-se de uma utopia não no sentido de inviável, mas no sentido de um objetivo cuja potencialidade demanda outros discursos, outras práticas, para outros efeitos. Não há uma verdade definitiva sobre o corpo ou sobre os corpos que, da intersecção de várias epistemologias/semiologias, se deveriam atingir.

Figura 3.12 – Representação do modelo semiológico iansânico como apreensão dos corpos

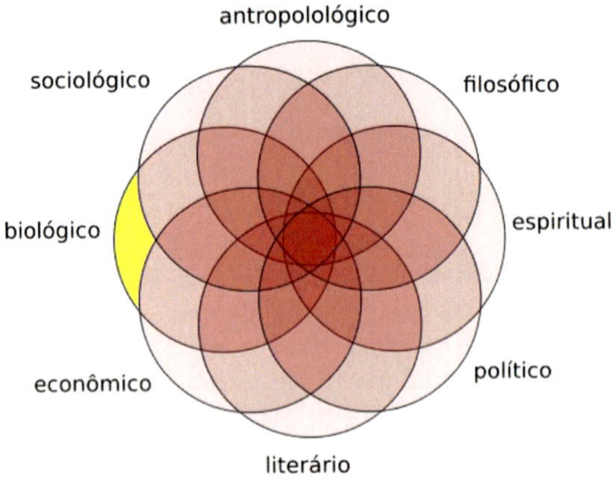

Cada um dos círculos representa um conjunto de possibilidades idiopáticas/idiossincráticas. A representação da semiologia iansânica não se esgota com essas possibilidades, são apenas exemplos para materializar uma abstração compreensiva. Podem ser incluídos muitos outros modelos semiológicos: artístico, histórico, religioso etc.
Fonte: Garcia-Severino (2022)

Independente de qual concepção, *cuidado-de-si* ou *conhece-te a ti mesmo*, a semiologia iansância é infinitamente diferente da eucórpica. Na segunda, a finalidade é conhecer a máquina corporal para obter maior eficiência; essa máquina precisa superfuncionar; o cuidado estaria voltado à manutenção das atividades em curto prazo, independente dos efeitos a médio e longo prazos, os quais, inclusive, quando não servem mais ao superfuncionamento, servem de outra forma à economia (superoicorpos). A semiologia eucórpica serve-se dos corpos (*khrestai/khrêsis*) — vontade, espírito, consciência apenas movem as engrenagens.

O seguinte exemplo pode servir para diferenciar essas duas perspectivas: a noção de *pandemia* é muito mais eucórpica do que a noção de *sindemia*[514], mais deslocada para uma semiologia iansânica. Enquanto pandemia evoca o conjunto epistemológico das ciências biomédicas, a noção de sindemia convoca as ciências humanas para além de um tratamento

---

[514] O termo pandemia diz respeito a uma doença que atingiu amplitude global, diferente de endemia, que, em termos gerais, se refere a uma doença restrita a determinada área ou região. O termo sindemia não substitui pandemia devido a sua amplitude, uma sindemia pode ser global ou endêmica. Em termos epistemológicos, administrar um momento de pandemia diz respeito à autoridade do conjunto de conhecimentos das Ciências Biomédicas; por outro lado, para administrar uma sindemia, é necessário recorrer também à autoridade do conjunto epistemológico das Ciências Humanas.

biomédico — considerar, por exemplo, a Covid-19 como um problema sociológico, filosófico, antropológico, econômico, político, ético, estético, moral[515]. "Não importa o quão efetivos sejam o tratamento e a proteção pela vacina, se a busca de uma solução para a Covid-19 for meramente biomédica, ela fracassará". Esse trecho, do artigo de Horton[516], na revista médica *The Lancet*, indica categoricamente as limitações da razão eucórpica e convoca a ciência a encarar os inúmeros aspectos não biomédicos da Covid-19, por exemplo.

Singer *et al.*[517] destacam o enfretamento de duas sindemias, a VIDDA (*violence, immigration, depression, type 2 diabetes, and abuse*), especialmente relacionada às condições de imigrantes mexicanas nos EUA, e a SAVA (*substance abuse, violence, and aids*), com maior prevalência entre homens que fazem sexo com homens, mas não restrita a eles. O que há em comum entre essas duas sindemias são as diversas condições que ultrapassam os aspectos biomédicos, como pobreza, desemprego, falta de moradia, adensamento populacional, desnutrição, deterioração de redes de apoio sociais, inequidades sociais e étnicas — justamente a precariedade oicórpica que tornava a Covid-19 uma condição de difícil administração.

Quando comparamos as noções de pandemia e sindemia, é sobretudo o cuidado-de-si como construção coletiva que desaparece na primeira e que é demandado na segunda. O cuidado-de-si, desde os gregos antigos até a modernidade, é individualista e egoico, uma nova concepção para idiopático, como uma doença individual. Uma semiologia iansânica requer coletividade, recorrendo a Butler[518], requer que a performatividade dos corpos aconteça em aliança, porque, antes, trata-se de uma reinvindicação ética que se impõe a nós sem o nosso consentimento e, ao mesmo tempo, demanda uma sensibilidade levinasiana (a capacidade de reação que precede o ego).

A precariedade (oicórpica) da vida se mostra a nós independente da nossa vontade — basta andarmos nas ruas — e da distância física e temporal em relação a nós — a mídia e as redes sociais aproximam de nós realidades distantes cujos corpos nunca são eucorpos. As duas coisas que separam o eu do outro são nossos corpos físicos e a distribuição desigual

---

[515] *Cf.* GARCIA-SEVERINO, 2021.

[516] HORTON, R. Offline: COVID-19 is not a pandemic. **The Lancet**, v. 396, p. 874, set. 2020.

[517] SINGER, M.; BULLED, N.; OSTRACH, B.; MENDENHALL, E.. Syndemics and the biosocial conception of health. **The Lancet,** Series, v. 389, p. 941-950, mar. 2017.

[518] BUTLER, 2019.

da precariedade, mas a noção de coletividade e de aliança assume que "lutamos na precariedade, a partir dela e contra ela"[519], o fetiche eucórpico é absolutamente nosso obstáculo, não obstante, diz Butler, "somos todos e todas vidas precárias", porque somos oicorpos.

Nas palavras de Foucault, sobre a modernidade:

> O conhecimento se abrirá simplesmente para a dimensão indefinida de um progresso cujo fim não se conhece e cujo benefício só será convertido, no curso da história, em acúmulo instituído de conhecimentos ou em benefícios psicológicos ou sociais que, no fim das contas, *é tudo o que se consegue da verdade*, quando foi tão difícil buscá-la. Tal como doravante ela é, a verdade não será capaz de salvar o sujeito[520].

A verdade de que fala Foucault no trecho acima é, no conjunto desta obra, a verdade eucórpica; ela não "salvará" o sujeito porque o dado ultrapassou o sujeito.

Distante do pensamento grego antigo, o cuidado-de-si moderno está muito vinculado a conhecer o próprio corpo — e não a alma —, embora o que se conheça é o eucorpo. De certa forma, próximo da ascese filosófica helenística, o cuidado-de-si moderno está voltado à constituição física vigorosa do corpo, no entanto, não para se preparar para o confronto com a realidade e com os acontecimentos, mas para tornar o superfuncionamento eficiente econômica e sexualmente. Próxima bastante da ascese cristã, na ascese eucórpica, é preciso renunciar às iansanidades para fortalecer a máquina corporal. Não é o corpo forte para o enfrentamento, vigoroso para o embate, é o corpo eficiente que é demandado: é esse corpo que é preciso conhecer, é desse corpo que é necessário cuidar.

O conflito do ensino, supondo como prerrogativa o cuidado-de-si, é entre a oicorporiedade e a eucorporiedade. Seguem dois trechos da mesma professora em aulas diferentes; o primeiro refere-se a uma aula de fisiologia do sistema circulatório em que a professora explicava/descrevia a grande circulação ou circulação sistêmica:

> *E a grande circulação é essa,* [o sangue] *sai do coração, vai pro corpo, cabeça, volta pro coração, tá?* (Pro1)

E o segundo trecho é relativo a uma aula de genética em que a professora explicava a diferença entre cromossomos sexuais e autossômicos:

---

[519] *Ibidem*, p. 134.
[520] FOUCAULT, 2006, p. 24, grifo próprio.

> *Soma é corpo. Então, quando eu tenho* [cromossomo] *autos-somo, é* [aquele] *que produz células do meu corpo. E os sexuais produzem o meu sexo* (Pro1)

Nesses trechos, o corpo aparece como conflito: corpo é diferente de coração e cabeça. Entendo que a divisão é geográfica/didática: coração é o referencial para baixo e para cima para se descrever a circulação e a força do sangue para cima (contra a gravidade) e para baixo (a favor da gravidade). Da mesma forma, sexo e corpo são separados, sexo quase ganha um *éthos* de "espírito". Embora pênis, vagina, testículos, útero e ovários sejam estruturas anatomofisiológicas que compõem o corpo, estão desvinculados dele (os cromossomos sexuais formariam "o sexo" enquanto os cromossomos autossomos formariam "o corpo"), não pelo seu caráter corpóreo, mas por algo que finalmente "transcenderia" o corpo.

De certa forma, ser homem e mulher transcenderia o corpo, no entanto, ser homem ou mulher está vinculado à razão eucórpica (sobretudo pela sua binaridade), diferente de uma filosofia ou pedagogia ou semiologia iansânica. Tanto cabeça quanto sexo estão desvinculados enunciativamente do corpo; a primeira, onde os pensamentos ocorreriam, e o segundo, vinculado a um desejo afetivo-sexual, evidenciando o conflito oicórpico-eucórpico: a maquinaria mecânico-cibernética do corpo está de certa forma apartada dos pensamentos e dos desejos. Conhece-se via eucorpo, mas o cuidado-de-si demandaria ser executado via oicorpo; corpo é a pós-categoria que os une pelas suas diferenças. É como Foucault descreve o "cuidado-de-si" na nossa cultura atual[521], como uma espécie de dandismo, uma "afirmação-desafio de um estádio estético e individual intransponível"[522], o que eu chamo de *fetiche eucórpico* dos *hoi polloi* modernos.

## 3.4 O Sistema Iansano-afetivo

Inicio este item com a pergunta que fiz às professoras no segundo encontro do grupo focal; as respostas dadas direcionaram a discussão aqui apresentada. Este item é particularmente revelador porque, a partir da questão, a eucorporeidade pôde ser relegada a um segundo plano; as professoras puderam se ver mais como oicorpos, permitindo que o con-

---

[521] Foucault estava em 1982, na França, dando um curso no *Collège de France*, "nossa cultura atual" possui apenas caráter genérico neste trecho.

[522] FOUCAULT, 2006, p. 16.

fronto oicorpo-eucorpo trouxesse iansanidade aos discursos: foi possível a emergência da subjetividade. Esse conjunto de acontecimentos permite encontrar importantes zonas de escape da ordem do discurso pautada na razão eucórpica, justamente quando os discursos sujeitados são estimulados. O problema é a formação eucórpica; aquela semiologia da figura 4.10a é ensinada, é trabalhada, é exigida; somos muito mais vítimas do sistema eucórpico do que vilões. Não nos são dados momentos de reflexão além da eucorporiedade; quando são, estão fora do discurso [biológico] científico e tornam-se opiniões.

Chega a ser inadmissível que, nos cursos das áreas de biológicas, não haja interação com outras semiologias do mundo, propiciadas em grande parte pelas Ciências Humanas, que permitiriam expandir a concepção sobre corpo além de uma semiologia eucórpica: por exemplo, a introdução de discussões das questões étnico-raciais e das questões *queer* teria possibilidade de causar esse efeito.

Visitei, como disse no início deste livro, um trabalho em que fui objeto de pesquisa; vendo-me retrospectivamente, eu estava bastante inserido na razão eucórpica. As mesmas ideias de corpo-cabeça-coração, cromossomos autossomos e sexuais estavam presentes. Embora eu tivesse reflexões sobre transexualidade, homossexualidade [eu sou gay], esses temas até apareciam nas aulas, mas sufocados — eu também partia da noção eucórpica de corpo para chegar nos "outros corpos", muito embora eu mais tangenciava do que, de fato, chegava — o foco era nos conteúdos que seriam exigidos nos vestibulares, sobretudo da forma como seriam — há aí um grande dispositivo que também mantém os conteúdos científicos enlatados. Nas palavras de Foucault, em *Vigiar e punir*, o exame seria uma técnica de vigia e de normatização e objetivação — não apenas sanciona o aprendizado, mas sustenta-o segundo um ritual de poder, conecta a formação do saber com o exercício do poder. Além dos vestibulares, o currículo está engrenado a eles; a fala de Pro2 denuncia (embora o tom dela não fosse de denúncia) o sistema panótico-cibernético de controle dos conteúdos que devem ser trabalhados nas aulas; como "moer o currículo", como dito pela Pro3, se ele faz parte de uma engrenagem vigilante?

> [...] *porque a gente cumpre todo o material que vem do estado*, e a gente faz um negócio que chama guia de aprendizagem, a gente põe lá os dias da semana, divide o conteúdo certinho e *a gente controla junto com os alunos*, se eu conseguir [cumprir] tudo o que eu planejei, eu ponho objetivo,

> *habilidade, estratégia, tudo lá fechadinho, e **tem o líder da sala, ele vai ticando, fica na parede, ele vai ticando o que a gente trabalhou** e se a gente não consegue trabalhar o que a gente pensou, a gente discute no final do bimestre o que que atrasou, o que que adiantou, tãrãrã, por que que aconteceu, reprograma **e a gente tem que dar conta de tudo no final**, [...] ela [a direção da escola] tem um monitoramento, então, **meu coordenador de área vai, monitora o que eu fiz, passa pra coordenadora geral**, parãrã, e se eu não conseguir, ele vai lá tentar me ajudar a fazer (Pro2)*

Este item é também uma forma de me redimir com as professoras, caso tenham se sentido atacadas; o foco da pesquisa não é individualizar discursos, condutas, práticas (e responsabilidades por eles), mas enxergar os efeitos da razão eucórpica e como seria possível minimizá-los.

Cheguemos à pergunta feita no grupo focal:

> **Se vocês tivessem de escrever um livro de Biologia, ou de Ciências, e tivessem a possibilidade de mudar alguns nomes, que nome vocês dariam para o *sistema reprodutor*, ou *aparelho reprodutor*? Que nome vocês dariam?**

As respostas iniciais vão muito ao encontro de uma possibilidade iansânica, ou seja, ao deslocar a compreensão sobre o corpo de uma semiologia eucórpica, abrem-se possibilidades para enxergar seus próprios corpos a partir de suas oicorporiedades. Mas, ainda assim, só existiriam oicorporiedades ao lado da eucorporiedade, a transformação iansânica requereria, em última instância, que ambas se diluíssem, não sem antes a eucorporiedade deixar de ser o parâmetro. Um corpo iansânico seria aquele que supera seu oicorpo, ou sua oicorporiedade, no embate contra a eucorporiedade.

> *Então vamos falar da sexualidade das professoras de 48 anos? Eu tomei uma pílula do dia seguinte no domingo. Então, certamente, o meu sistema, eu **não encaro mais** como um sistema reprodutor. Olha aqui [mostra fotos das filhas], eu já tenho três periquitas, não quero mais nenhuma periquita. Então, nunca tinha pensado nisso. Mas, no meu corpo agora, não é mais, não tem mais essa função, não que eu não queira, ou melhor, ele ainda tem, e **eu estou lutando contra ela**. Agora, como ele chamaria? Puxa vida, vou pensar mais um pouquinho (Pro4)*

"Estou lutando contra ela", contra essa função reprodutora imposta. É também a luta contra a eucorporiedade, contra a concepção [sim, com duplo sentido mesmo] de que depois do climatério, com a menopausa, o corpo da mulher não serve mais. Não serve mais eucorpicamente, mas pode superfuncionar insanicamente, o sexo é liberado sem o risco da gravidez indesejada, sem o uso de pílulas anticoncepcionais, sem métodos; o que era antes um aparelho reprodutor torna parte de um sistema iansano-afetivo, que não está apenas localizado nos "órgãos reprodutivos ou reprodutores", é todo o corpo, é todo o afeto, todo o desejo, todo o pensamento, livre da amarra reprodutiva. Como reflete a Pro2:

> *Se a gente for pensar, mesmo a Pro4, que tem três periquitas, ela fez muito mais sexo do que periquita, né. Deveria ter outro nome mesmo.*

Nessa mesma guinada, encontra-se a fala da Pro1:

> *Ó, eu posso só falar, eu posso só sugerir coisas, que eu já ouvi no senso comum, usando como forma de... humorística, de falar dele [do sistema reprodutor], mas eu gosto muito dessa perspectiva,* **que é a ideia de parquinho, a ideia de** playground *(Pro1)*

> *De diversão, né? De prazer (Pro4)*

> *Isso, essa coisa, uma certa área de lazer do corpo, e... porque eu penso, e aí eu acho que tem um recorte evolutivo que às vezes eu brinco com a molecada, assim, eu falo, somos todos descendentes de bons reprodutores, agora para e pensa, por que que você come todo dia? "Ah, porque eu tenho fome". Não, não é nada disso, não. É porque é gostoso comer. Quem não gostava de comer, não sobreviveu, galera. Agora, por que que você acha que tanta gente tem filho? Ah, porque é gostoso fazer filho, criar, às vezes, nem tanto, mas... pergunta pra sua mãe, filho é bom, mas dura muito. Pergunta pra sua mãe, eu brinco assim. E eu penso que esse lado, essa coisa de, puta, cara, eu tenho um negócio que, assim, eu gosto muito de ditos populares, por isso que eu gostei dessa outra definição de parquinho, a ideia de que alguém tá chato pra caramba, você fala pra pessoa "vai cagar". E aí a pessoa volta melhor mesmo. Porque no fundo a gente é um conjunto, né. Não é uma parte só do que tá acontecendo. E aí tem o outro lado pejorativo disso também, que é a história da mal-amada, e no fundo é a pessoa que não tá se expressando sexualmente de alguma maneira e de repente tá descontando de outro jeito, enfim, nesse sentido que eu acho que reprodutor, o caramba, né, na verdade, em grande medida, é isso que a P4 falou, em*

> *grande medida o que a gente busca não é ter um monte de filho, não, é justamente se expressar de outras maneiras, né, então acho que reprodutor seria quase secundário essa opção* (Pro1)

> *Eu, por exemplo, não encaixo em nada disso, sou, resolvi não ter filhos, sou solteira, e pra mim, ele nunca reproduziu, né, então é assim, até quando a gente brinca do que é vida, né, a gente fala que o ciclo vital é organismos que nascem, crescem, **reproduzem — aí eu falo, ou não** — e morrem, né? Que você não precisa se reproduzir pra estar vivo, né? Então, pra mim, pensando, né, eu nunca tinha pensado, né, em mudar de nome, **mas pra mim, não faz sentido nenhum, né, ser chamado de reprodutor. Deveria ser chamado sistema sexual. Né, faria muito mais sentido. Ou parquinho, que é muito mais simpático, né*** (Pro2)

Ainda assim, não é tão fácil fugir da semiologia eucórpica, porque a forma de construir e atribuir significados é fortemente eucórpica, mas há zonas de escapes e elas estão justamente naquilo que a eucorporeidade não possui: desejos, afetos, experiências, dores, vontades — desde que não enxergadas dentro de uma engrenagem. O próximo trecho é quase um *déjà vu* weberiano, o cientista desencantado preso na gaiola de ferro da ciência (ou mesmo no labirinto de Nietzsche), mas a gaiola começa a ser visível. A razão eucórpica é vigorosa! Ainda que saiamos do sistema reprodutor, corremos o risco de tombar no sistema endócrino (hormonal). Não que ele não possa fazer parte, mas poderia ser apenas parte (retomemos a Figura 3.11).

> *Bem amplo... Que aí não ia ser só ovário, útero, vagina e vulva, né [justificando o nome Sistema Sexual, que sugeriu]. **Ia ser todo o aparelho hormonal, né, que eu acho bem mais incisivo do que a parte física, né.** Esse [o sistema reprodutor], esse a gente teria que mudar de nome mesmo, que ele reproduz muito menos do que ele faz sexo, né.* (Pro2)

A Pro4 continua o confronto oicorpo-eucorpo (essencial para que surja a iansanidade) colocando-o também como confronto dos discursos sujeitados e científicos, e questiona a razão eucórpica bem onde ela é forte, no discurso como um conjunto de práticas:

> *Eu queria falar só mais uma coisinha, que também me ocorreu por causa da... da... da pílula do dia seguinte, né, eu fui olhar a bula dela. E eu já tinha discutido na farmácia com a far-*

*macêutica, na verdade, não é bula, é o protocolo de utilização disponibilizado pelo Ministério da Saúde. Ele diz assim: toma, mas se vomitar, você toma outro. Se você vomitar de novo... aí você introduz o comprimido na vagina, que a eficácia é a mesma. Agora, se é um produto que dá desconforto estomacal e causa vômito, por que que a via principal de administração não é a introdução na vagina? Por que as mulheres não tocam seu próprio corpo? Será que é isso? E eu tenho refluxo, então, quando eu pensei em consumir, em usar agora, eu já pensei como primeira alternativa a via vaginal, porque eu não tenho... eu lido muito bem com o meu corpo, eu consigo colocar um comprimido no fundo da minha vagina sem nenhum problema, agora quantas mulheres conseguem fazer isso? Quantas mulheres sabem que seu fundo da vagina não vai dar num buraco negro e que ela [não] vai ter problemas se ela introduzir o dedo lá dentro? Então o corpo da mulher ainda é um tabu. A gente mesma tem é... e é isso é hoje com 48 anos. E mesmo assim, eu vou falar disso agora com a Pro1, o Fulvio e a Pro2. Eu posso falar disso? Quais os limites eu tô ultrapassando se eu resolver abordar esse assunto com esses colegas, né? [...] Então, isso é uma construção de 48 anos. Mesmo assim, eu fiquei na dúvida, sabe, eu tô lendo lá, né, tá escrito, "tem a mesma eficácia", só que eu pensei, puta, será que tem a mesma eficácia depois de você já ter absorvido um pouquinho da primeira dose, um pouquinho da segunda dose pra aí ser considerado que absorção vaginal vai ter a mesma eficácia? Fiquei na dúvida. E imagina só, se a gente que tem toda a formação que tem e fica na dúvida, e as outras pessoas? (Pro4)*

Que corpos de mulheres são esses a que ela se refere? São, provavelmente, corpos que lutaram a vida toda contra um "sistema reprodutor", melhor seria dizer, evocando Foucault, contra um "dispositivo reprodutor". São corpos que não "conheceram-se a si mesmos", que apenas "cuidaram de si" dentro deste dispositivo: *Quantas mulheres sabem que seu fundo da vagina não vai dar num buraco negro e que ela [não] vai ter problemas se ela introduzir o dedo lá dentro?*

Trata-se menos de um sistema do que de um dispositivo mesmo; tanto o corpo da mulher é um tabu quanto o próprio assunto: *Quais limites eu tô ultrapassando se eu resolver abordar esse assunto com esses colegas, né?*. De fato, "quem" ou "o quê" impôs esses limites? Esses mesmos limites impediriam tratar desse assunto em sala de aula? Talvez sejam limites morais, medo de julgamentos, mas quando compreendemos que os corpos possuem um sistema reprodutivo/reprodutor e que, portanto, essa é a função dele, qualquer ação que se faça contra essa função é imoral, é errada, é criminosa.

Recupero algumas aulas cujo tema tem relação com essa constituição corporal. Nas aulas acompanhadas, apenas uma professora tratou de temas ligados ao corpo do homem e da mulher, no entanto, não se trata de direcionar os discursos a uma pessoa, mas entendê-los dentro da operação da razão eucórpica. O conteúdo das aulas, incluindo os discursos, são encontrados em livros didáticos, em livros para o ensino superior de Biologia; as aulas apenas mimetizam (e precisam mimetizar) os livros; a própria professora também revelou que precisa "cumprir os conteúdos" e há todo um sistema de vigilância para que isso seja feito.

Inicio com uma aula de Fisiologia vegetal. O material didático provido pelo estado de São Paulo, o qual professores precisam seguir, solicita que os "aparelhos sexuais" das plantas angiospermas[523] sejam comparados anatômica e funcionalmente com os "aparelhos reprodutores" humanos. Da perspectiva de uma semiologia iansânica, essa aproximação seria perfeita. Encontramos nas plantas angiospermas uma variedade de possibilidades sexuais. Há plantas cujas estruturas florais são ou apenas masculinas ou apenas femininas. Há plantas que têm estruturas florais femininas e masculinas na mesma flor. Mais do que isso, ainda, há indivíduos que são apenas masculinos (possuem flores apenas com estruturas masculinas), há indivíduos apenas femininos (possuem flores apenas femininas). Há espécies que possuem dois tipos de flores diferentes no mesmo indivíduo e outras que possuem, no mesmo indivíduo, flores hermafroditas. A variabilidade sexual é gigantesca. Por que essa variabilidade sexual das plantas nunca serviu de referência para olharmos a natureza e, com efeito, a natureza humana? Se ainda as plantas são tão afastadas evolutivamente de nós humanos, podemos olhar também o reino animal e encontraremos tanta variedade quanto nas plantas.

Por outro lado, atribuir "feminino" e "masculino" às plantas, considerando a variedade de formas, talvez seja binarizar o que se apresenta não binarizável.

Não obstante, o material didático com que professoras do estado de São Paulo trabalham se restringe apenas a fazer a comparação das estruturas sexuais de plantas e seres humanos, simplesmente em nomear

---

[523] Plantas angiospermas são aquelas que produzem flor e fruto.

as estruturas masculinas e femininas. O quadro 3.3 destaca o conjunto didático-pedagógico a que se refere o conjunto de aulas de acordo com a "recomendação" do material didático do estado de São Paulo — destaco em cinza a situação de aprendizagem a que a sequência de aulas se refere. Há um detalhe interessante na recomendação do material: *Emitir opiniões quando solicitadas, argumentando*. O aluno e a aluna só devem emitir opiniões *quando solicitadas*. Que bom que essa professora não segue literalmente essa "recomendação", alunos e alunas participam muito da aula e ela dá conta de dialogar e propor discussões.

Quadro 3.3 – Proposta curricular do material didático do Ensino Médio, governo do estado de São Paulo

| Conteúdos | Situações de Aprendizagem (Competência/habilidade) | Avaliação processual/ habilidades |
|---|---|---|
| **Diversidade da vida e especificidades dos seres vivos**<br><br>**Biologia das plantas**<br>Aspecto comparativos da evolução das plantas<br>Adaptação das angiospermas quanto à organização, ao crescimento, ao desenvolvimento e à nutrição<br><br>**Biologia dos animais**<br>Padrão de reprodução, crescimento e desenvolvimento<br>Principais funções vitais, especialmente dos vertebrados<br>Aspectos da biologia humana<br>Funções vitais do organismo humano<br>Sexualidade | **Situação de Aprendizagem 8 – Nutrição humana: digestão, respiração e circulação**<br>Habilidades:<br>1. Compreender a integração entre os diferentes sistemas que compõem a nutrição humana;<br>2. Identificar e compreender em linhas gerais as funções do sistema respiratório e cardiovascular;<br>3. Reconhecer a importância de hábitos alimentares saudáveis;<br>4. Reconhecer nos alimentos ingeridos a presença dos principais grupos de alimentos;<br>5. Ler e interpretar tabelas nutricionais; | Estabelecer relação entre os diferentes sistemas que compõem a nutrição humana.<br>Explicar o funcionamento do sistema respiratório.<br>Explicar o funcionamento do sistema cardiovascular.<br>Reconhecer a importância de hábitos alimentares saudáveis.<br>Reconhecer nos alimentos ingeridos a presença dos principais grupos de alimentos.<br>Interpretar tabelas nutricionais.<br>Analisar os fatores que contribuem para o gasto energético diário.<br>Identificar os principais processos físicos e químicos envolvidos na digestão. |

| Conteúdos | Situações de Aprendizagem (Competência/habilidade) | Avaliação processual/ habilidades |
|---|---|---|
| | 6. Compreender os fatores que contribuem para o gasto energético diário; 7. Identificar os principais processos físicos e químicos envolvidos na digestão. **Situação de Aprendizagem 9 – A reprodução em angiospermas e em humanos** Habilidades: 1. Ler e interpretar figuras; 2. Emitir opiniões quando solicitadas, argumentando. 3. Comparar características gerais dos grandes grupos de seres vivos; 4. Identificar e caracterizar os padrões de reprodução nos diferentes grupos de seres vivos. | Identificar os padrões de reprodução nos diferentes grupos de seres vivos. |

Fonte: São Paulo (2014-2017)

Seguem-se trechos das aulas:

*Se tiver polinizador, como inseto, geralmente troca de pé* [planta/indivíduo], *e aí é muito melhor pra planta* [aqui com sentido de espécie], *quanto mais variedade ela* [a espécie] *tem, mais forte ela* [aqui parece passar para indivíduo novamente] *fica e mais consegue se reproduzir. Então, aí, quando entrou aqui* [no gineceu, estrutura feminina da flor] *o grão de pólen, vocês me falaram que a pétala servia pra atrair o polinizador,* [agora que] *já polinizou, **ela perde toda a função**, aí então a flor murcha, a pétala cai, fica tudo sequinho, e aí o grão de*

> *pólen vai lá dentro do ovário, esse ovário aqui que eu vou passar* [tratava-se de uma aula prática], *dá pra vocês enxergarem que ele tá por cima, eu vou até tirar a sépala...*

Existiria aqui uma visão funcionalista e determinista que a ideia de variabilidade produz? A reprodução/sexo é vista como essencial para as espécies, o sexo é visto com esse efeito — de alguma forma a heterossexualidade ganha efeitos positivos e determinantes. Ao mesmo tempo, a perda da função da pétala depois da polinização/fecundação revela que há menos devir do que substituição de funções.

Continuando a explicação sobre a reprodução nas plantas, ela agora explica a relação de uma oosfera (a célula gamética feminina na planta — semelhante ao óvulo dos animais) e a formação também de três núcleos polares — que não dão origem à célula gamética, mas vão compor um tecido de reserva nutritiva para o embrião. Nas plantas, o termo "óvulo" não significa a mesma coisa que nos animais. A "reprodução" nas plantas é extremamente muito mais complexa do que nos animais, não caberia aqui descrever o processo. No entanto, destaque-se que a produção dos gametas nas plantas não é realizada por meiose, mas por mitose; a miose nas plantas é espórica (produz os esporos, que formarão indivíduos — chamados de gametófitos —, cada um desses indivíduos produzirá os gametas por mitose)[524]. Nos animais, a meiose é gamética, nos fungos, por exemplo, é zigótica. Há uma tendência de os livros didáticos sempre se referirem à meiose associada à reprodução sexuada[525] como a que acontece nos animais, isso também corrobora a heterossexualização dos seres vivos: a meiose se torna sinônimo de sexo e os indivíduos são divididos em machos e fêmeas cujas características e "funções" são sempre relacionadas à estrutura sexual. Toda a explicação dada pela professora se refere à reprodução nos animais e não nas plantas, com efeito, toda a variedade sexual (sexualidade) que poderia aparecer é restringida na metonímia da meiose gamética.

> *A gente aprendeu na aula passada que pra formar a célula reprodutora, a gente tem o processo de meiose, que vai metade dos cromossomos, porque depois vai unir com a outra metade, tá?*

---

[524] As plantas possuem um ciclo de vida com alternância de gerações, uma fase da vida é diploide (2n), que é o esporófito (planta que produz esporos), que é justamente a árvore que vemos. Outra fase é o gametófito (planta que produz gametas), haploide (n). Nas angiospermas a fase gametofítica é reduzida tanto em tamanho quanto em tempo. Por exemplo, o grão de pólen é um conjunto de esporos, da germinação dos esporos forma-se o tubo polínico (o gametófito masculino) – *cf.* figura 3.13.

[525] É extremamente comum, em livros didáticos de Biologia, enunciados que relacionem a meiose à reprodução sexuada e a mitose à reprodução assexuada.

> *Então por isso que é meiose, que cada célula que sofre reprodução, uma célula resulta em quatro, nas mulheres, uma vira o óvulo maduro e sai, as outras três são reabsorvidas pra fazer o outro trabalho que é participar dos hormônios, da formação dos hormônios e ela é reabsorvida, tá? Aqui, não. Aqui* [nas plantas] *são várias, várias células que sofreram meiose que formaram a oosfera. Aí também o grão de pólen solta as células masculinas, por que o grão de pólen eu não enxergo? Aquele amarelinho bem petitiquinho, lá dentro é que estão as células masculinas* [o grão de pólen é um conjunto de esporos, que produz o gametângio (o tubo polínico), este, por mitose, produz os gametas]. *Então quando ele entra aqui, ele libera os anterozoides, eles vão lá, fecundam a oosfera, e cada uma vai virar o quê?*

Na passagem a seguir, é intrigante a pergunta da aluna: se não há sexo (no sentido de ação reprodutiva), a planta sobrevive ou vive "normalmente"?

> — [A violeta] *não tem* [polinizador], *porque você não consegue introduzir* [o pólen na estrutura "feminina" da flor]... *Olha a florzinha da violeta, é totalmente fechada, só um besouro africano que consegue comer* [a flor] *e fecundar* [a oosfera]. *Então, no Brasil não tem semente de violeta. Então, o que eles fazem, ranca uma folha de violeta, põe no copo, dá raiz, você planta...*
> — *Nossa, vou fazer em casa...*
> — *Ai que brisa...*
> — *O que que é isso? Reprodução assexuada.*
> — *Mas aí não tem variação genética, né?*
> — *Não tem variação genética, aqui ela vai ser sempre* [igual]... *O que eu acho bacana...*
> — *Ela vai sobreviver?*
> — *Oi?*
> — *Ela vai viver normal?* [como a professora não entendeu o que foi perguntado ou não ouviu a pergunta, a aluna refaz a pergunta desse jeito, de onde se conclui que sobreviver e viver normalmente são a mesma coisa, em outras palavras: "seria possível sobreviver ou viver normalmente sem fazer sexo — no sentido reprodutivo?"]
> — *Ela vai viver normal. Só que ela nunca vai dar semente. Você faz assim com a violeta, você deixa o cabinho comprido com umas folhas, põe na água, ela vai soltar raiz, tá?*

As figuras de 3.13 a 3.16 mostram a sequência de atividades proposta pelo material didático do governo do estado de São Paulo. Nela os conteúdos são restringidos à nomeação das partes anatômicas e à função dentro da reprodução, que se resume à fecundação. Na comparação de humanos com plantas, a "verdade" da natureza se pauta na reprodução humana como modelo. Do contrário, pensando nas plantas (e inclusive em outros animais), a natureza poderia se revelar menos heterossexualizada, menos binária com distinção completa entre "machos" e "fêmeas". Outro detalhe que convergiria para uma reflexão nos nomes e estruturas como forma menos de revelar verdades do que processos seria a comparação de alguns termos: o ovário nas plantas faz mais o papel do útero nos humanos do que o dos ovários, o que deslocaria a relação fixa entre signo e significante condicionada pelo discurso biológico. Os signos revelariam menos uma verdade do que uma arbitrariedade.

Figura 3.13 – Ilustração de flores em corte longitudinal com a identificação da anatomia das estruturas sexuais

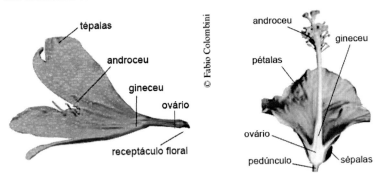

Fonte: São Paulo (2014-2017, p. 79)

Figura 3.14 – Esquema ilustrativo da reprodução vegetal em plantas angiospermas: polinização, fecundação e desenvolvimento embrionário

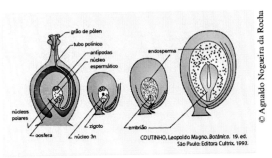

Fonte: São Paulo (2014-2017, p. 80)

SOBRE A EFICIÊNCIA ECONÔMICA E SEXUAL DOS CORPOS: CRÍTICA DA RAZÃO EUCÓRPICA

Figura 3.15 – Esquema para preenchimento dos estudantes; os retângulos estão nomeados porque se trata do caderno do professor (com respostas).

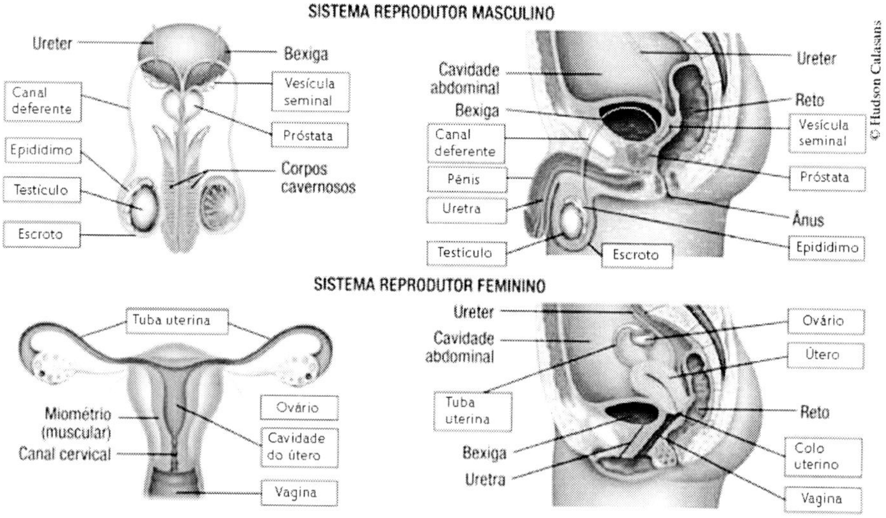

Fonte: São Paulo (2014-2017, p. 81)

O corpo humano, na figura acima, é tão destituído de corporeidade, o corpo some e aparece um pedaço dele, como uma peça anatômica esquartejada. Dificilmente, os desenhos acima se assemelham aos corpos dos alunos e das alunas. Quem está representado nas figuras é o eucorpo e ele nada tem a ver com os corpos que vivem no mundo. Aqui há mais uma tentativa do "conhece-te" eucorpicamente do que do "cuidado-de-si". Se há possibilidade do cuidado-de-si, ele está atrelado às diferenças anatômicas, o que implicaria metaforicamente "meninos vestirem azul" e "meninas vestirem rosa". Outros detalhes sobressaem nos desenhos e na atividade proposta de nomear os "órgãos sexuais". Na separação dos sistemas do corpo humano, o sistema reprodutor estaria junto com o sistema excretor (urinário), no entanto, ao solicitar a nomeação, a atividade já põe de antemão os órgãos do sistema excretor como bexiga, ureter e uretra. Se alguém procurar pelo clitóris no desenho não o encontrará. A atividade segue com a proposta de comparar plantas e animais, Figura 3.16.

Figura 3.16 – Quadro comparativo entre a reprodução sexuada em angiospermas e humanos, em material escolar

| Estrutura | Angiospermas | | Seres humanos | |
|---|---|---|---|---|
| | Feminino | Masculino | Feminino | Masculino |
| Gametas | Oosfera | Núcleo espermático | Óvulo | Espermatozoides |
| Produção de gametas | Ovários | Antera | Ovários | Testículos |
| Transporte do gameta masculino | Polinização até o estigma – o grão de pólen desenvolve uma estrutura chamada tubo polínico, que cresce até chegar ao ovário. | | Pênis transporta o espermatozoide para o corpo feminino. Dentro da mulher o espermatozoide "nada" até o óvulo. | |
| Fecundação e formação do zigoto | O tubo polínico transporta o núcleo espermático, que fecunda a oosfera que está dentro do óvulo. | | O óvulo é penetrado pelo espermatozoide nas tubas uterinas. | |

Quadro para preenchimento dos estudantes; os espaços estão preenchidos porque se trata do caderno do professor (com respostas).
Fonte: São Paulo (2014-2017, p. 81-82)

Na sequência, o material didático apresenta um texto sobre como um medicamento (citrato de sildenafil) atua na ereção do pênis — sem mencionar que o clitóris executa processos semelhantes, já que também é uma estrutura erétil. A ereção é tão mais mecânico-bioquímica do que afetiva, emocional; é muito menos um "parquinho" do que uma máquina reprodutora. E se aos "homens" é concedido alguém prazer por meio de seu "órgão reprodutor" (seu pinto), nas mulheres, isso é impensável. É tanto aplicação mecânica que, após ler o texto, pede-se que os alunos e alunas reflitam sobre como seria a atuação do medicamento no mecanismo reprodutivo das angiospermas, na formação do tubo polínico, e apresenta outro texto mostrando as descobertas científicas do mesmo medicamento atuando nas plantas. Às mulheres — assim como às plantas — é concedida a gestação. Nessa semiologia, a transexualidade sequer existe como realidade ou possibilidade, tampouco como um discurso científico — com efeito, é sempre um discurso sujeitado, marginal e abjeto.

> O mecanismo fisiológico para a ereção do pênis envolve a liberação de óxido nítrico (NO), que é um gás produzido pelas células no corpo cavernoso, tecido do pênis, durante a estimulação sexual. O NO induz a produção da enzima

> guanilato ciclase, resultando no aumento dos níveis de guanosina cíclica monofosfatase (cGMP), fazendo que haja relaxamento da musculatura, facilitando a irrigação do pênis e a ereção.
>
> O citrato de sildenafil [medicamento/droga] age pela inibição da enzima fosfodiesterase tipo 5 (PDE5), responsável por degradar a cGMP. Dessa forma, o medicamento favorece um estado erétil mais prolongado, uma vez que a cGMP permanece em concentrações elevadas no tecido cavernoso, induzindo a ereção.
>
> Convém ressaltar a necessidade de estímulos sexuais (físicos ou psicológicos) para que o óxido nítrico seja liberado no organismo, desencadeando, consequentemente, o processo de ereção e induzindo a ação do medicamento. Assim, sem o estímulo sexual, os inibidores da enzima PDE5 não produzem efeito[526]
>
> Cientistas do Instituto Gulbenkian de Ciência de Portugal investigaram como estes sinais químicos [promovidos pelo NO] serviriam de guia para conduzir o crescimento do tubo polínico até o ovário. Inicialmente, os pesquisadores descobriram que o mesmo NO (óxido nítrico), que atua no processo de promoção da ereção em humanos, também participava como um sinalizador químico nas plantas afetando a velocidade e a direção de crescimento do tubo polínico[527].

O que chamo *Sistema Iansano-afetivo* não seria uma substituição ao nome sistema reprodutor. A pergunta feita no grupo focal teve mais o intuito de mobilizar o conflito oicorpo-eucorpo, de trazer a oicorporiedade para a leitura dos corpos. A simples mudança no nome poderia ter algum efeito, mas não é essa a proposta, o próprio termo sistema nesse contexto é irônico. É mais sobre o corpo que poderia ser visto como um sistema integrado, menos como um conjunto de sistemas (engrenagens) que superfuncionam do que um conjunto de afecções e afetos de modo a permitir que suas iansanidades aflorem, ou minimamente que sejam consideradas nesse "superfuncionamento".

O sistema iansano-afetivo é tudo aquilo que foi subsumido no fisiológico: trata-se do aspecto mais sociológico, mais artístico, mais literário, mais filosófico, mais político dos corpos — desse que nenhum diagnóstico, por mais investido de ubiquidade sobre os corpos, detecta. É um direcionamento

---

[526] SÃO PAULO, 2014-2017, p. 82.

[527] *Ibidem*, p. 83.

de perspectiva em um contramovimento daquilo que sobretudo a modernidade, impregnada moralmente de cristianismo, fez com o olhar dos corpos, ou uma busca, de certa forma, "daquele ponto de iluminação, aquele ponto de completude, aquele momento da transfiguração do sujeito pelo 'efeito de retorno' da verdade que ele [conhecia] sobre si mesmo, e que transita[va], atravessa[va], transfigura[va] seu ser" que não pôde mais existir[528].

Para encerrar, recorrerei a outra sequência de aulas, que embora tenha sido anterior, é um efeito daqueles efeitos, e compreenderemos um pouco mais sobre como o "conhece-te" implica um cuidado-de-si mais oicórpico. Pensar o sistema iansano-afetivo mobilizaria um cuidado-de-si mais iansânico, mais preocupado com a constituição de um capital subjetivo, cuja atenção está menos voltada para os órgãos do que para os efeitos do conflito oicorpo-eucorpo sobre os órgãos, mais voltado à vontade de potência do que à potência da engrenagem maquinária do corpo que precisa superfuncionar.

Os trechos abaixo são relativos a uma sequência de aulas que tratava do metabolismo.

> — O que vocês acham que a gente, pra manter a gente funcionando, annnn, gasta mais caloria? Homem ou mulher? O que vocês acham?
> — O homem gasta mais caloria, certeza.
> — O homem gasta mais caloria, certeza, por que que você acha isso?
> — Ah, nem sei, na verdade, professora.

A aluna responde baseada talvez em alguma construção ou concepção do senso comum, mas não sabe explicar "biologicamente". Poderíamos questionar se essa noção de homem e mulher se expande para pessoas trans. A explicação que se segue se pauta no determinismo genético, que implica determinismo hormonal, e, com efeito, ainda, um determinismo social. É por meio da sutura empírico-metafísica que esses determinismos se amalgamam e tornam-se uma verdade, porque o que seria efeito assume o lugar de dado científico; a diferença dos sexos é um dado *a priori* a partir do qual se chega nele próprio.

> — Porque ele come muito mais que a gente e não engorda, né, tenho uma raiva de homem. Pra manter, o homem tem a musculatura maior por conta da testosterona e aí pra manter essa musculatura ele já tem um gasto mais elevado que a gente [mulher].

---

[528] FOUCAULT, 2006, p. 23.

As atividades do material didático que a professora deve seguir trazem concepções rígidas sobre homem e mulher; o próprio material apresenta uma atividade em que alunos e alunas devem calcular o metabolismo basal de seis pessoas seguindo uma fórmula que distingue homens de mulheres; o cálculo é sobre o gasto energético basal (GEB) — o termo basal se refere à manutenção das funções vitais. Outro cálculo que estudantes devem fazer é sobre a necessidade enérgica total (NET), referente a quanto cada pessoa gasta de energia segundo sua profissão e seu sexo/gênero (eucórpicos). A figura 3.17 apresenta as fórmulas para GEB e NET e as características das pessoas.

Figura 3.17 – Informações para atividade de cálculo de metabolismo, proposto por material didático da rede pública do estado de São Paulo

Mulher $\longrightarrow$ GEB $= 665 + (9,6 \cdot \text{Pi}) + (1,7 \cdot \text{A}) - (4,7 \cdot \text{i})$

Homem $\longrightarrow$ GEB $= 66,5 + (13,7 \cdot \text{Pi}) + (5 \cdot \text{A}) - (6,8 \cdot \text{i})$

Pi $=$ massa corpórea atual ou ideal (kg); A $=$ altura (cm); i $=$ idade (em anos)

NET $=$ GEB $\cdot$ fator atividade (conforme os dados da tabela)

| Fator atividade | Homem | Mulher |
|---|---|---|
| Leve (trabalho sentado sem variação de temperatura, ex.: trabalho em um escritório) | 1,55 | 1,56 |
| Moderado (mescla atividade sentada e em pé, ex.: professor) | 1,78 | 1,64 |
| Intenso (necessita de esforço basal e/ou sofre variação de temperatura, ex.: pedreiro) | 2,10 | 1,82 |

- ▶ **Ana**: mulher; 32 anos; 60 kg; altura: 1,70 m; atividade principal: professora de ginástica.
- ▶ **Silvana**: mulher; 31 anos; 53 kg; altura: 1,60 m; atividade principal: secretária.
- ▶ **Carlos**: homem; 33 anos; 70 kg; altura: 1,70 m; atividade principal: professor de ginástica.
- ▶ **Antônio**: homem; 45 anos; 90 kg; altura: 1,80 m; atividade principal: bancário.
- ▶ **Cibele**: mulher; 45 anos; 80 kg; altura: 1,80 m; atividade principal: atendente de telemarketing.
- ▶ **César**: homem; 35 anos; 70 kg; altura: 1,65 m; atividade principal: professor.

Fonte: São Paulo (2014-2017, p. 70-1)

Os alunos devem fazer os cálculos para cada uma das seis pessoas e responder a algumas questões. Seguem duas questões com as respostas sugeridas pelo material didático aos professores e professoras:

**(I) Compare homens e mulheres: há diferenças entre as necessidades energéticas diárias dos dois sexos?**
Resposta: *Necessidades energéticas (NET) – Ana: 2511 kcal; Silvana: 2028 kcal; Carlos: 3467 kcal; Antônio: 2 935 kcal; Cibele: 2383 kcal; César: 2870 kcal. Sim, os homens têm maior gasto energético devido à maior quantidade de massa muscular.*

**(II) O gasto energético basal (GEB) é utilizado por nosso organismo para quais funções?**
Resposta: *Funções do metabolismo basal (respiração, circulação, funcionamento de órgãos vitais).*

A resposta à questão I somente poderia ser "há diferença", uma vez que a fórmula para cálculo de homens e mulheres é diferente e os valores atribuídos ao fator atividade também o é em relação aos sexos/gêneros, no entanto, a resposta à questão II é inconsistente em relação à resposta à questão I: a primeira atribui à maior musculatura do homem seu maior gasto energético enquanto a questão II enuncia que o gasto basal é referente a funcionamentos que tanto homens quanto mulheres têm iguais. Estranhamente, a mulher, em trabalho leve, requer mais energia que o homem no mesmo trabalho: a mulher deve multiplicar o GEB por 1,56 enquanto o homem multiplica por 1,55; nos demais, moderado e intenso, para as mulheres multiplica-se, respectivamente por 1,64 e 1,82, enquanto para os homens, multiplica-se por 1,78 e 2,10, respectivamente.

Destaque-se que o cálculo do GEB, diz o material, é de dois pesquisadores, Harry e Benedict, que propuseram essas fórmulas em 1919. Segundo Wahrlich e Anjos[529], as fórmulas foram concebidas a partir de dados coletados de 333 pessoas estadunidenses saudáveis. Os autores destacam que Benedict admitiu posteriormente que os cálculos estavam superestimados e, apresentando uma série histórica das metodologias para os cálculos do metabolismo, afirmam que, até a data da publicação do artigo, em 2001, ainda não havia uma fórmula "correta" para o cálculo, embora na prática clínica da nutrição algumas fórmulas tenham importância.

Como a professora estava discutindo com alunos e alunas sobre metabolismo, alimentação, uma aluna pergunta sobre um tipo de dieta que ela não sabe nomear; o diálogo remonta à associação do *cuidado-se-si* àqueles privilegiados, que podem demandar tempo e dinheiro para o cuidado, além também de ressaltar o *éthos* de ubiquidade no *conhece-te a ti mesmo*: "faz quinhentos exames para descobrir exatamente o que seu corpo precisa".

---

[529] WAHRLICH, V.; ANJOS, L. A. Aspectos históricos e metodológicos da medição e estimativa da taxa metabólica basal: uma revisão de literatura. **Cad. Saúde Pública**, Rio de Janeiro, v. 17, n. 4, p. 810-817, 2001.

> — *Professora, já ouviu falar de um negócio, um exame que você faz, <?> DNA, você vê <?> do seu <?>.*
> — *É... chama dieta molecular* [ortomolecular, talvez]. **Faz quinhentos exames pra descobrir...**
> — *O alimento que pode, né?*
> — *... **exatamente o que o teu corpo precisa**. Uma dieta super-bacana, só que é assim...*
> — *Deve ser muito cara...*
> — *Muito cara. Porque são poucos médicos que fazem, aqui em São Carlos, não sei se tem. E aí os exames são hormonais, o exame hormonal é muito caro, e aí a dieta depois também, tem suplemento, tem um monte de coisa, mas é bárbara, que você melhora em tudo.*

É a crença no eucorpo — investido e forjado de conteúdo científico — que se criam as condições e possibilidades do fetiche eucórpico, que, com efeito, reforça as condições e possibilidades para a crença no eucorpo. Esse enlace é mantido. O material didático, dentro desse conteúdo de ensino, apresenta a seguinte imagem, que representa esse enlace: trata-se de um "cuidado-de-si" normativo inserido no "conhece-te a ti mesmo" eucórpico. Depois de apresentar os três passos (conhecimentos) para uma "dieta saudável" (pirâmide alimentar, tipos de alimentos e calorias) apresenta o passo 4, figura 3.18:

Figura 3.18 – Passo 4 para uma dieta saudável, segundo material didático para o ensino médio

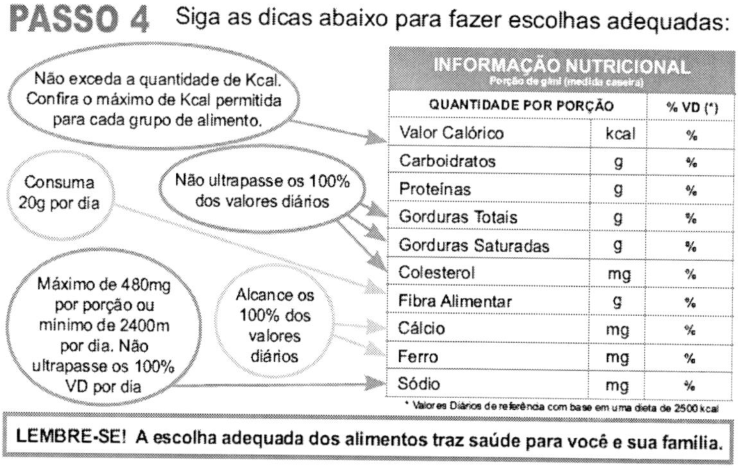

Fonte: São Paulo (2014-2017, p. 72)

Destaque para o uso do imperativo: siga, não exceda, consuma, não ultrapasse, alcance e finaliza evocando o *oikos*: a *saúde da família*. Nesse caso, o imperativo some, embora ao corpo seja imposta diretamente uma normatividade, à família ela é imposta indireta e sub-repticiamente. Não importam as condições materiais para acesso aos alimentos, importa a "responsabilidade" em seguir as normas; é de um cuidado-de-si individualizador e normativo, portanto, eticamente ascético, que se trata.

A próxima sequência de aulas é relativa ao conteúdo de ensino "vírus", cujo tema foi a infecção pelo HIV. Depois de falar sobre a biologia dos vírus, sobre os tipos de ciclos virais, a professora inicia o tema do HIV e da aids, tratando das formas de contágio e prevenção:

> — *É bom lembrar que ó, qual tipo de sexo que transmite HIV? Qualquer um que não seja virtual, beleza?*
> (risos da classe)
> — *É claro que existe maior risco em determinados tipos de sexo, mas a lógica é que, a lógica é que sexo inseguro transmite HIV. Sexo oral, anal, vaginal, tanto faz. Se não for com camisinha, você, potencialmente transmite HIV. Beleza? Era isso?*

Dois detalhes aparecem: se apenas o sexo virtual não transmite HIV, o melhor seria ou praticá-lo ou exercer a abstinência, no entanto, o uso da camisinha é uma estratégia, porque sem ela a pessoa tem potencial para transmitir — apenas faltou um detalhe, somente irá potencialmente transmitir se ela tiver HIV, em dois casos: se não souber da sua condição ou se não estiver em tratamento antirretroviral.

Na continuação, um aluno questiona sobre a estratégia de profilaxia pós-exposição (PEP), mas sem saber o nome técnico:

> — *Aquela pílula do dia seguinte pra HIV, você tinha falado que...*
> — *Não é pílula do dia seguinte, cara. É o coquetel antiaids.*
> — *Pílula do dia seguinte é pra não engravidar, né?*
> — *Pílula do dia seguinte antecipa a menstruação, tudo bem? É uma cacetada, é um tijolo de hormônio e tal, tem sérios..., pode ter consequências graves, entre outros casos, mas um fato é que, a outra coisa é, um casal tem HIV, ou alguém do casal tem HIV e aí tem um preservativo rompido lá, e aí...*
> — *Que é o que você tava falando lá da pílula do dia seguinte, entre aspas, que não é pílula do dia seguinte coisa nenhuma, é o protocolo de emergência que o Ministério da Saúde criou há uns 3, 4 anos atrás.*
> — *E é funcional?*

> — *Funciona, mas **nada** [destaque na fala] funciona 100%. Portanto, não há nada que substitua a camisinha. Se o método falhar, você pode ter outro, entendeu? É isso.*
> — *(...?) não usar a camisinha que depois tem outro...*
> — *Não, nem pensar, porque existe uma probabilidade de funcionar, portanto, tem uma probabilidade de não funcionar também. E é bom lembrar, por enquanto, HIV é pra sempre, tá? Mas tem tratamento, e é isso que quero que vocês pesquisem, que é o coquetel antiaids, que o Brasil é referência internacional em combate a pandemia de HIV, beleza? É obrigação de você brasileiro saber como isso funciona.*
> — *Se uma pessoa tem o vírus HIV, só que ela toma todos os remédios e aí ela tem relação com outra pessoa, ela pode pegar aids assim?*
> — *É, é possível, porque funciona assim, ó. Ninguém pega aids, né, você pega HIV, né?*

A abordagem didática para o ensino das infecções sexualmente transmissíveis (IST) é, na maioria das vezes, de forma a assustar os alunos. Esse medo pode gerar dois efeitos: incentivar a proteção individual (embora a atividade afetivo-sexual não seja algo racional), mas tem outro efeito bastante prejudicial do ponto de vista da proteção coletiva, o medo de saber que é portador de HIV e a evitação do teste — as campanhas de prevenção incentivam o saber porque é a partir do tratamento e da condição de indetectável das pessoas soropositivas que o vírus pode ser controlado nas populações. O termo "coquetel" foi banido há algum tempo porque remete à enorme quantidade de remédios usados no começo da pandemia, com imensos efeitos colaterais. Se não se contrai aids e sim HIV, "coquetel antiaids" não pode ter o mesmo significado de "tratamento antirretroviral", embora, em última instância, previnam-se as consequências da infecção pelo HIV, a aids. Discursivamente, essa diferença é muito importante. A evolução do tratamento antirretroviral diminuiu imensamente a quantidade de remédios, seus efeitos colaterais e aumentou muito a eficácia. Ainda assim, o HIV/aids é uma preocupação e é necessário falar muito sobre.

O próximo diálogo mostra um pouco dessa estratégia pelo medo, a reação do primeiro aluno — "morreu?" — pode ser efeito dela; talvez nunca seja considerada pelo professor ou professora, que trata desse assunto nas aulas, a possibilidade de que algum aluno possa ser soropositivo e que, portanto, viva com HIV. No diálogo a seguir, a experiência oicórpica e superoicórpica de outrem afeta, de certa forma, a própria experiência. O conflito oicorpo-eucorpo surge, mas antes de se tornar iansanidade é reconfigurado dentro da eucorporiedade. O conflito da professora não é empírico, é intelectual, e embora o aluno chame a cena para a coletividade "porque senão ele pode transmitir", a professora põe o holofote na individualidade "por que ele tem que continuar tomando? Porque ele tem pró-vírus"[530]. Não há certo e errado, há deslocamentos para um lado ou outro da sutura: ora mais oicórpico, ora mais eucórpico; com efeito, ora mais empírica, ora mais metafísica (no sentido também de uma construção imaginária).

> — *Eu tenho um camarada que demorou muito tempo pra começar tratar...*
> — *Ele morreu?*
> — *Mas ele achou que ia ganhar sozinho, sabe esse tipo de negação, né, "não, vou dar conta e tal", a hora que ele foi fazer o tratamento, ele já estava começando a desenvolver...?*
> — *Aids.*
> — *Tem sintomas, aids, beleza? E aí, o que que aconteceu com ele? Ele tomou uma versão bem agressiva do coquetel, porque ele ficou com a imunidade...?*
> — *Baixa.*
> — *Muito, muito, muito prejudicada. Beleza? E hoje ele tem vida normal... Beleza? Pra ele, os medicamentos têm pouquíssimos efeitos adversos...*
> — *E ele ainda toma, ainda tem que tomar?*
> — *Sim, por quê?*
> — *Porque senão ele pode transmitir...*
> — *Mesmo que ele nunca transmita pra ninguém, por que que ele tem que continuar tomando? Tem pró-vírus, lembra?*

O próximo trecho de diálogo entre a professora e os alunos vai mais em direção a uma semiologia iansânica, quando o cuidado-de-si (individual) passa para um *cuidado-de-nós*, evocar o cuidado coletivo é um caminho mais iansânico — tão necessário para o enfrentamento, por exemplo, da Covid-19. HIV/aids e Covid-19, por exemplo, são pandemias ou sindemias?

> — *[...] o Brasil é uma referência internacional no combate à infecção do HIV, da pandemia de HIV, beleza? Tem em todos*

---

[530] A professora chama a atenção para o fato de que portadores de HIV, mesmo em tratamento antirretroviral e carga indetectável têm pró-vírus "escondidos" nas células, são os chamados reservatórios ou santuários, que até então são o foco das pesquisas científicas em direção à cura. Não são vírus, mas DNA do vírus inserido no DNA da célula que podem ser transcritos e traduzidos em vírus.

*os continentes isso daí. Não escolhe classe, não escolhe faixa etária, entendeu a ideia? É superbem distribuído, obviamente, onde você tem política pública, a infecção é mais controlada, beleza? Tudo bem? E aí? O Brasil desenvolveu um tratamento gratuito de HIV para todos os pacientes, o modelo da Organização Mundial da Saúde é brasileiro, no combate à pandemia de HIV, ok? No Brasil, na década de 90. A gente tem tecnologia pra produzir as drogas, só que drogas têm patente, patente intelectual, entende isso? Alguém desenvolveu, patenteia e tem direitos sobre essas moléculas durante vinte anos, só que o Brasil foi à Organização Mundial do Comércio pedir licença compulsória, ou seja, eu quero produzir aqui no Brasil, mas não quero pagar direitos autorais. Por quê? Porque eu vou distribuir de graça o medicamente e não vou lucrar absolutamente nada com isso, portanto, eu não estou pedindo pra produzir um troço que eu vou vender e ganhar com isso, eu quero licença compulsória, o laboratório que é dono da patente não vai cobrar de mim pra eu produzir e distribuir pra minha população de graça. E quer saber? O Brasil ganhou. Beleza? Depois que o Brasil ganhou várias licenças compulsórias pra que essas drogas sejam produzidas aqui, por laboratórios públicos, viu galera, quem fala de privatização é bom lembrar dessas coisas, o SUS, viu, é o SUS que te dá coquetel de graça, produzido pelo instituto Butantã, instituto Fiocruz, beleza?, institutos públicos de pesquisa. Depois que o Brasil licenciou várias dessas drogas aqui de graça, todo mundo ficou supercondescendente pra negociar com o Brasil as drogas do coquetel, as novas drogas. Significa na prática, meu chapa, que se você tiver HIV e precisar tratar, resolver tratar, isso também viu, você tem que resolver tratar, ninguém vai te obrigar a tratar, beleza? E aí, se você resolver tratar, você pega todo mês o seu coquetel, feito pra você, beleza? Individual, de graça, no posto de saúde aqui em São Carlos, beleza? Tudo bem? Tá. Se você for norte-americano e quiser o mesmo coquetel...*

*— Você vai ter que pagar...*

*— Quanto?*

*— Caro.*

*— A última vez que eu vi, isso sem as drogas novas, tá? Você ia gastar uns dois mil dólares, por mês. Custa isso pro brasileiro? Não. Mas mesmo a gente que paga imposto, a gente paga isso pelo coquetel? Não. Porque a gente produz no Brasil em institutos públicos de pesquisa, se não me engano, mesmo a, a mesma dose de coquetel que um norte-americano pagaria*

*dois mil dólares por mês aqui não chegava a 600 reais pra ser produzida. Beleza? Aí você fala, vagabundo, tinha que pagar pelo coquetel, né? Por que não?*

*— Porque a gente já paga.*

*— Primeiro que você já paga, claro, muito. Segundo?*

*— Decidir não pagar e passar pra mais pessoas.*

*— Faz sentido pra você? Morar num lugar em que você não sabe se você vai pegar sabe lá o que de quem aí, porque ninguém... Vocês entendem o que eu tô dizendo? Vacina é de graça, no Brasil? É bom ou ruim?*

*— Bom, bom...*

*— Por quê?*

*— Porque se alguém tiver você corre o risco...*

*— Protege a população...*

*— Porque, assim, se você não tomou vacina, você tá protegido mesmo assim. Porque eu tomei. Faz sentido? Chama saúde pública. E aí você vive num lugar melhor pra se viver. Mesmo que você não tomou vacina. Tudo bem? É bom saber...*

O que se pretendeu apresentar nessas discussões foram os possíveis efeitos da razão eucórpica como sistemas de pensamento e de prática. O conjunto de discussões não pretendeu individualizar discursos e práticas, mas entender como operam esses sistemas de pensamento e de prática. Os dois momentos de obtenção de material empírico (aulas e grupo focal) permitem refletir o quanto o sistema de ensino exige do professor e da professora a inscrição na ordem do discurso eucórpica. Fora da encenação formal (salas de aula), durante as conversas, a oicorporiedade, a subjetividade e ações e pensamentos mais iansânicos puderam potencialmente emergir; há mais abertura e possibilidade de reflexão. A razão eucórpica é menos um superego do que uma semiologia e, se semiologias são formas de enxergar e dar um significado às realidades, que são mais oicórpicas do que eucórpicas, é, portanto, possível transitar entre as semiologias. A sutura é todo esse movimento e trânsito: no entanto, o conflito tende a deslocar a semiologia para onde ela é, *individualmente*, mais confortável, mais segura, menos frágil.

A iansanidade é o rompimento da sutura, não uma escolha de um lado ou de outro, porque, ao tombar para um lado, é-se mecânico-cibernéticamente jogado para o outro. Não obstante, o rompimento não é o descarte das semiologias, é a superação da falha na inteligibilidade, é o dar-se conta do labirinto, não para encontrar a saída ou entender como se entrou nele, é mais do que encontrar o antebraço de Che, mais do que perceber sua ausência, é perceber-se enquadrado em certas molduras, é perceber-se ininteligível nesse enquadramento. É dar-se conta da oicorporiedade sem aprisionar-se nem tampouco buscar exílio na eucorporiedade, ambas são ficções, a primeira só existe porque a segunda também existe, a primeira alimenta a segunda da mesma forma que a segunda alimenta a primeira. Trata-se de um autoconfronto que se exerce na coletividade.

Judith Butler[531], em *A força da não violência*, propõe uma forma de olhar para o corpo — o corpo como limiar — e, assim, destrói-se a ideia de corpo como unidade. A demarcação corporal não é a finalidade, mas o contorno, a passagem e a porosidade, a evidência de uma abertura para a alteridade, que, essa, sim, seria definidora do corpo em si: quando os corpos formam uma barreira humana, estariam bloqueando uma força ou empregando uma força?

Para dar pistas de como respondermos a essa pergunta, lançarei mão de um exemplo iansânico coletivo dado por Butler (ela não usa o termo iansânico e nem tentou responder à pergunta com esse exemplo), trata-se do caso do "homem de pé", na praça Taksim, Istambul, Turquia.

Durante os protestos, em junho de 2013, contra o governo de Recep Tayyip Erdoğan, suas políticas de privatização e seu autoritarismo, Erdem Gündüz, um artista, obedeceu ao decreto do Estado promulgado imediatamente após os protestos: não se reunir nem falar com pessoas em assembleias. Erdoğan pretendia acabar com as premissas democráticas básicas: liberdade de circulação, de reunião e de discurso. Então, um homem se levantou e ficou de pé à distância exigida de outra pessoa, que por sua vez ficou de pé à distância exigida de outra, e assim por diante (figura 3.19). Legalmente, eles não constituíam uma assembleia, não falavam um com o outro e tampouco se moviam, cumpriram literalmente o decreto submetendo-se, ao mesmo tempo que o expunham e o desafiavam. A manifestação tinha ao menos dois significados: a proibição foi mostrada, incorporada e encenada com o corpo, *iansanicamente*, pois foi também enfrentada e contestada. Em uma mesma ação, a performance se submeteu e desafiou.

---

[531] BUTLER, J. **A força da não violência**. Um vínculo ético-político. 1 ed. São Paulo: Boitempo, 2021.

Figura 3.19 – Imagens do "homem de pé", na praça Taksim, Istambul-Turquia

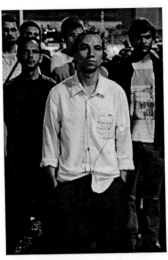

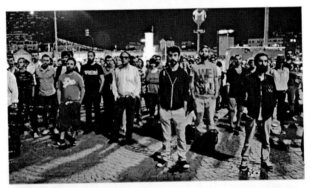

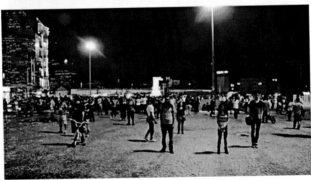

Fonte: Magazinmax[532]

---

[532] Disponível em: https://www.magazinmax.com/fotogaleri-herkes-duran-adami-konusuyor. Acesso em: jan. 2022.

Foi o *oicorpo-subjeto* (Butler usa *sujeito subjugado*) expondo e enfrentando sua própria *oicorporiedade* — coletiva e iansanicamente.

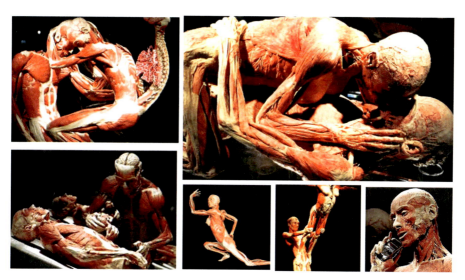

Eucorpo oicorpicamente representado[533]

---

[533] Fonte: PLASTINARIUM MUSEUM. **Human Bodies**: Maravilhas do Corpo Humano. Guben, Alemanha: Gubener Plastinate GmbH, [entre 1996 e 2024].

# [Capítulo 4]

# POR ONDE ANDARÁ O EUCORPO?

As imagens que abrem este último capítulo são da exposição *Human Bodies: Maravilhas do Corpo Humano*[534]. São corpos reais dissecados e submetidos à técnica de plastinação. As imagens (os corpos representados) cumprem a função, aqui, de revelar o conflito eucorpo-oicorpo e mostram-se iansânicas, como se o eucorpo fosse iansanicamente desmascarado em sua oicorporiedade fundante. As imagens são a representação anatômico-eucórpica das estruturas do corpo, no entanto, em posições que, ou revelam sua oicorporiedade (o eucorpo ao telefone), ou a extrapolam: há o anatomista revelado e desnudado anatomicamente da mesma forma que o corpo por ele dissecado; há o eucorpo expressando afeto e fazendo sexo e/ou amor; há o eucorpo executando movimentos artísticos além da oicorporiedade. Nessas imagens, o eucorpo tem mais a imagem e semelhança do oicorpo do que o contrário, como demandaria a razão eucórpica. É a sutura empírico-metafísica que se apresenta dissecada nessas imagens.

## 4.1 Um pouco de ficção científica

Ao longo dos capítulos, discutimos como o eucorpo serviu de semiologia para a inteligibilidade dos corpos. Semiologia é o termo que melhor resume a relação existente entre o eucorpo e os oicorpos. Como somos todos oicorpos, é a nossa oicorporiedade que está "disponível" e é acessada — com toda sua precariedade, nas palavras de Butler — quando entramos em contato com os dispositivos médico e jurídico, por exemplo. Como já dito, esses dispositivos funcionam contendo as iansanidades.

Nas áreas da saúde, a semiologia está relacionada ao referencial pelo qual nosso corpo será considerado, investigado, avaliado, tratado e reabilitado. Esse referencial é estritamente biomédico, são a Anatomia e a Fisiologia Humanas que definirão o quanto o nosso corpo está funcionando econômica e sexualmente em relação ao parâmetro eucórpico.

---

[534] PLASTINARIUM MUSEUM. **Human Bodies**: Maravilhas do Corpo Humano. Guben, Alemanha: Gubener Plastinate GmbH, [entre 1996 e 2024].

Com efeito, dessa semiologia produzem-se as patologias, que determinam os cuidados médicos. Foucault[535] define a semiologia como "o conjunto de conhecimentos e de técnicas que permitem distinguir onde estão os signos, definir o que os institui como signos, conhecer seus liames e as leis de seus encadeamentos"[536]. Ao transportar essa descrição de Foucault para o que acontece nas práticas clínicas, esse conjunto de conhecimentos de que fala são basicamente os conteúdos biomédicos, ou seja, todos os cálculos de eficiência feitos pela Fisiologia Humana. As técnicas dizem respeito às formas de se apreender e reconhecer tais eficiências e, por consequência, também e sobretudo as ineficiências. São essas eficiências e ineficiências os signos (traduzidos em sinais e sintomas) que precisam ser localizados; o que os institui como signos é justamente o funcionamento da máquina biológica em que se transformaram os corpos, ou seja, em última instância, sua *oicorporiedade*. Olhar hermeneuticamente requereria entender como tais sinais e sintomas expressam, revelam ou se associam com as iansanidades.

Nos cursos de saúde, são comuns as disciplinas de Semiologia ou Propedêutica, que nada mais são do que manuais de como avaliar um paciente tendo como base os conhecimentos de Anatomia e de Fisiologia: trata-se de manobras ortopédicas, de análise de exames laboratoriais, exames de imagens, todo um sistema tecnopanótico de investigação do corpo biológico, não há espaço nem tempo para uma análise *hermenêutica* dos pacientes, suas histórias de vida, suas subjetividades, seus desejos, seus pensamentos, suas emoções, ou seja, suas *iansanidades* não valem nessa semiologia. Diferente da semiologia, a hermenêutica, resume Foucault[537], é "o conjunto de conhecimentos e de técnicas que permitem fazer falar os signos e descobrir seus sentidos". É esse "fazer falar" que não acontece na semiologia. Na semiologia, os signos ganham significado dentro de um conjunto preestabelecido de normas eucórpicas; a fala do paciente só tem sentido e significado dentro deste conjunto de normas e não na própria verdade do paciente. Aqui se inserem o conjunto das doenças idiopáticas, por exemplo, aquelas em que os sinais e sintomas não se ajustam às causas definidas pela Semiologia, um estudo mais hermenêutico poderia dar outras pistas para entender sua nosologia. A hermenêutica demandaria uma ascese filosófica e não uma forjada pelo cristianismo e requentada

---

[535] FOUCAULT, 2007.

[536] *Ibidem*, p. 40.

[537] *Idem*.

pelo iluminismo como o que se pratica na Semiologia. No conjunto desta pesquisa, a semiologia revela, de fato, que o dado ultrapassou o sujeito, já, na hermenêutica, o sujeito e sua subjetividade seriam o dado que requer entendimento. Não se trata de jogar fora a semiologia, mas ela precisa ser integrada à uma prática mais hermenêutica.

Para iniciar este último capítulo, reproduzo um discurso bastante frequente, inclusive dito por pessoas que admiro e respeito, mas que, por algum motivo, não conseguiram avançar a discussão. Esse discurso de que falo contém a seguinte ficção: se pudéssemos transportar um médico do século XIX para o século XXI, ao chegar no nosso tempo, esse médico não conseguiria exercer a Medicina tamanha é a mudança tecnológica por que a profissão passou; no entanto, se pudéssemos fazer a mesma coisa com um professor do século XIX, aqui, no nosso tempo, ele quase não teria dificuldades em dar aula. Tomamos isso como uma verdade incontestável apenas por olharmos na superfície, quase como um sobrevoo distante. O problema é que reforçamos estereótipos e estagnamos. Obviamente que nessas comparações são desconsiderados como variáveis todos os conhecimentos acumulados entre esses dois séculos, o foco da comparação está na questão tecnológica, neste ponto, caímos na armadilha da Razão Eucórpica, justamente pelo fato de ela não contemplar uma hermenêutica do sujeito e sim uma semiologia anatomofisiológica. Nesse aspecto, é possível inferir que, portanto, a racionalidade eucórpica não está relegada apenas às Ciências Biomédicas, mas seu pensamento invadiu e colonizou outras áreas do conhecimento, e assim como o vocabulário médico está entranhado nos nossos discursos sobre o corpo físico, esse pensamento também aparece na forma como concebemos os coletivos de corpos.

Clinicamente (e generalizando), parece-me que um médico do século XIX, por ter menos recursos tecnológicos de diagnósticos, precisava exercer uma prática clínica mais eficiente, diferentemente do que acontece, grosso modo, no nosso século, em que a maior parte do diagnóstico acontece por meio dos exames complementares. Uma ida ao médico é quase sempre seguida de pedido de exames. Está mais ligada à superoicorporificação do que ao processo diagnóstico em si, na verdade, a primeira é efeito do segundo: a ubiquidade diagnóstica, consequência da visão detalhada dos corpos de que falava Donna Haraway.

Preciso fazer um destaque, o leitor e a leitora atenta perceberiam que é justamente no século XIX que a racionalidade eucórpica vai se formando, como defendo, de modo que no enunciado que uso para iniciar este último capítulo, o médico e o professor do século XIX são apenas metonímias para discutir a questão da Medicina e da Educação no conjunto da razão eucórpica mais atual, quase como sistema de pensamento.

Em um compilado de artigos chamado *SUS: avaliação da eficiência do gasto público em saúde* (2022), organizado pelo Ipea (Instituto de Pesquisa Econômica Aplicada), Conass (Conselho Nacional de Secretários de Saúde), Opas (Organização Pan-americana de Saúde) e governo federal pelo Ministério do Planejamento e Orçamento, vários artigos discutem justamente o desperdício de exames complementares, implicando tanto gasto público desnecessário quanto prejuízo à saúde dos usuários (iatrogenia: a própria prática médica gerando "doenças").

> O segundo alerta [em relação às análises de eficiência] é o de que eficiência produtiva não se traduz necessariamente em efetividade. A ênfase atual na discussão do desperdício [de exames complementares] enfoca justamente esse aspecto, destacando, por exemplo, que um excesso de exames diagnósticos pode inclusive contribuir para desfechos piores, ao exporem pacientes a riscos de iatrogenia. Teríamos aí um exemplo de possível eficiência produtiva que não se traduz em maior efetividade[538]

A iatrogenia tem como efeito a superoicorporificação, já inclusive acrescentada no CID-9 como "procedimentos médicos", no CID-10 como "desordens pós-procedimentos" e no CID-11 como "eventos adversos".

Outro artigo daquele conjunto, de Renato Tasca e Rodrigo Pucci Sá e Benevides[539], discute a imagem produzida de um SUS ineficiente, cuja consequência seria sua privatização — o mito da privatização como sinônimo de eficiência. A ineficiência traz uma ideia consagrada pelo senso comum decorrente de falhas na gestão administrativa e operacional decorrentes de compras com valores superiores aos do mercado, maus contratos de serviço, falhas em apoios logísticos, estoques vencidos sem utilização, abusos, fraudes e corrupção, em suma, uma má gestão voluntária e criminosa. Os autores denunciam que "os modelos de cobertura e de prestação de serviços do setor privado [no Brasil] têm similaridades

---

[538] SANTOS, M. A. B. dos. Eficiência e ineficiência nos sistemas de saúde: a perspectiva internacional do debate. *In:* OCKÉ-REIS, C. O. (org.) **SUS:** avaliação da eficiência do gasto público em saúde. 1. ed. Brasília: Ipea, Conass, Opas/OMS, 2022, p. 87.

[539] TASCA, R.; BENEVIDES, R. P. S. SUS: desafios para tornar eficiente um sistema universal e subfinanciado. *In:* OCKÉ-REIS, C. O. (org.) **SUS:** avaliação da eficiência do gasto público em saúde. 1. ed. Brasília: IPEA, CONASS, OPAS/OMS, 2022, p. 41-59.

inequívocas com o modelo de mercado dos Estados Unidos, que é considerado um exemplo global de ineficiência"[540] e acrescento, de produção de superoicorpos — uma vez que esse mercado é dependente da produção de patologias. Os autores chamam *hiperutilização* na saúde suplementar essa quantidade de pedidos de exames complementares. Ganham financeiramente as empresas que prestam esse serviço. Segundo os dados da ANS (Agência Nacional de Saúde), de acordo com a pesquisa dos autores, em 2016, no Brasil, foi registrada uma taxa de 149 ressonâncias para cada mil habitantes, contrastando com 52 para cada mil habitantes, nos países da OCDE, em 2013. No caso das seguradoras de saúde, no Brasil, a taxa sobe para 276/mil habitantes. Em relação às cesarianas, no Brasil, em 2016, 84,1% dos partos foram cesarianas, contrastando com 27,6%, na média dos países da OCDE.

Outro dado alarmante dos autores:

> Os dados relativos à segurança do paciente na atenção hospitalar, no Brasil, proporcionam mais argumentos para mostrar que erros médicos e falhas nos sistemas de governança clínica geram importantes desperdícios no setor privado. Um estudo do Instituto de Estudos de Saúde Suplementar (IESS), que analisou uma amostra de quase 500 mil altas hospitalares no ano de 2017 no país, mostrou que a prevalência geral de eventos adversos é de 6,4% na população atendida pelo SUS, contra 7,1% na população atendida pela saúde suplementar. Esse estudo mostra, também, uma elevada taxa de ociosidade na atenção hospitalar (39,5%), sendo 33,25% no SUS e 53,4% na saúde suplementar. Foi também estimado que, no Brasil, em 2016, ocorreram de 170.778 a 432.301 óbitos determinados pelos eventos adversos, com impactos econômicos estimados na saúde suplementar de R$ 15,6 bilhões, sendo R$ 10,9 bilhões por causas preveníveis, o que representa 17% do gasto total[541].

Um artigo de Farah[542] — discutindo a influência do feminismo e da participação das mulheres dos movimentos sociais nas demandas por políticas públicas, no início do processo de redemocratização (pós-ditadura) — destaca que o discurso da eficiência, implicando, no âmbito social, uma tendência à privatização com foco na "modernização gerencial"

---

[540] *Ibidem*, p. 51.

[541] *Ibidem*, p. 53.

[542] FARAH, M. F. S. Gênero e políticas públicas. **Estudos Feministas**, 12(1); 360, 2004, p. 47-71.

continuou se fortalecendo (como continuidade de um *modus operandi* do regime) por partidos e governos com inclinação liberal-conservadora sobretudo ligados às elites empresariais.

Um trabalho de Capilheira e Santos[543] analisou a quantidade de pedidos de exames complementares em diversos locais de consulta médica, em Pelotas-RS, entre outubro e dezembro de 2003. A tabela 4.1 apresenta os dados de porcentagem de consultas em que houve solicitação de exames complementares.

Tabela 4.1 – Proporção de consultas e consultas que geraram solicitação de exames. Pelotas-RS (2003)

| Local | % de consultas realizadas | % CPEC* | CPEC** |
|---|---|---|---|
| Convênio/plano | 38,4 | 52,4 | 838,5 |
| Posto de saúde | 27,3 | 49,5 | 563,1 |
| Ambulatório hospitalar | 14,3 | 63,8 | 380,2 |
| Particular | 7,6 | 60,9 | 192,9 |
| Ambulatório de faculdade | 4,2 | 62,3 | 109,0 |
| Pronto-socorro | 2,6 | 88,9 | 96,3 |
| Sindicato/empresa | 1,6 | 37,3 | 24,9 |
| CAPS | 0,6 | 8,7 | 2,2 |
| Outro local | 3,2 | 65,4 | 87,2 |
| | | Média: 55,1 | Total: 2.294,3 |

(*) Consultas com pedido de exames complementares
(**) Cálculo realizado com base nos dados dos autores (em número de pessoas)
N = 4167
Fonte: Capilheira; Santos (2006)

Rocha *et al.*[544] fizeram uma revisão bibliográfica sobre os gastos com exames laboratoriais no Brasil, embora considerem os exames complementares um meio importante para confirmar hipóteses diagnósticas,

---

[543] CAPILHEIRA, m. F.; SANTOS, I. S. Epidemiologia da solicitação de exame complementar em consultas médicas. **Rev. Saúde Pública**, v. 40, n. 2, p. 289-97, 2006.

[544] ROCHA, E. C. BARROS; L., LORRANY J. L.; ALMEIDA, M. V. G.; LOPES, M. R. Necessidade de gerenciamento dos gastos com exames laboratoriais no Brasil. **REFASF**. Petrolina-PE, v. 8, n. 15, p. 112-128, 2018.

têm sido solicitados em excesso; os autores destacam como causa desde demanda de pacientes até incentivos financeiros relacionados à prática. Destacam também os efeitos negativos tanto para os pacientes quanto para as instituições, mas sobretudo destacam o fenômeno do sobrediagnóstico (diagnósticos excessivos e equivocados), que podem ser devidos a má-interpretação, a falso-positivos e falso-negativos — os dois últimos efeito da quantidade de exames pedidos cuja frequência aumenta (considerando a porcentagem em qualquer amostra). Ressalte-se que, muitas vezes, pela necessidade de confirmação de um exame são solicitados outros e outros, que colocam os pacientes numa "via-sacra" de exames e de consultas — muitas vezes em mais de uma especialidade médica — com diversos efeitos físicos, psíquicos e financeiros. Destaque dos autores: nem todo exame "alterado" tem significância clínica — resultado da semiologia que se sobrepõe à hermenêutica.

Os autores relatam um estudo australiano em um hospital universitário: em 68% dos testes solicitados não havia tal necessidade, o que reduziria diversos efeitos negativos na saúde dos pacientes. Esses dados vão ao encontro do que Capilheira e Santos identificaram em seu estudo, ambulatórios hospitalares, ambulatórios de universidades e prontos-socorros são os locais de atendimento com maiores quantidades de consultas que geram pedidos de exames complementares, somente nesses três locais, cerca de 464 pessoas (de um total de 4.167, ou seja, 11,2%) tiveram exames solicitados indevidamente e podem ter sofrido algum tipo de efeito adverso. Os dados ficam mais preocupantes quando consideramos o total de locais de atendimento estudado, cerca de 2.294,3 pessoas (dos 4.167), ou seja, 55,1% das consultas tiveram exames solicitados sem necessidade, com riscos à população. Se extrapolarmos esses dados para um ano, teríamos um valor próximo de 9.177 pessoas, somente em Pelotas.

Esses dados evidenciam o processo de superoicoporificação dentro de um sistema-dispositivo médico. Será que um médico do século XXI é de fato melhor do que os do século XIX? Ou, de certa forma, as tecnologias de diagnóstico não estão causando mais problemas do que solucionando-os?

Voltemos agora para a questão do transporte dos profissionais do século XIX para o século XXI. Agora consideremos os professores e professoras. Segundo a história de ficção científica, um professor do século XIX daria aula tranquilamente no século XXI. Isso pode ser uma verdade se ignorarmos o recorte de classe e nos esquecermos das escolas particulares das classes média-alta e alta (classes A e B). Segundo reportagem da *Revista Forbes*[545], de outubro de 2023, na escola mais cara, Avenues, em São Paulo, a matrícula custa 28 mil reais e a mensalidade (do ensino fundamental ao médio), 14,35 mil reais. A segunda mais cara, também em São Paulo, Graded, as mensalidades custam entre 10 e 13 mil reais. A terceira mais cara, a escola britânica St. Paul's School, as mensalidades são um pouco "mais acessíveis", entre 9,5 e 12,1 mil reais.

Façamos um cálculo rápido: considerando que do ensino fundamental ao médio os alunos perfazem 12 anos, naquelas escolas, uma família investiria cerca de 2 milhões de reais somente em educação para cada filho.

Certamente poucos professores do século XXI mesmo teriam condições de lecionar nestas instituições. Aproveitando estes dados, há paralelos também assustadores entre educação e saúde no que diz respeito aos dois lados do abismo social em que vivemos: há consultas médicas cujos preços (ou valores?) chegam próximos ao do salário-mínimo brasileiro e outras que o superam. O que justificaria estes preços? Uma forma de responder a esta pergunta seria com outra pergunta, porque essa é provavelmente efeito desta: por que aqueles que pagam se dispõem a pagar aqueles preços? As respostas seriam iguais em relação às escolas?

Se um professor do século XIX cair numa sala de aula de uma escola pública do Brasil talvez não sinta tanta dificuldade, eu apenas não sei como ele gerenciaria a tão chamada "indisciplina" dos alunos, como ele lidaria com a quantidade de diagnósticos psiquiátricos dos alunos ou ainda com a quantidade de burocracias que se agregaram à docência, mas em relação às tecnologias, talvez não tivesse, de fato, tanta dificuldade. No entanto, se esse mesmo professor for colocado numa sala de aula dos *hoi prôtoi* modernos, talvez ele se perca, talvez tenha o mesmo assombro e dificuldade de um médico do século XIX entrando em uma sala de cirurgia do nosso século, ou ainda numa sala de exames diagnósticos de ressonância magnética, tomografia computadorizada ou de ultrassonografia. Também acredito que um professor do século XIX tenha a mesma dificuldade que um professor de escola pública do século XXI ao entrar numa sala de aula repleta das novas tecnologias daquelas escolas caríssimas, que eu tampouco consigo imaginar quais e como sejam. Assim, o que emerge nessa história de ficção científica é a tecnologia atravessada

---

[545] QUANTO custará estudar em 29 das escolas mais caras do Brasil em 2024. **Forbes** [on-line], 24 de novembro de 2023. Disponível em: https://forbes.com.br/forbes-money/2023/11/quanto-custara-estudar-em-29-das--escolas-mais-caras-do-brasil-em-2024. Acesso em: jul. 2024.

pela gigantesca inequidade social e econômica. Embora já tenha dito que o eucorpo é a primeira biotecnologia produzida, não investi tempo em discutir a tecnologia. Talvez tenha chegado o momento.

Há dois textos do Foucault denominados "O que são as luzes?", alocados em dois volumes diferentes dos *Ditos e Escritos* (no III e no VII). Sabemos que o *Ditos e Escritos*, assim como a *Microfísica do poder*, são trechos de cursos ou entrevistas reunidos com algum critério, muitas vezes desconhecido — pelo menos na versão brasileira. Esses dois textos nitidamente se relacionam com o texto de Kant sobre o que é o esclarecimento (*Aufklärung*). O texto de Foucault alocado no volume III é mais interessante para este momento porque discute mais profundamente o texto de Kant. Foucault reconhece a dificuldade do texto, sobretudo pela ambiguidade que por vezes Kant apresenta.

Kant, como todos sabem, está discorrendo sobre, à época dele, a humanidade viver um momento de esclarecimento, um processo, implicando que a humanidade não seria esclarecida porque vivia ainda na menoridade. Uma das causas de menoridade seria a falta de coragem e a preguiça de fazer uso do próprio entendimento sem a direção de outrem. Esse entendimento seria algo entre o uso privado e o uso público da razão, mas também entre a vontade e a autoridade, com efeito, entre a liberdade e a obediência. É nesse imbróglio que Foucault considera a ambiguidade do texto, porque implica que as condições para que o sujeito saia da sua menoridade são simultaneamente espirituais e institucionais, da mesma forma que são éticas e políticas. Ora, parece não haver conciliação entre uso público e uso privado da razão, finaliza Kant: "raciocinai tanto quando quiserdes e sobre qualquer coisa que quiserdes; apenas obedecei!"[546]. Raciocinar é de certa forma oposto de obedecer. No entanto, o que Foucault apresenta como possibilidade de leitura para o texto de Kant é a noção de coletivo e, dessa forma, apenas coletivamente sairíamos finalmente da menoridade, como atitude política. Do final do século XVIII até hoje mantemo-nos, portanto, na menoridade, uma vez que não aprendemos a viver coletivamente e estamos cada vez mais individualizados. Mas o outro texto, o do volume VII do *Ditos e Escritos*, lido isoladamente, pode dar uma ideia falsa. Esse texto faz parte do penúltimo curso de Foucault — *O governo de si e dos outros* —, em que aparece a *parresía*, que ele

---

[546] KANT, I. Resposta à pergunta: Que é o "esclarecimento"? (*Aufklärung*). **Textos seletos.** Petrópolis: Ed. Vozes, 4. ed, 2010, p. 71.

continua no seu último — *A coragem da verdade* —, pouco antes de sua morte, em 1984. Está aí na *parresía* o dizer-a-verdade. Foucault destaca dois sentidos de *parresía* para os gregos antigos: um uso como dizer tudo sem dissimulação e com coragem e outro com valor pejorativo, como dizer qualquer coisa que se passe pela cabeça. Se pensarmos na parresía atualmente, me parece que os dois sentidos se sobrepuseram, sobretudo pela disseminação e "democratização" do acesso à internet e, nela, às redes sociais. Podemos falar de *parresía* digital, que, na sociedade dita da informação e do conhecimento, encontramos muito mais desinformação do que informação e muito menos ainda conhecimento.

Mas esses textos nada têm a ver com tecnologia. É Yuk Hui[547], um filósofo chinês, que extrai (ou relaciona) a tecnologia dos (aos) textos de Kant, na verdade, ele está buscando as bases da discussão no Iluminismo. De acordo com Hui (apoiando-se em Hannah Arendt), o Iluminismo inaugura o uso público da razão individual, que envolvia o uso de tecnologias de impressão. Volto a reforçar que o cogito cartesiano não serve, o que implica o uso da razão é o "enuncio, logo existo". E aí voltamos a Foucault, o que determina enunciar a verdade? As relações entre saber, poder e os modos de constituição do sujeito por suas práticas de si. Mesmo para Kant, a verdade era diferente em seu uso público e em seu uso privado.

Entre as diversas discussões que Yuk Hui faz, uma se destaca e permite pensarmos as tecnologias, concordando com ele para depois me desviar um pouco. Distancio-me dele quando ele atribui à cibernética um surgimento mais recente, ele diz "a cibernética como pensamento reflexivo universal tomou o lugar que até então sempre fora desempenhado pela filosofia"[548]. O que tentei demonstrar ao longo de toda a discussão foi o pensamento cibernético como propulsor (e talvez mesmo a condição de possibilidade) da racionalidade eucórpica. A premissa dele é de que, no senso comum, "máquina" e "ecologia" são termos incompatíveis e que acabam fundando também o que ele chama "dualismo da crítica" — e, ele destaca, não uma crítica dualista. Por um outro percurso argumentativo, ele caracteriza tanto máquinas quanto ambiente (mas não ecologia) a partir da noção de cibernética. Se ele tivesse associado à discussão a Fisiologia e a Anatomia, veria que a cibernética começa justamente aí, de modo que é o eucorpo que inicia essa racionalidade cibernética. Nos trechos a seguir, ele tangencia o eucorpo:

---

[547] HUI, Y. **Tecnodiversidade**. São Paulo: Ubu Editora, 2020.

[548] *Ibidem*, p. 108.

> O autômato [a máquina] moderno existe no mesmo tipo de tempo bergsoniano como o organismo vivo; e, portanto, não há razão nas considerações de Bergson para o modo essencial de funcionamento do organismo vivo não seja o mesmo que do autônomo deste tipo"[549]. [...] Todas as máquinas modernas são máquinas cibernéticas: elas empregam uma causalidade circular como princípio operacional. Nesse sentido, uma máquina cibernética não é mais apenas mecanicista, mas também assimila alguns componentes dos organismos[550].

Essa discussão apresenta o eucorpo como essa conexão e não como o rompimento do dualismo, mas eliminação de um dos lados do chamado dualismo. Por exemplo, a mente não se separa do corpo, a mente é corpo; o espírito é corpo; a consciência é corpo. A questão é que, segundo a racionalidade eucórpica, processamos o mundo como corpo a partir de uma racionalidade, Maturana[551] discute o enunciado clichê de que humanos se diferenciam dos animais por serem racionais. Ele apresenta essa ideia como os antolhos que são colocados nos cavalos, restringem a visão para evitarem-se problemas. É justamente a emoção que governa nossa racionalidade, algo meio à Hume, quem inclusive retirou os antolhos de Kant.

Por outro lado, o tempo bergsoniano de que fala Hui é um tempo não mecânico, já na introdução de *A evolução criadora*, Bergson[552] questiona:

> [...] caberia ater-se à representação mecanicista que o entendimento sempre nos dará dela [da natureza da vida], representação necessariamente artificial e simbólica, uma vez que restringe a atividade total da vida à forma de uma atividade humana, a qual não é mais que uma manifestação parcial e local da vida, um efeito ou um resíduo da operação vital?[553].

Os dois tempos — da máquina e do ser vivo — só podem ser iguais se o ser vivo for o eucorpo. O tempo bergsoniano é muito menos *Chronos* do que *Kairós*, tanto a máquina quanto o eucorpo (por serem tecnologias) funcionam no tempo quantitativo de *Chronos*; segundo Bergson, o humano vive um tempo qualitativo, que ele chama "duração" [*durée*]. Esse tempo de *Chronos* talvez seja a primeira estratégia para aniquilar as iansanidades, que só podem existir num tempo de *Kairós*.

---

[549] WIENER, 2017, P. 67-68 *apud* HUI, 2020, p. 103.

[550] *Ibidem*, p. 104.

[551] MATURANA, H. **Cognição, ciência e vida cotidiana**. Belo Horizonte: Editora UFMG, 2001.

[552] BERGSON, H. **A evolução criadora**. 1 ed. São Paulo: Martins Fontes, 2005.

[553] *Ibidem*, p. 12.

> Se nossa existência fosse composta por estados separados cuja síntese tivesse de ser feita por um "eu" impassível, não haveria duração [tempo] para nós. Pois um eu que não muda, não dura, e um estado psicológico que permanece idêntico a si mesmo enquanto não é substituído pelo estado seguinte tampouco dura. Assim sendo, podemos alinhar à vontade esses estados uns ao lado dos outros sobre o "eu" que os sustenta, esses sólidos enfileirados no sólido nunca resultarão na duração que flui. A verdade é que obtemos assim uma imitação artificial da vida interior, um equivalente estático que se prestará melhor às exigências da lógica e da linguagem, justamente porque o tempo real terá sido dele eliminado. Mas, quanto à vida psicológica, tal como se desenrola por sob os símbolos que a recobrem, percebe-se sem dificuldade que o tempo é o tecido mesmo de que ela é feita[554].

Pensemos ainda no professor do século XIX caindo de paraquedas no século XXI. Talvez ele precisasse se juntar ao médico do século XIX para aprender com o médico do século XXI algumas coisas. Digo isso ironicamente. Há uma nova modalidade de "educação" que associa os dados da neurociência com a aprendizagem, na verdade, usa o funcionamento fisiológico do cérebro como referencial para pensar a aprendizagem: a Neuroeducação. Talvez não seja nada mais do que a racionalidade eucórpica colonizando outros terrenos. Some-se o fato de que a Neuroeducação também se utiliza das novas tecnologias digitais para propor soluções para a educação. Some-se a *parresía* digital como catalizador caótico de todo o processo.

Em uma busca na Biblioteca Digital Brasileira de Teses e Dissertações (BDTD), encontrei 23 produções (entre teses e dissertações) cujo tema era Neuroeducação. O trabalho mais antigo data de 2014, uma dissertação do Instituto de Medicina Social da Universidade do Estado do Rio de Janeiro (UREJ). Pode-se ler no resumo o seguinte:

> Em todo o mundo se multiplicam centros de pesquisa, conferências, cursos, projetos de extensão, livros e revistas focados na interseção entre Neurociências e Educação. Em comum, estas iniciativas compartilham da crença de que os achados neurocientíficos podem contribuir para o aperfeiçoamento do processo educacional. Isto ocorreria de duas maneiras: fornecendo uma melhor compreensão da maneira como as pessoas aprendem e com isso, colaborando com a

---

[554] *Ibidem*, p. 4.

> criação de políticas e práticas educacionais mais eficazes e; contribuindo com o entendimento das dificuldades ou transtornos de aprendizagem, de forma a fornecer subsídios para o desenvolvimento de abordagens e tratamentos mais efetivos para tais problemas. A neuroeducação, disciplina de interface entre os campos neurocientifico e educacional, compartilha dessa crença[555].

De início, se destaca o uso "crença" ao mesmo tempo que confere às Neurociências poder de produzir políticas públicas. Ao longo do trabalho, entendemos por que foi usado o termo "crença", o autor faz um recorte histórico de algumas pesquisas no campo das neurociências, apresentando — a meu ver (e talvez também do autor) — certas atrocidades que compuseram alguns dos conhecimentos da neurociência associados à educação, por exemplo, a diferenciação dos cérebros entre meninos e meninas e entre homens e mulheres, com efeito, também a explicação neuroendócrina da homossexualidade.

O autor chama cerebralismo uma concepção que associa a aprendizagem unicamente ao cérebro como objeto biológico, concepção essa ainda recorrente em pesquisas e sobretudo em aplicações da neurociência na educação. Um dos trabalhos citados por ele, por exemplo, entende a Neuroeducação como

> [...] uma tecnologia de ponta desenvolvida tanto para auxiliar pessoas com dificuldades de aprendizagem quanto para expandir capacidades específicas em pessoas com dificuldades [...] todas as pessoas poderiam ser 'neuroeducadas' por essa nova tecnologia[556].

"Neuroeducadas" poderia ser o novo "disciplinadas", muito semelhante ao que discuti no capítulo 1 sobre a concepção da psiquiatria de Meynert (no final do século XIX) de predizer matematicamente o comportamento e as ações humanas, mais do que prever, é possível também alterar.

O trabalho apresenta um documento interessante, um conjunto de três consultas jurídicas a três conselhos regionais profissionais (de Medicina, de Psicologia e de Fonoaudiologia) questionando se a Neuroeducação é uma especialidade ou um ato restrito a algum profissional. A diretora do Instituto de Pesquisas em Neuroeducação, Susan Zimog Leibig, contratou

---

[555] LISBOA, F. S. **"O cérebro vai à escola":** um estudo sobre a aproximação entre Neurociências e Educação no Brasil. 2014. Dissertação (Mestrado em Saúde Coletiva) – Ciências Humanas e Saúde. Universidade do Estado do Rio de Janeiro, 2014.

[556] *Ibidem*, p. 98.

um escritório de advocacia para fazer a consulta, intitulada "Consulta formal sobre a atividade de Neuroeducação". Cada um dos três conselhos recebeu um documento com o mesmo texto:

> Na qualidade de advogado, fui contrato para prestar consultoria em favor de "Instituto de Pesquisas em Neuroeducação Editora Ltda", consistente na elaboração de um parecer sobre a atividade de **neuroeducação** no país. Esse parecer tem como objetivo esclarecer se a neuroeducação pode ou não ser exercida como atividade profissional, bem como, se existe alguma espécie de impedimento legal ao exercício como profissão autônoma remunerada. [...] vejo por bem formular uma consulta formal a esse respeitável Conselho Regional, para saber se, de parte desse órgão autárquico, existe algum óbice ou objeção legal ao exercício da neuroeducação como profissão autônoma por quem não seja [médico, ou psicólogo, ou fonoaudiólogo][557].

A consulta segue com três perguntas sobre a atuação do então profissional da Neuroeducação: se pode ser exercida por alguém que não seja inscrita no Conselho profissional; se invade o espaço de competência exclusiva do profissional ou da profissão; e se o Conselho possui algum impedimento do exercício da Neuroeducação por outro profissional.

Dos três Conselhos, o único que defendeu a Neuroeducação como ato privativo foi o de Fonoaudiologia. O escritório de advocacia rebate o Conselho Regional de Fonoaudiologia, mas o que emerge como acontecimento é a disputa pela Neuroeducação. A tese apresenta a dificuldade de conceituação, de definição dos elementos e das competências que impliriam a profissão de neuroeducador. Na tese, encontramos a afirmação de que não há um curso de graduação em Neurociências, que seria algo como pós-graduação e associaria ao conhecimento obtido na graduação, a Neuroeducação seria uma intersecção das Neurociências com a Psicologia e com a Pedagogia.

Como o trabalho é de 2014, naquele momento não havia ainda mesmo graduação, atualmente duas universidades possuem um bacharelado em Neurociências, a PUC-Rio e a UFABC. Uma análise rápida das matrizes curriculares dos dois cursos mostra que o currículo da UFABC é muito mais eucórpico do que da PUC-Rio; no segundo, há muito mais disciplinas de Humanas e de Linguística, não há Anatomia nem Fisiolo-

---

[557] Ver documento em: http://www.neuroeducacao.com.br/arquivos/parecer_juridico_neuroeducacao.pdf. Acesso em: jul. 2024.

gia. Os dois currículos são imensamente diferentes. Nenhum dos dois permitiria ao profissional formado atuar em Neuroeducação, embora o da PUC-Rio esteja um pouco mais próximo.

Isso tudo permite dizer que há uma dificuldade gigantesca em definir e delimitar as Neurociências, o que torna ainda mais difícil delimitar a Neuroeducação. O que se vê é que tanto as Neurociências quanto a Neuroeducação são áreas (se podemos dizer assim) que se encontram em disputas, em definições, em delimitações.

Outro trabalho, entre os 23 encontrados na BDTD, é uma tese defendida no Programa de Pós-Graduação em Educação da Unesp de Presidente Prudente. Essa tese vai ao encontro do que discuti anteriormente: passamos de uma governamentalidade dos experimentos socioanatômicos, no final do século XIX, para experimentos sociofisiológicos, no século XX, e agora, no século XXI, para experimentos sociopsíquicos, sempre movidos pela racionalidade eucórpica. Segundo o autor, em seu resumo: o cérebro, como entidade biológica,

> [...] tornou-se uma espécie de "ator social", um ponto de referência para os processos de subjetivação e condução da vida, seu funcionamento é correlacionado a praticamente todos os aspectos humanos: moral, inteligência, humor, desempenho, eficiência, educação, entre outros[558].

As tecnologias de que fala são: neuroaprimoramento farmacológico (o que na leitura deste trabalho se localiza tanto na manutenção da oicorporiedade quanto na produção de superoicorpos), na neuroascese (aquele conjunto de técnicas motivacionais da chamada autoajuda — no meio desse complexo, encontramos um braço da *parresía* digital aqui!) e na neuroeducação (que tampouco se sabe o que é).

Nessa lógica, a Neuroeducação passa a ser uma tecnologia. O conjunto de técnicas neurocientíficas passa a sustentar e apoiar a concepção de que as bases neurais e moleculares oferecem mais cientificidade à pesquisa educacional e, com efeito, garantiriam o sucesso das práticas pedagógicas e educativas[559] — muito semelhante ao que a Psicologia enfrentou na passagem do século XIX para o XX. Agora é a Pedagogia que precisa pautar sua epistemologia em dados biológicos para que seja

---

[558] SILVA, A. L. **A biopolítica no "século" do cérebro:** educação, aprimoramento cognitivo e produção de capital humano. 2019. Tese (Doutorado em Educação). Faculdade de Ciências e Tecnologia – Universidade Estadual Paulista, 2019, p. 10.

[559] *Idem.*

científica — "cansamos" de Vygotsky, Piaget e Freire, precisamos verificar e "comprovar" ou "demolir" suas teorias a partir do conhecimento das Neurociências. O autor retrata esse processo como uma turbinagem da competência-máquina do sujeito, formar capital humano, em outras palavras, manter sua oicorporiedade dentro do pacto oicórpico — o que, contrariando Hui, não desfaz o dualismo homem-máquina, mas elimina um dos lados ou torna um deles subsumido no outro pela via neurocibernética, ou seja,

> [...] por uma ótica que pretende ser científica, os neurossaberes contemporâneos dedicam-se também, alinhando-se ao discurso educacional, a capturar, triar e intervir na estrutura somática/cerebral dos indivíduos, propondo corrigir, melhorar, transformar e conservar suas capacidades e aptidões [...] a máquina humana já não é mais um *hardware* disciplinável, mas um *software* manipulável, modelável e remodelável[560].

As concepções meynertianas parecem cada vez mais presentes e praticáveis.

Retomemos o enunciado de Kant: como raciocinar sendo obediente, ou como ser obediente raciocinando? Como usar nosso entendimento se ele já se tornou um complexo neuroquímico ajustável? Brinco com a fala de Kant dita nos dias de hoje, neste contexto de que falo, e ela fará certo sentido: como raciocinar sendo neuro-obediente, ou como ser obediente neuro-raciocinando? Kant também nos alertou de que "se tenho um livro que faz as vezes de meu entendimento, um diretor espiritual que por mim tem consciência, um médico que por mim decide a respeito de minha dieta etc., então não preciso de esforçar-me eu mesmo"[561], e eram essas condições que tornavam os sujeitos na menoridade por impedi-los de ter coragem de agirem pelo próprio entendimento. Kant não conhecia o processo de medicalização, não conhecia a cibernética, tampouco as neurociências, nada disso era conhecimento do seu século. Atualmente, parafraseando Silva, os fármacos são mais do que tecnologias de potencialização da capacidade produtiva, são dispositivos de obediência bioquímica; os oicorpos, para se manterem na oicorporiedade, tornam-se fármaco-ciborgues; mantemo-nos na menoridade porque também, além de relegarmos nosso entendimento a outrem (por exemplo à parresía digital ou ainda à

---

[560] SILVA, 2019, p. 124-5.

[561] KANT, 2010, p. 64.

neuroparresía), também submetemos nosso entendimento aos fármacos, para que proporcionem nosso desempenho. As tecnologias se transformaram na ou tomaram o lugar também da razão. Nosso entendimento é agora neuroentendimento!

Talvez Simondon[562] consiga nos dizer por que nos mantemos na menoridade, agora inseridos no contexto das tecnologias digitais: não há oposição entre humano e máquina, há desconhecimento da máquina, não é a máquina que causa alienação, mas sim o desconhecimento de sua natureza e de sua essência; a questão está na ausência de significações: torna-se apenas uso e função útil,

> [...] procura construir a máquina de pensar, sonha poder construir a máquina de querer, a máquina de viver, para permanecer atrás dela sem angústia, livre de todo perigo, isento de qualquer sentimento de fraqueza, triunfando indiretamente através daquilo que inventou. Transformada pela invenção nesse duplo do homem que é o robô desprovido de interioridade, a máquina representa um ser mítico e imaginário[563].

Estamos delegando nosso entendimento aos objetos técnicos?

Voltemos a Hui e incluamos aqui a Ecologia. Sem se dar conta, o autor considera a Fisiologia e a Anatomia, mas apenas implicitamente, pois ele está mais voltado à anatomofisiologia das máquinas e dos objetos técnicos do que dos corpos. Não sem coincidência, as metáforas que usa evocam a Bioquímica e a Biofísica.

Ele apresenta uma noção interessantíssima que, segundo ele, rompe com o dualismo máquina-homem, mas que, a meu ver, aprisiona uma das possibilidades, a sutura empírico-metafísica também se encontra firme aqui. Diz ele:

> [...] em vez de vermos a tecnologia como um dos resultados da determinação causada pelo ambiente geográfico ou de pensarmos que a tecnologia destrói o ambiente natural, devemos considerar como o complexo tecnologia-ambiente constitui sua gênese e autonomia, e como essa gênese pode ser repensada ou reposicionada em uma realidade cósmica que é própria ao ambiente[564].

---

[562] SIMONDON, G. **Do modo de existência dos objetos técnicos.** Rio de Janeiro: Contraponto Editora, 2020 [1958].

[563] *Ibidem*, p. 44.

[564] Hui, 2020, p. 111.

Ele apresenta a ideia de ambiente técnico emprestada do paleoantropólogo André Leroi-Gourhan, o ambiente técnico (ou a tecnologia) age como uma membrana entre o ambiente interno e o externo. O primeiro é uma espécie de "tradição mental" instável e dinâmica; o segundo, constituído pelo clima, pelos recursos naturais e pela influência entre os grupos. Membrana evoca a célula como metáfora orgânica e que compõe três constituintes: "o ambiente interno e o externo formam uma relação recíproca sob a mediação do ambiente técnico" (a membrana)[565]. Ora, se é a membrana quem delimita e define a célula, e se somos o ambiente interno, somos, portanto, delimitados e definidos pela tecnologia. A membrana de Leroi-Gurhan só deve fazer osmose, ou ela também teria propriedade de selecionar como as membranas biológicas e executar um transporte ativo, retirando excessos de um dos lados? Lembremos também que a célula animal em meio hipotônico estoura!

Ele segue nesse sentido para propor uma "ecologia das máquinas", considerando que "não estamos opondo máquina e ecologia, como se as máquinas fossem aquelas coisas que só servem para violentar a Mãe Natureza e violar a harmonia entre o ser humano e a natureza"[566]. "Ecologia das máquinas" somente teria caráter pejorativo ou irônico para mim. Há, por exemplo, novas expressões que compõem um discurso nas empresas: ecossistema empresarial, ecossistema de inovação, que nada mais são do que apropriar-se do "discurso ecológico", como filho adotivo negligenciado, para colocá-lo exatamente onde ele nasce, na economia, filha do *oikos*.

O filme experimental[567] dirigido por Godgrey Reggio, chamado *Koyaanisqatsi: Life out of balance*, de 1982, composto por imagens e som apenas, apresenta algumas sequências de imagens que, para mim, resumem um pouco a ideia de membrana e de "ecologia de máquinas" — propõe uma integração desequilibrada entre natureza, tecnologia e humanidade — numa concepção diferente de Yuk Hui. Talvez o problema resida no fato de o humano, como discute Simondon, tomar o lugar da máquina (e ela o dele), porque exerce a função de uma máquina, de portador de ferramentas.

O início do filme, em uma imagem que simula a acepção da palavra no dicionário, define *Koyaanisqatsi* como: (from the Hopi language) n. 1. crazy life. 2. life in turmoil. 3. life out of balance. 4. life disintegrating. 5.

---

[565] *Ibidem*, p. 112.

[566] *Ibidem*, p. 122.

[567] KOYAANISQATSI: Life out of balance. Direção e produção: Godfrey Reggio. EUA: Island Alive, 1982, Youtube. Disponível em https://www.youtube.com/watch?v=v6-K-arVl-U. Acesso em: jul. 2014.

a state of life that calls for another way of living. (a partir da língua Hopi, uma língua indígena estadunidense) n. 1. Vida louca. 2. Vida tumultuada. 3. Vida fora de equilíbrio. 4. Vida se desintegrando. 5. Um estado de vida que clama por outra forma de viver. Separo uma sequência de imagens para a discussão.

Figura 4.1 – Sequência de imagens retiradas do filme *Koyaanisqatsi* evidenciando a semelhança visual entre as cidades e os dispositivos eletrônicos

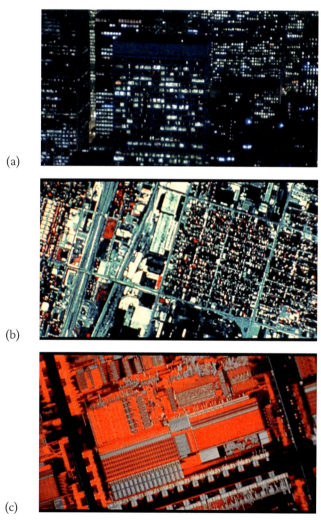

(a)

(b)

(c)

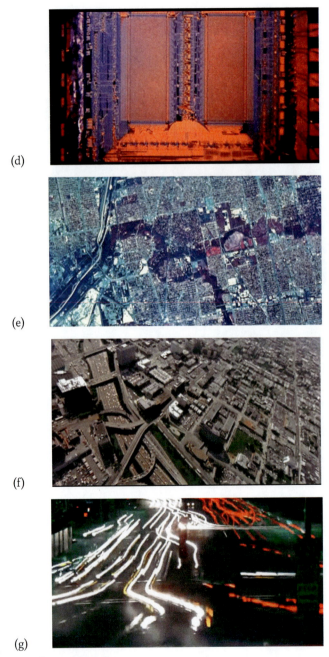

(d)

(e)

(f)

(g)

Fonte: Koyaanisqatsi (1982)

SOBRE A EFICIÊNCIA ECONÔMICA E SEXUAL DOS CORPOS: CRÍTICA DA RAZÃO EUCÓRPICA

A sequência mostra a impressionante semelhança entre o cenário das cidades e as imagens de dispositivos eletrônicos: a cidade é semelhante a um dispositivo eletrônico ou o dispositivo eletrônico é semelhante às cidades? As cidades se transformaram em dispositivos eletrônicos ou os dispositivos eletrônicos se transformaram em cidades? Qual é o meio interno e qual o meio externo? O que é natureza? A relação estabelecida no filme descreve melhor a ideia de "ecologia das máquinas" dentro da genealogia que apresentei neste trabalho (retomo mais a seguir). Yuk Hui propõe o termo tecnodiversidade a partir do conceito de biodiversidade, por uma visão romantizada da Ecologia, mas o que o filme revela é uma "monocultura de tecnologias". Obviamente, Yuk Hui está tentando olhar para o mundo além do Ocidente e o filme faz uma crítica ao Ocidente. Evidentemente também que 40 anos depois do filme, temos um conjunto de tecnologias diferentes de 1982. O terceiro filme[568] da trilogia *Qatsi*, intitulado *Naqoyqatsi: Life as War*, de 2002, (*Vida como guerra*), segue explorando temas como a transformação da natureza pela tecnologia e acrescenta a dependência das sociedades modernas em relação às mídias digitais e, com efeito, a desumanização resultante do avanço tecnológico e a crescente artificialidade da vida contemporânea. A figura humana que aparece nos filmes tem, dentro da genealogia proposta neste trabalho, a imagem de oicorpos performando o pacto oicórpico, eles fazem parte da engrenagem mecânica — e quase cibernética — que articula natureza, tecnologia, humanidade, onde não se distinguem meios interno e externo, tampouco membranas, e embora o tempo nos filmes seja disruptivo, é mais mecânico do que bergsoniano.

## 4.2 Seria possível uma semiologia iansânica?

O estudo genealógico desta pesquisa permitiu assumir que a noção de *oikos* grego antigo passou a reverberar de uma forma intensa no pensamento do século XIX. Não que a apropriação do *oikos* pela Biologia (na palavra ecologia) tenha desencadeado como ocorrência a instituição da razão eucórpica, mas refletiu a possibilidade e a necessidade de um discurso que pudesse estabelecer o pacto social de forma a representar os interesses burgueses que nasciam da Revolução Francesa. O nascimento da Ecologia por meio do *oikos* permitiu a subversão da economia como local

---

[568] NAQOYQATSI: Life as war. Direção: Godfrey Reisz. Produção: Lawrence Reitman. Estados Unidos: Miramax Films, 2002. DVD (89 min.).

da dominação e a expansão do *oikos* como casa (espaço privado) para a propriedade privada, que assume o lugar da dominação, deslocando, com efeito, a casa para a esfera do íntimo. A família ganha contornos burgueses de local de controle das emoções assépticas e higienizadas. O corpo se constrói dentro das famílias reforçado pelas pesquisas fisiológicas, que, além de determinar o certo e o errado via normal (o corpo "verdadeiro" ou *eucorpo*) e patológico, também resolve a lacuna deixada por Darwin sobre a evolução das espécies, colocando o humano como o nível máximo de progresso, diferenciando os civilizados dos bárbaros e selvagens — o que Foucault chamou de "zoologia das subespécies sociais" —, que, ao mesmo tempo, justificava cientificamente a escravização indígena e africana e a luta de todos contra todos via seleção natural. Está, assim, estabelecido sub-repticiamente o pacto *oicórpico*. Os indivíduos ficam sujeitos ao pacto, seus corpos se tornam máquinas por meio das quais as "necessidades" de um grupo são atendidas às expensas do labor e do trabalho de outras. Criam-se os *oicorpos*, indivíduos cujos corpos são constantemente disciplinados de modo a reduzir sua vontade de potência a um maquinário humano com controlada energia subjetiva, reduzido capital subjetivo, que, em vez de criar, produzir e executar ações, passa a reproduzir comportamentos adequados ao sistema *oicórpico*. Enquanto as instituições disciplinares de primeira ordem (escolas, quartéis, fábricas) instituem e inculcam o pacto, as de segunda ordem — o sistema jurídico, que produz *aneucorpos*, e o sistema médico, que produz *superoicorpos* — avaliam e "curam" os não adequados (que não performam sua *oicorporiedade*).

As *iansanidade*s são movidas pela vontade de potência tanto de fugir da *oicorporidade* quanto de romper com o pacto. No entanto, como efeito colateral, a fuga da *oicorporidade* implicaria assumir um *éthos* eucórpico, que desvincularia os sujeitos da condição de necessidade imposta pela *oicorporidade*. Parecem existir minimamente três formas de desvinculação da *oicorporidade* — que, pela relação semiológica, está associada à condição de não civilizado, portanto, de selvagem e bárbaro, com efeito, à de pobreza, miséria, falta de condições. São elas: pela representação do próprio corpo como *eucorpo* (que desvincularia os corpos imaginária e fenotipicamente dos oicorpos); pela representação e ostentação de bens materiais (que desvincularia seu *oicorpo* da condição de necessidade); e pela intelectualidade (que, na base da noção de *oikos*, tinha o *lócus* na *pólis*, no sentimento de contemplação).

A internet e as redes sociais elevaram essa condição à enésima potência, criando os avatares, que assumem o *éthos* eucórpico e propagam discursos de si próprio (a encenação de si): os sujeitos criam as personagens por meio das quais querem ser reconhecidos, criam suas próprias molduras e enquadramentos, produzem uma inteligibilidade dentro de uma narrativa em que se transformam em simulacros de si. No entanto, essas condições não rompem com o pacto, mas o intensificam pela capacidade de produzir e intensificar a diferença como distinção e desigualdade: a pretensa não oicorporiedade alimenta a eucorporiedade da mesma forma que a impossibilidade de eucorporiedade reforça a oicorporiedade. Romper com o pacto significaria a destruição e superação (por meio das *iansanidade*s) da noção de *oikos*, que prega a individualização, a dominação e a produção da desigualdade, sobretudo por meios violentos. O *subjetivicídio* é, nesse caso, mais do que o extermínio de subjetividades, é a interdição da polifonia, é a construção de subjetividades compulsórias, que devem ser ajustadas e adequadas ao jogo social que o pacto *oicórpico* demanda; o *éthos* assume o "controle" das subjetividades.

Poucos talvez confessariam em "sã consciência" numa tarde de qualquer dia da semana em meio a atividades de trabalho ou cotidianas que se sentiriam felizes tocando, sentindo o cheiro e o sabor dos diversos fluidos e secreções humanas como saliva, suor, lubrificação vaginal, lubrificação peniana, porra, umidade anal e tantas outras, no entanto, durante o sexo essas mesmas condições são, na maioria das vezes, agradáveis e excitantes, talvez estimulem muitas das *iansanidade*s reprimidas, ressentidas ou recalcadas que interditam a possibilidade de ações desenfreadas em sentir o próprio corpo, em ter a consciência inconsciente dele. Pergunto: seria possível, concebível e plausível a produção de um experimento que avalie e analise fluidamente todas as variações fisiológicas, anatômicas, filosóficas, religiosas, psicológicas envolvidas nas transformações que nem supomos existir no ato de se excitar e fazer amor e/ou sexo (amorais/imorais)? É talvez, no sexo e no amor (e por isso tão perseguidos) que o corpo seja corpo sem utopias (ou a busca da eucorporiedade), sem fisiologias, sem anatomias, sem economias, que o corpo se desfaça de suas camisas-de-força — o que Foucault escreveu poeticamente e que considero a essência [poética] da *iansanidade* [ou da vida]:

> Seria talvez necessário dizer que fazer amor é sentir o corpo refluir sobre si, é existir, enfim, fora da utopia, com toda densidade, entre as mãos do outro. Sob os dedos do outro

> que nos percorrem, todas as partes invisíveis do nosso corpo põem-se a existir, com os lábios do outro os nossos se tornam sensíveis, diante de seus olhos semicerrados, nosso rosto adquire uma certeza, existe um olhar, enfim, para ver nossas pálpebras fechadas. O amor, também ele, como o espelho e como a morte, sereniza a utopia de nosso corpo, silencia-a, acalma-a, fecha-a como se numa caixa, tranca-a e a sela. É por isso que ele é parente tão próximo da ilusão do espelho e da ameaça de morte; e se, apesar dessas duas figuras perigosas que o cercam, amamos tanto fazer amor, é porque no amor o corpo está aqui[569].

A condição humana não se apreende experimentalmente, é *iansanicamente* além da materialidade mecânico-cibernética construída pela Razão Eucórpica, a qual só podemos apreender sentindo, vivendo, dizendo, porque flui no tempo bergsoniano. Não importam quantos microgramas de hormônios são produzidos e quais seus efeitos, quais circuitos neurológicos são ativados, que memórias são ativadas pela amídala e pelo hipotálamo, quais as consequências. São apenas palavras e hipostasias.

O que a genealogia aqui apresentada revela é que não aprendemos a lidar com a dificuldade de relacionar nossos corpos entre o mundo desencantado pela ciência tecnopanótica e um encantamento que precisaria ser *iansanicamente* reinventado. Tornamo-nos superoicorpos menos por disfunções anatomofisiológicas do que pelo aprisionamento e contenção das iansanidades. Essas foram, ao longo do século XVIII e sobretudo do XIX, solapadas e subsumidas em uma engrenagem mecânica; os corpos tornaram-se máquinas e perderam seus espíritos, suas vontades, suas consciências, com efeito, seus desejos como uma espécie de energia libidinal (não somente erótico-sexual, mas também erótica e sexual) foram contidos às custas de uma eficiência econômica e sexual, tornamo-nos recursos humanos — a maioria menos humanos do que oicórpicos, alguns mais animais oicórpicos. Em outras palavras, os corpos tornaram-se propriedades privadas não de um *oikos* como *oikía* (casa/família), mas de um grande *oikos* em que se tornou a sociedade ou os Estados-nação. A *oikía* foi deslocada para a propriedade privada, que, de certa forma, como na *pólis* antiga, determina quem "governa" os outros, quem tem o poder da economia (*oikonomikón*). A economia política é nada mais do que a economia doméstica, apenas o *oikos* que se expandiu.

---

[569] FOUCAULT, M. **O corpo utópico, as heterotopias / Le corps utopique, les hétérotopies**. São Paulo: n-1 Edições, 2013, p. 16.

O "uso dos corpos" defendido pela Anatomia e pela Fisiologia dos séculos XVIII e XIX transformou-se em controle e vigilância dos corpos, sobretudo o "uso do sangue" foi o elemento que ganhou contornos mais controladores e vigilantes associado a um maquinário diagnóstico panótico. A órtese médico-diagnóstica transformou-se em prótese, cujo fetiche de ubiquidade invadiu microscopicamente os corpos e revelou uma realidade monstruosamente perfeita cuja estabilidade é mantida por inúmeros mecanismos cibernéticos moleculares, bioquímicos, celulares, fisiológicos — mas que nenhum deles considera as diversas propriedades iansânicas. As iansanidades foram paulatinamente transformadas em abjeções, o corpo se tornou um aparelho hermeticamente fechado.

Afinal, seria possível uma semiologia iansânica? Ou seja, seria possível uma forma de enxergar a realidade — de se apropriar de uma quantidade de realidade — e, com efeito, olhar as corporiedades a partir de uma perspectiva não eucórpica? Quando Butler olha para os corpos em aliança/em assembleia e nela encontra o corpo como *limiar* e não uma *unidade* (na teoria, hermeticamente eucórpico, mas na prática, eficientemente oicórpico), abre caminho para uma perspectiva iansânica. Uma possibilidade de resposta é que esta semiologia precisaria ser primeiro hermenêutica.

O conjunto teórico produzido neste trabalho permite contemplar o conflito oicorpo-eucorpo como uma estratégia intelectual e cognitiva capaz de mobilizar as iansanidades. A eucorporiedade é fundante da oicorporiedade. Não pretendo dar uma resposta à pergunta deste capítulo; a genealogia aqui apresentada não se propõe a responder prescritivamente, propõe corroborar o conjunto de tantas outras genealogias e pesquisas ao fornecer um diagnóstico possível da realidade, um possível caminho para reflexão, para aberturas, para burilamentos.

Aproximações interessantes podem ser feitas com a Psicanálise. Nesse campo, que tem um amplo espectro de semiologias, destaca-se o sujeito menos visto a partir do referencial eucórpico. A tese de exercício recusada de Frantz Franon (*Peau noire, masques blancs* — *Pele negra, máscaras brancas*) é um exemplo de semiologia iansânica porque critica justamente a visão eucorporificada e ocidentalizada do sujeito dentro da Psiquiatria; usa-se o próprio discurso eucórpico para criticá-lo em sua suposta universalidade. Sua tese precisou ser "medicalizada" com doses alopáticas de positivismo, mecanicismo e disciplinamento e foi defendida com o título *Troubles mentaux et syndromes psychiatriques dans l'hérédo--dégénération spino-cérébelleuse. Un cas de maladie de Friedreich avec délire de possession* (em Lyon, 1951) (livre tradução minha: *Transtornos mentais e síndromes psiquiátricas na heredodegeneração cerebelo-espinhal. Um caso de doença de Friedreich com delírio de possessão*).

*Pele Negra, Máscaras Brancas* foi, posteriormente, publicada como livro; nele Fanon escreve na introdução: *il y a trop d'imbéciles sur cette terre* (*há muitos imbecis na Terra*) e continua:

> *Il y a trois ans que ce livre aurait dû être écrit... Mais alors les vérités nous brûlaient. Aujourd'hui elles peuvent être dites sans fièvre. Ces vérités-là n'ont pas besoin d'être jetées à la face des homes. Elles ne veulent pas enthousiasmer. Nous nous méfions de l'enthousiasme.*[570] [Este livro deveria ter sido escrito há três anos... Mas então as verdades nos queimavam. Hoje elas podem ser ditas sem excitação. Essas verdades não precisam ser jogadas na cara dos homens. Elas não pretendem entusiasmar. Nós desconfiamos do entusiasmo][571].

É contra as iansanoabjeções que Fanon se ressente. Não há como pensar as iansanidades sem ler Fanon, sem lançar um olhar iansânico sobre a Psiquiatria, sobre a Medicina, sobre a Biologia, sobre todo esse conhecimento biomédico eucorporificado.

Parece que nas psicanálises, do ponto de vista da crítica que propus neste trabalho, as iansanidades começam a emergir; há movimentos que desengrenam a maquinaria mecânico-cibernética do eucorpo em relação à *psiqué*. Acredito que o estudo genealógico dos corpos, incluindo as psicanálises, tem grande possibilidade de encontrar algum caminho em direção a conhecer um pouco mais das iansanidades. Embora ainda inserido na ordem do discurso eucórpica, Freud fez um primeiro movimento, que, mesmo dentro de um pensamento e lógica cibernéticos, rompeu com a necessidade anatômica das explicações fisiológicas — houve uma pequena trinca epistemológica na sutura empírico-metafísica.

Entre um movimento idiopático de pensamento (Figura 4.2a) e um movimento iansânico (4.2b), o primeiro, embora transite por outras semiologias, sempre retorna suas conclusões para o mesmo modelo semiológico de origem do pensamento, mantém a sutura empírico-metafísica firme; diferente do segundo, que expande suas concepções a partir de uma semiologia, e, dessa forma, seria mais provável que a sutura se

---

[570] Prefácio de *Pele negra*, escrito por Lewis R. Gordon, (Fanon, 2008, p. 13).

[571] Tradução de Renato da Silveira à edição brasileira de 2008, UFBA.

rompesse — digo romper e não desaparecer. Esse movimento idiopático foi apresentado pelas professoras ao longo das conversas do grupo focal, e, de certa forma, evidenciado nas respostas ao questionário online.

A despeito dos confrontos, a semiologia eucorporificada se mantém, embora com deslocamentos. Digo idiopático porque é um modelo apaixonado, ou seja, cuja paixão e apego a uma semiologia se mantêm; é o *éthos* eucórpico que condiciona a ética eucórpica, que também é estética: *a ética estética da substância*, ou, em termos mais nietzschianos: uma moral eucórpica — que julga, a partir desse *éthos*, tanto a ética quanto a estética. A estética aqui entendida também como o gênero, o sexo, a cor, os desejos, ou, em outras palavras, as iansanidades eclipsadas pela ética. Onde se veriam as iansanidades, veem-se (ou enunciam-se) gênero, sexo, cor, desejos, enfim, corpo.

Figura 4.2 – Modelos de pensamento: (a) idiopático; (b) iansânico

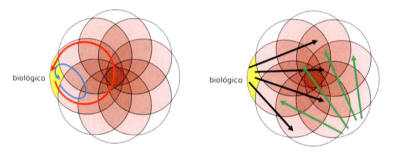

Fonte: Garcia-Severino (2022)

Não é necessário abandonar a semiologia, mas interseccioná-la, ampliá-la. O que este trabalho se propôs foi aplicar o modelo iansânico, ele é parte desse movimento sem fim.

Quando alunos e alunas não interseccionam o conhecimento, por exemplo, sobre a água da Química, da Biologia e da Geografia, está se desenvolvendo e reforçando um modelo idiopático de pensamento. Da mesma forma, quando o corpo discutido nas aulas de Biologia não se intersecciona com o da Filosofia, da Sociologia, da Antropologia, das Artes, está se desenvolvendo e reforçando um pensamento idiopático.

O pensamento idiopático implica certos discursos e, com efeito, certas práticas. Não pretendo apresentar uma proposta prescritiva ao finalizar este trabalho, mas compreender os mecanismos que nos tornam parte de uma engrenagem (ou superdispositivo) eucórpica. Tentei encontrar a *micromecânica do poder*, porque

> [...] os indivíduos não são detentores do poder, mas seus intermediários, a rede capilar por onde ele transita, é preciso recorrer às margens, às extremidades, onde o poder se consolida em técnicas e fornece instrumentos de intervenções materiais, eventualmente, até violentas[572].

Foucault também ensinou que

> Para resistir, é preciso que a resistência seja como o poder. Tão inventiva, tão móvel, tão produtiva quanto ele. Que, como ele, venha de "baixo" e se distribua estrategicamente [...] a partir do momento em que há uma relação de poder, há uma possibilidade de resistência. Jamais somos aprisionados pelo poder: podemos sempre modificar sua dominação em condições determinadas e segundo uma estratégia precisa[573].

Esta pesquisa consistiu-se em encontrar mais elementos dessa micromecânica, com efeito, em pensar possibilidades de resistência. O que conecta essas duas ações são as *iansanidades*: tanto pelo controle delas por meio do seu silenciamento discursivo quanto pela potencialidade como vontade de potência. Não são substâncias que podemos encontrar ao procurá-las, são relacionalidades, que, portanto, só podem ser apreendidas como efeito das práticas.

O que esta pesquisa fez foi colocar em relevo essas relacionalidades, que estão subsumidas no modelo anatomofisiológico de superfuncionamento eficiente econômica e sexualmente.

---

[572] FOUCAULT, 2005, p. 35.

[573] FOUCAULT, M. **História da sexualidade I:** a vontade de saber. 1 ed. São Paulo: Paz & Terra. 2014b, p. 360.

# REFERÊNCIAS

AFIFI, A. K.; BERGMAN, R. A. **Neuroanatomia funcional.** 2. ed. São Paulo: Editora Rocca, 2008.

AMERICAN ASSOCIATION FOR THE ADVANCEMENT OF SCIENCE. The Anatomy and Physiology of the Brain in Their Relation to Mental Disorders. **Science**, v. 5, n. 112, p. 258-260, 1885.

AMERICAN ASSOCIATION FOR THE ADVANCEMENT OF SCIENCE. Mental Science. The nature of muscular sensation. **Science,** v. 12, n. 284, p. 20-21, 1888.

AMERICAN PSYCHIATRIC ASSOCIATION. **Manual Diagnóstico e Estatístico de Transtornos Mentais (DMS-5).** 5. ed. Dados eletrônicos, Porto Alegre: Artmed, 2014, 948 p.

ARENDT, H. **A condição humana.** 10. ed. Rio de Janeiro: forense Universitária, 2007, 352 p.

ARENDT, H. **Origens do totalitarismo.** São Paulo: Editora Schwarcz, 2012, 825 p.

ASSIS, M. de. **O alienista.** Ministério da Cultura. Fundação Biblioteca Nacional. Departamento Nacional do Livro [1882].

AZEVEDO, R. G.; CIFALI, A. C. Política criminal e encarceramento no Brasil nos governos Lula e Dilma. Elementos para um balanço de uma experiência de governo pós-neoliberal. **Civitas**, Porto Alegre, v. 15, n. 1, p. 105-127, jan.-mar. 2015.

BACHELARD, G. **A formação do espírito científico.** Contribuições para uma psicanálise do conhecimento. 1 ed. Rio de Janeiro: Contraponto. 1996.

BAKER, H. A Letter from Mr. Henry Baker F. R. S, to the President, concerning Several Medical Experiments of Electricity. **Philosophical Transactions**, v. 45, p. 270-275, 1748.

BALESTERO, G. S.; GOMES, R. N. Violência de gênero: uma análise crítica da Dominação masculina. **Revista CEJ**, Brasília, Ano XIX, n. 66, p. 44-49, maio/ago. 2015.

BANTON, M. **Racial Theories:** Cambridge: Cambridge University Press, 1987.

BASTIDE, Roger. **O candomblé da Bahia:** rito Nagô. São Paulo: Companhia Editora Nacional (Brasiliana; v. 313), 1961, 370 p.

BATAILLE, G. **O erotismo.** Porto Alegre: L&P, 1987, 260 p.

BATAILLE, G. Hegel, a morte e o sacrifício. **Alea,** Rio de Janeiro, v. 15/2, p. 389-413, 2013.

BEEKS, R. **Etymological Dictionary of Greek.** Leiden: Brill, 2010, 885 p.

BEGON, M; TOWNSEND, C. R.; HARPER, J. L. **Ecology.** From Individuals to Ecosystems. 4 ed. Blackwell Publishing Ltd., 2006.

BEHE, M. **A caixa preta de Darwin.** O desafio da bioquímica à teoria da evolução. Rio de Janeiro: Jorge Zahar Ed., 1997, 300p.

BERGSON, H. **A evolução criadora.** Tradução de Bento Prado Neto. 1 ed. São Paulo: Martins Fontes, 2005.

BERNARD, C. **Introduction à l'étude de la medicine expérimentale.** Paris: J. B. Baillière et Fills, 1865.

BERNARDET, J-C. **O corpo crítico.** São Paulo: Cia das Letras, 2021.

BISHOP, J. On the Physiology of the Human Voice. **Philosophical Transactions,** v. 136, p. 551-571. 1846.

BOCK, A.; FURTADO, O.; TEIXEIRA, M. **Psicologias.** Uma introdução ao estudo de Psicologia. São Paulo: Saraiva, 1992.

BRASIL. Departamento Penitenciário Nacional. **Levantamento Nacional de Informações Penitenciárias, Infopen.** Brasília: Ministério da Justiça e Segurança Pública, 2014.

BRASIL. Secretaria Nacional de Juventude. **Mapa do encarceramento.** Os jovens do Brasil. Brasília: Presidência da República, 2015, 112 p.

BRASIL. Departamento Penitenciário Nacional. **Levantamento Nacional de Informações Penitenciárias, Infopen.** Brasília: Ministério da Justiça e Segurança Pública, 2017, 65 p.

BRISSON, L.; PRADEAU, J-F. **Dictionnaire Platon.** Paris: Ellipses Édition, 2007, 165 p.

BUCK-MORSS, S. Hegel e Haiti. **Novos Estudos,** 90, p. 130-171, 2011.

BUTLER, J. Vida precária. **Contemporânea,** n. 1, p. 13-33, jan-jun. 2011.

BUTLER, J. **Relatar a si mesmo. Crítica da violência ética.** 1 ed. São Paulo: Editora Autêntica, 2015a.

BUTLER, J. **Problemas de gênero:** feminismo e subversão da identidade. 8. ed. Rio de Janeiro: Editora Civilização Brasileira, 2015b, 287 p.

BUTLER, J. **Quadros de guerra.** Quando a vida é passível de luto? 1. ed. Rio de Janeiro: Civilização Brasileira, 2015c.

BUTLER, J. **A vida psíquica do poder.** Teorias da sujeição. Belo Horizonte: Editora Autêntica, 2017.

BUTLER, J. **Corpos em aliança e a política das ruas.** Notas para uma teoria performativa de assembleia. Tradução de Fernanda Siqueira Miguens. 4 ed. Rio de Janeiro: Civilização Brasileira, 2019.

BUTLER, J. **A força da não violência.** Um vínculo ético-político. 1 ed. São Paulo: Boitempo, 2021, 166p.

CANGUILHEM, G. **Ideologia e Racionalidade nas Ciências da Vida.** São Paulo: Martins Fontes, 1977.

CANGUILHEM. G. **O normal e o patológico.** 6. ed. Rio de Janeiro: Editora Forense Universitária, 2009, 154 p.

CAPILHEIRA, M. F.; SANTOS, I. S. Epidemiologia da solicitação de exame complementar em consultas médicas. **Rev. Saúde Pública,** v. 40, n. 2, 2006, p. 289-97.

CARPENTER, W. B. On the Mutual Relations of the Vital and Physical Forces, **Philosophical Transactions,** v. 140, p. 727-757, 1850.

CASSIRER, E. **Filosofía de las formas simbólicas.** v. I El linguaje. México: Fondo de Cultura Económica. 1971.

CATOIA, C. C. A produção discursiva do racismo. Da escravidão à criminologia positivista. **Dilemas:** Revista de Estudos de Conflito e Controle Social, Rio de Janeiro, v. 11, n. 2, p. 259-278, maio-ago., 2018.

CHAUVEAU, M. **The Hottentot Venus:** The objectification and commodification of a Khoisan woman at the crossroads of imperialism, popular culture and Science. Bachelor thesis, Liberal Arts and Sciences, Tilburg School of Humanities, Tilburg University, 2012.

CHIARELLO, M. Sobre o nascimento da ciência moderna: estudo iconográfico das lições de anatomia de Mondino a Vesalius. **Scientiæ Studia**, São Paulo, v. 9, n. 2, p. 291-317 2011.

COELHO, R. Lições de anatomia: do corpo eterno à eternidade do corpo. **ARS**, ano 18, n. 39, p. 75-103 2020.

COLLECTIONS DES UNIVERSITÉS DE FRANCE. **Platon, œvres complètes.** Tome XIV. Lexique de la langue philosophique et religieuse de Platon. Paris: Les Belles Lettres, 2003.

COURTINE, J-J. **Decifrar o corpo.** Pensar com Foucault. Petrópolis, RJ: Editora Vozes, 2013.

CUVIER, G. EXTRAIT D'OBSERVATIONS. Faites sur le Cadavre d'une Femme connue à Paris et à Londres sous le nom de Vénus Hottentotte. **Memoires du Muséum d'Histoire Naturelle.** Paris, Tomo terceiro, 1817, p. 259-274.

CUVIER, G. **Leçons sur l'anatomie comparée.** 2 ed. Paris: Crochard et C$^{ie}$, Libraries, 1835, 630p.

DARWIN, C. **A origem das espécies.** 3.ed. Belo Horizonte/Rio de Janeiro: Villa Rica Edições, 1994 [1859], 352 p.

DARWIN, C. **A expressão da emoção no homem e nos animais.** São Paulo: companhia das Letras, 2009 [18--], 339 p.

DAVIS, A. **Mulheres, raça, classe.** 1. ed. São Paulo: Boitempo. 2016, 244 p.

DESCARTES, R (1596-1650). **Discurso do método [1637] / Meditações [1641].** 2 ed. São Paulo: Martim Claret, 2018, p. 143.

DELEUZE, G. **Conversações (1972-1990).** 3 ed. Rio de Janeiro: Editora 34, 2013. 239p.

DELEUZE, G. **Empirismo e subjetividade.** Ensaio sobre a natureza humana segundo Hume. São Paulo: Editora 34, 2020 (2 ed.), 168 p.

DELEUZE, G; GUATTARI, F. **O Anti-Édipo.** São Paulo: Editora 34, 2011 (2 ed.), 560 p.

DESIDÉRIO, R.; COUTO, E. S. Pedagogias e performances corporais e sexuais de homens gays no Twitter. [pré-print]. Disponível em https://doi.org/10.1590/ SciELOPreprints.3477. Acesso em: 10 nov. 2021.

DICIONÁRIO GREGO-PORTUGUÊS. Cotia: Ateliê Editorial (2007, 2008, 2009, 2010).

DIDEROT, D. O sobrinho de Rameau. *In:* DIDEROT, D. **Os pensadores.** São Paulo: Editora Abril, 1979, p. 38-82.

EINSTEIN, A. Indução e dedução na física (1919). **Scientiæ Studia.** São Paulo, v. 3, n. 4, p. 663-4, 2005 [1919].

EKMAN, P. **A linguagem das emoções.** São Paulo: Lua de Papel, 2011, 287 p.

ÉLA, J. M. **Investigação científica e crise da racionalidade.** Livro I. Portugal: Edições Pedago. 2016.

ELIAS, N. **O processo civilizador volume 1:** uma história dos costumes. 2. ed. Rio de Janeiro: Jorge Zahar, 1994 [1939], 276 p.

FANON, F. **Os condenados da terra.** Rio de Janeiro: Editora Civilização Brasileira, 1968, 275 p.

FANON, F. **Pele negra, máscaras brancas.** Salvador: EDUFBA, 2008.

FANON, F. **Medicina e colonialismo.** Editora Terra sem Amos, 2020.

FARAH, M. F. S. Gênero e políticas públicas. **Estudos Feministas**, v. 12, n. 1, p. 47-71, 2004.

FAURE, O. Le regard des médicin. *In:* CORBIN, A.; COURTINE, J. J.; VIGARELLO, G. (org.). **Histoire du corps 2.** De la Révolution à la Grande Guerre. Paris: Éditions du Seuil, 2005, p. 15-50.

FEDERICI, S. **Calibã e a bruxa:** mulheres, corpo e acumulação primitiva. Coletivo Sycorax, 2004.

FERNANDES, J. M. Da (in)justiça da guerra ao direito da força. A singular visão proudhoniana. *In:* MACEDO, A. G; SOUZA, C.M. de; MOURA, V. (org.). **XVI Colóquio de outono Conflito e Trauma.** Centro de Estudos Humanísticos da Universidade do Minho: Edições Húmus, 2015.

FERREIRA, M. S.; TRAVERSINI, C. S. A análise do discurso foucaultiana como ferramenta metodológica de pesquisa. **Educação & Realidade,** Porto Alegre, v. 38, n.1, p. 207-226, 2013.

FLAUZINA, A.; PIRES, T. Cartas do Cárcere: horizontes de resistência política. **Rev. Direito Práx.,** Rio de Janeiro, v. 10, n. 03, p. 2117-2136, 2019.

FONSECA, A. C. Machado. Poder e corpo em Foucault: qual corpo? **Revista do Programa de Pós-Graduação em Direito da UFC,** v. 35.1, p. 15-33, 2015.

FOUCAULT, M. **A história da loucura na idade clássica.** São Paulo: Editora perspectiva, 1972.

FOUCAULT, M. **Doença mental e psicologia.** Biblioteca Tempo Universitário II. Rio de Janeiro: Edições Tempo Brasileiro Ltda, 1975a.

FOUCAULT, M. **Surveiller et punir.** Naissance de la prison. Paris: Gallimard, 1975b.

FOUCAULT, M. **Eu, Pierre Rivière, que degolei minha mãe, minha irmã e meu irmão.** Um caso de parricídio do século XIX apresentado por Michel Foucault. Rio de Janeiro: Edições Graal, 1991.

FOUCAULT, M. The subject and power. **Critical Inquiry,** v. 8, n. 4, p. 777-795, 1982.

FOUCAULT, M. **A verdade e as formas jurídicas.** 3. ed. Rio de Janeiro: NAU Editora, 2002, 160 p.

FOUCAULT, M. **Em defesa da sociedade.** Curso no *Collège de France* (1975-1976). São Paulo: Martins Fontes, 2005.

FOUCAULT, M. **A hermenêutica do sujeito.** Curso no *Collège de France* (1981-1982). São Paulo: Martins Fontes, 2006.

FOUCAULT, M. **As palavras e as coisas.** 9 ed. São Paulo: Martins Fontes, 2007, 541p.

FOUCAULT, M. **Segurança, território, população.** Curso no *Collège de France* (1977-1978). São Paulo: Martins Fontes, 2008a.

FOUCAULT, M. **Nascimento da biopolítica.** Curso no *Collège de France* (1978-1979). São Paulo: Martins Fontes, 2008b.

FOUCAULT, M. **O governo de si e dos outros.** Curso no *Collège de France* (1982-1983). São Paulo: Martins Fontes, 2010.

FOUCAULT, M. **Arqueologia do saber.** 8 ed. Rio de Janeiro: Forense Universitária. 2013a.

FOUCAULT, M. **O corpo utópico, as heterotopias / Le corps utopique, les hétérotopies.** São Paulo: n-1 Edições, 2013b.

FOUCAULT, M. **Vigiar e punir.** Nascimento da prisão. 42 ed. Petrópolis, RJ: Vozes, 2014a.

FOUCAULT, M. **História da sexualidade I:** a vontade de saber. 1 ed. São Paulo: Paz & Terra, 2014b.

FOUCAULT, M. **História da sexualidade II:** o uso dos prazeres. 1. ed. São Paulo: Paz & Terra, 2014dB.

FOUCAULT, M. **Os anormais:** Curso no *Collège de France* (1974-1975). 2. ed. São Paulo: Editora WMF Martins Fontes, 2014e.

FOUCAULT, M. As palavras e as coisas. *In:* FOUCAULT, M. **Ditos e Escritos VII.** Arte, Epistemologia, Filosofia e História da Medicina. 1 ed. brasileira, Rio de Janeiro: Forense Universitária, p. 138-144, 2016.

FOUREZ, G. **A construção das ciências.** Introdução à filosofia e à ética das ciências. São Paulo: Editora da Universidade Estadual Paulista, 1995.

FREKE, H. **On the origin of species by means of organic affinity.** Londres: Longman and Co. Row, 1861.

FREUD, S. **A interpretação dos sonhos.** Edição comemorativa 100 anos. Rio de Janeiro: Imago Editora, 2001.

FREUD, S. O mal-estar na civilização [1930]. *In:* FREUD, S. **O mal-estar na civilização, Novas conferências, introdução à psicanálise e outros textos [1930-1936].** Obras completas volume 18. São Paulo: Companhia das Letras, 2010.

FREUD, S. Uma neurose do século XVII envolvendo o demônio [1923] *In:* FREUD, S. **Psicologia das massas e análise do eu e outros textos [1920-1923].** Obras completas volume 15. São Paulo: Companhia das Letras, 2011.

FREUD, S. **Totem e tabu.** Algumas correspondências entre a vida psíquica dos selvagens e a dos neuróticos. Coleção L&PM, v. 1113, Porto Alegre, RS: L&PM, 2014.

FREZZATTI-JÚNIOR, W A. Haeckel e Nietzsche: aspectos da crítica ao mecanismo do século XIX. **Scientiæ Studia**, v. 1, n. 4, p. 435-61, 2003.

GARCIA-SEVERINO, F. C. Disputas por vontades de verdade sobre os corpos na escola: o dispositivo fenotípico da homofobia e do racismo. **Revista Eletrônica de Educação.** v. 12, n. 3, p. 867-883, set./dez. 2018.

GARCIA-SEVERINO, F. C. Breve ensaio sobre o silêncio. **Cadernos da pedagogia,** v. 15, n. 32, p. 139-150, 2021.

GARCIA-SEVERINO, F. C. **Genealogia dos corpos e a crítica da razão eucórpica.** 2022. Tese (Doutorado em Educação) – Centro de Educação e Ciências Humanas, Universidade Federal de São Carlos, 2022.

GARCIA-SEVERINO, F. C.; CATOIA, C.C.; KAWAKAMI, E.A. Feminoabjeções, lgbticídios e marilellecídios: pós-categorias para tensionar realidades. **Revista Estudos Feministas,** Florianópolis, v. 31, n. 3, e85005, p. 1-10, 2023.

GILROY, P. **O Atlântico Negro.** 2. ed. São Paulo: Editora 34, 2017.

GOETHE, J. W. **Fausto.** Grandes obras da Cultura universal. V. 3, 5. ed. Belo Horizonte: Itatitaia, 2002, 547 p.

GRIFFITHS, A. J.; WESSLER, S. R.; LEWONTIN, R. C.; CARROLL, S. B. **Introdução à Genética.** 9 ed. Rio de Janeiro: Guanabara Koogan, 2008.

GROSFOGUEL, R. Para descolonizar os estudos de economia política e os estudos pós-coloniais: transmodernidade, pensamento de fronteira e colonialidade global. **Revista Crítica de Ciências Sociais,** 80, p. 115-147, mar. 2018.

GUYTON, A. C.; HALL, J. E., **Textbook of medical physiology.** 11. ed. Philadelphia, Pennsylvania: Elsevier Inc., 2006.

HAECKEL, E. **Generelle Morphologie der Organismen.** Allgemeine Grunzüge der Organischen-WISSNCHAFT, mechanisch bergründet durch die von Charles Darwin reformirte descendez-theorie. Berlin: Druck und Verlag von Georg Reimer, 1866.

HALL, S. Identidade cultural e diáspora. **Revista do Patrimônio Histórico e Artístico Nacional.** Rio de Janeiro, n. 24, p. 68-75, 1996.

HALL, S. **Representation:** Cultural Representations and Signifying Practices. London, Sage Publications, 1997.

HALL, S. **Sin garantías:** trayectorias y problemáticas en estudios culturales. Ecuador: Corporación Editorial Nacional, 2013.

HARAWAY, D. Saberes localizados: a questão da ciência para o feminismo e o privilégio da perspectiva parcial. **Cadernos Pagu,** v. 5, p. 7-41, 1995.

HARAWAY, D. Manifesto Ciborgue. Ciência, tecnologia e feminismo-socialista no final do século XX. *In:* TADEU, T. (org). **Antropologia do Ciborgue. As vertigens do pós-humano.** Belo Horizonte: Autêntica editora, 2000.

HOME, E. The Croonian Lecture. Experiments and Observations upon the Structure of Nerves. **Philosophical Transactions**, v. 89, p. 1-12, 1799.

HOME, E. Observations on the Functions of the Brain. **Philosophical Transactions**, v. 104, p. 469-486, 1814.

HOME, E; BAUER, F. An Examination into the Structure of the Cells of the Human Lungs; with a View to Ascertain the Office They Perform in Respiration. **Philosophical Transactions**, v. 117, p. 58-64, 1827.

HOQUET, T. **Filosofia Ciborgue.** Pensar contra os dualismos. 1 ed. São Paulo: Perspectiva, 2019, 373p.

HORTON, R. Offline: COVID-19 is not a pandemic. **The Lancet.**, v. 396, p. 874, set. 2020.

HUI, Y. **Tecnodiversidade.** Tradução de Humberto do Amaral. São Paulo: Ubu Editora, 2020, 224 p.

HUME, D. **A investigação sobre o entendimento humano.** Coleção grandes obras do pensamento universal. 1. ed. São Paulo: Editora Lafonte, 2017, 175p.

JASPERS, K. **Psicopatología General.** 4 ed. Buenos Aires: Editorial Beta, 1977, 980p.

J.J. The Psychology of Reasoning. **Science**, v. 19, n. 189, p. 265-6, 1886.

JOURNAL Information. **Molecular Psychiatry** [on-line], [2023]. Disponível em: https://www.nature.com/mp/journal-information. Acesso: 5 nov. 2021.

KANDEL, E. **Em busca da memória.** O nascimento de uma nova ciência da mente. São Paulo: Companhia das Letras, 2009, 546 p.

KANT, I. Resposta à pergunta: Que é o "esclarecimento"? (*Aufklärung*). **Textos seletos.** 4. ed. Petrópolis: Vozes, 2010, p. 63-71.

KOYAANISQATSI: Life out of balance. Direção e produção: Godfrey Reggio. EUA: Island Alive, 1982, Youtube. Disponível em https://www.youtube.com/watch?-v=v6-K-arVl-U. Acesso em: 10 jul. 2024.

KREBS, C. J. **Ecology:** the experimental analysis of distribuition and abundance. 5. ed. São Francisco, CA: Benjamin Cummings, 2001.

KRIEGER, S. Um olhar de Nietzsche ao século XVII: os subterrâneos da revolução cartesiana. **Cad. Nietzsche.** Guarulhos/Porto Seguro, v. 39, n. 2, p. 223-245, set./dez. 2018.

LANGLOIS, J. Chá de quina vendido no Brasil não combate o coronavírus e pode trazer riscos à saúde. **National Geographic** [on-line], 9 de junho de 2020. Disponível em: https://www.nationalgeographicbrasil.com/ciencia/2020/06/cha-de-quina-coronavirus-cloroquina-malaria-hidroxicloroquina-quinina. Acesso em: 12 out. 2021.

LAURENTI, R. Novos aspectos da saúde pública. **Rev. Saúde Pública**, 25, p. 407-417, 1991.

LAURENTI, R. *et al*. A classificação internacional de doenças, a família de classificações internacionais, a CID-11 e a síndrome pós-poliomielite. **Arquivos de Neuro-psiquiatria**, São Paulo, v. 71, n. 9a, p. 3-10, 2013.

LE CAT; T. S. Two Medico-Chirurgical Observations, by Monsieur Le Cat: Communicated in a Letter to Mr. Serjeant Amyand, Dated at Rouen. **Philosophical Transactions,** v. 41, p. 712-724, 1740.

LE CAT, N. C.; UNDERWOOD, M. A Monstrous Human Foetus, Having Neither Head, Heart, Lungs, Stomach, Spleen, Pancreas, Liver, nor Kidnies. **Philosophical Transactions,** v. 57, p. 1-20, 1767.

LEE, R; Proud. Observations on the Functions of the Intestinal Canal and Liver of the Human Foetus. **Philosophical Transactions**, v. 119, p. 121-125, 1829.

LE-NICULESCU, H.; *et al*. Precision medicine for mood disorders: objective assessment, risk prediction, pharmacogenomics, and repurposed drugs. **Molecular Psychiatry**, n. 26, p. 2776-2804, 2021.

LEVINAS, E. **Ethics and Infinity.** Tradução para o inglês de Richard A. Cohen. Pittsburgh: Duquesne University Press, 1985.

LISBOA, F. S. **"O cérebro vai à escola"**: um estudo sobre a aproximação entre Neurociências e Educação no Brasil. 2014. Dissertação (Mestrado em Saúde Coletiva) – Ciências Humanas e Saúde. Universidade do Estado do Rio de Janeiro, 2014.

LORO, L. B. *et al*. História da neurotransmissão: um breve relato. **Acta Médica,** v. 39, n. 1, p. 23-35, 2018.

LUCENA, B. B.; SEIXAS, C. M.; FERREIRA, F. R. Ninguém é tão perfeito que não precise ser editado: fetiche e busca do corpo ideal. **Psicologia USP**, v. 31, e190113, p. 1-9, 2020.

LUGONES, M. Rumo a um feminismo descolonial. **Revista Estudos Feministas,** Florianópolis, v. 22, n. 3, 2014.

MALTHUS, T. Ensaio sobre a população. *In:* MALTHUS, T. **Os economistas.** São Paulo: Editora Nova Cultural Ltda. 1996 [1798], p. 233-378.

MARQUEZ, C. C. **Tratado Elemental de Botánica.** Adaptado al estudio de la Flora de América Equinoccial. Bogotá: Imprenta Elécirica, 1918, 532 p.

MATHEWS, A. The Scope and Present Position of Biochemistry. **The American Naturalist**, v. 31, n. 364, p. 271-277, 1897.

MATORY, J. L. Marx, Freud e os deuses que os negros fazem. A teoria social europeia e o fetiche da vida real. **Revista Brasileira de ciências Sociais.** v. 13, n. 97, 2018, p. 1-19.

MATURANA, H. **Cognição, ciência e vida cotidiana**. Tradução Cristina Magro e Victor Paredes. Belo Horizonte: Editora UFMG, 2001.

MBEMBE, A. Necropolítica. **Arte & Ensaios, Revista do PPGAV/EBA/UFRJ,** n. 32, p. 122-151, dez. 2016.

MELLO, H. C. Arte, fotografia e política. Mostra em Buenos Aires aborda a relevância da fotografia para Guevara na Bolívia, as fotos lá produzidas e o que os generais bolivianos fizeram com elas. **Arte!brasileiros,** 2018. Disponível em https://artebrasileiros.com.br/sub-home2/as-imagens-dos-guerrilheiros/. Acesso em: 5 jan. 2022.

MENDELSOHN, E. The biological sciences in the nineteenth century: some problems and sources. **HISTORY of Science**, 3, p. 39-59, 1964.

MILLER, S. A.; HARLEY, J. P. **Zoology.** 5. ed. The McGraw-Hill Companies, 2001, 540 p.

MILLS, T. W. Physiological and Pathological Reversion. **Science**, v. 21, n. 263, p. 79-82, 1888.

MONTEIRO, F. M.; CARDOSO, G. C. A seletividade do sistema prisional brasileiro e o perfil da população carcerária. Um debate oportuno. **Civitas**, Porto Alegre, v. 13, n. 1, p. 93-117, jan.-abr. 2013.

MORTON, C. Observations and Experiments upon Animal Bodies, Digested in a Philosophical Analysis, or Inquiry into the Cause of Voluntary Muscular Motion. **Philosophical Transactions**, v. 47, p. 305-314, 1751.

MOULIN, A. M. O corpo diante da medicina, p. 15-83. *In:* CORBAIN, A; COURTINE, J. J.; VIGARELLO, G. **História do corpo 3.** As mutações do olhar. O século XX. 4. ed. Petrópolis: Vozes, 2018, 615 p.

MÜNSTERBERG, H. The Physiological Basis of Mental Life. **Science**, v. 9, n. 221, p. 441-447, 1899.

NABAIS, J-M. Rembrandt – o quadro A lição de Anatomia do Dr. Tulp e a sua busca incessante pelo conhecimento. **Revista da Faculdade de Letras**; Ciência e Técnicas do patrimônio. Porto (Portugal), Série I, v. VII-VIII, p. 279-296, 2008-2009.

NAQOYQATSI: Life as war. Direção: Godfrey Reisz. Produção: Lawrence Reitman. Estados Unidos: Miramax Films, 2002. DVD (89 min.).

NELSON, D. L.; COX, MICHAEL, M. **Lehninger principles of biochemistry.** 6. ed. Basingstoke: Macmillan Education, 2013.

NIETZSCHE, F. W. **Genealogia da moral.** Uma polêmica. São Paulo: Companhia das Letras, 1998.

NIETZSCHE, F. W. **O anticristo.** São Paulo: Martin Claret, 2014.

NIETZSCHE, F. W. **A Gaia Ciência.** São Paulo: Martin Claret. 2016.

NIETZSCHE, F. W. **Vontade de potência.** Petrópolis, RJ: Vozes, 2017a.

NIETZSCHE, F. W. **Humano Demasiado Humano:** um livro para espíritos livres. São Paulo: Companhia das Letras, 2017b.

NOLLET, A.; STACK, T. Part of a Letter from Abbe Nollet, of the Royal Academy of Sciences at Paris, and F. R. S. to Martin Folkes Esq; President of the Same, concerning Electricity. **Philosophical Transactions**, v. 45, p. 187-194, 1748.

ODUM, E. P. **Ecologia.** São Paulo: Pioneira, 1969, 201 p.

OKSANEN, L. Ecosystem Organization: Mutualism and Cybernetics or Plain Darwinian Struggle for Existence? **The American Naturalist**, v. 131, n. 3, p. 424-444, 1998.

OLIVEIRA, J. P. S.; MACEDO, C. G.; MILLEN-NETO, A. R. Autoapresentação corporal de lutadoras de artes marciais mistas (MMA) no Instagram. **Movimento**, Porto Alegre, v. 27, e27019, p. 1-20, 2021.

PARKER, G. H. The Neurone Theory in the Light of Recent Discoveries. **The American Naturalist**, v. 34, n. 402, p. 457-470, 1900.

PASSETTI, G. **O mundo interligado:** poder, guerra e território nas lutas na Argentina e na Nova Zelândia (1826-1885). Tese (doutorado em História Social) – Faculdade de Filosofia, Letras e Ciências Humanas da Universidade de São Paulo, São Paulo, 2010.

PFEIFER, R. On the role of morphology and materials in adaptive behavior. *In:* Sixth International Conference on Simulation of Adaptive Behavior (SAB), p. 23-32, 2000.

PFEIFER R.; GÓMEZ, G. Morphological Computation – Connecting Brain, Body, and Environment. *In:* SENDHOFF, B.; KÖRNER, E.; SPORNS, O.; RITTER, H.; DOYA, K. (ed.). **Creating Brain-Like Intelligence**. Lecture Notes in Computer Science, vol. 5436. Springer, Berlin, Heidelberg, 2009. DOI: https://doi.org/10.1007/978-3-642-00616-6_5.

PLATÃO. **O banquete.** Tradução Donaldo Schüler. Porto Alegre, RS: L&PM, 2017 [427-347 a.C.], 176 p.

PRIESTLEY, J. Observations on Respiration, and the use of the Blood. **Philosophical Transactions**, v. 66, p. 226-248, 1776.

QUANTO custará estudar em 29 das escolas mais caras do Brasil em 2024. **Forbes** [on-line], 24 de novembro de 2023. Disponível em: https://forbes.com.br/forbes-money/2023/11/quanto-custara-estudar-em-29-das-escolas-mais-caras-do-brasil-em-2024. Acesso em: 10 jul. 2024.

RABELO, C. Etnofarmacologia: conhecimento popular em parceria com a ciência. **Ciência para todos** [on-line]. Texto originalmente escrito para o programa "Na Onda da Vida" da Rádio UFMG Educativa e adaptado por Laura Barroso. Disponível em: https://www.ufmg.br/cienciaparatodos/wp-content/uploads/2011/05/03-etnofarmacologiaconhecimentopopularemparceriacomaciencia.pdf. Acesso em: 27 set. 2021.

RAINEY, G. On the Structure and Use of the Ligamentum Rotundum Uteri, with Some Observationsupon the Change Which Takes Place in the Structure of the Uterus during Utero-Gestatio. **Philosophical Transactions**, v. 140, p. 515-520, 1850.

RAVEN, P. H.; JOHNSON, G. B. **Biology.** 6. ed. Boston, MA: McGraw-Hill, 2002, 1238 p.

RICKLEFS, R. E. **A economia da natureza.** 5. ed. Rio de Janeiro: Guanabara Koogan, 2003, 503 p.

ROCHA, E. C. B.; LIMA, L. J. L.; ALMEIDA, M. V. G.; LOPES, M. R. Necessidade de gerenciamento dos gastos com exames laboratoriais no Brasil. **REFASF.** Petronilho-PE, v. 8, n. 15, p. 112-128, 2018.

ROSLER, R.; YOUNG, P. La lección de anatomía del doctor Nicolaes Tulp: el comienzo de una utopía médica. **Rev. Med. Chile**, 139, p. 535-541, 2011.

SACKS, O. **O rio da consciência.** 1. ed. São Paulo: Editora Schwarcz, 2017.

SAFFIOTTI, H. I. B. Violência de gênero no Brasil atual. **Estudos feministas**, ano 2, p. 443-461, 2 sem. 1994.

SANTOS, M. A. B. Eficiência e ineficiência nos sistemas de saúde: a perspectiva internacional do debate. *In:* OCKÉ-REIS, C. O. (org.) **SUS:** avaliação da eficiência do gasto público em saúde. 1. ed. Brasília: IPEA, CONASS, OPAS/OMS, 2022, p. 83-108.

SÃO PAULO. Secretaria de Educação. **Manual de apoio ao currículo do estado de São Paulo.** Caderno do professor, Biologia, 3º ano do Ensino Médio, volume 1, 2014-2017.

SCHILLER, J. Physiology's struggle for independence in the first half of the nineteenth century. **History of Science**, 7, p. 64-89, 1968.

SHELLEY, M. **Frankenstein:** ou o prometeu moderno. 1. ed. São Paulo: Penguin Classics Companhia das Letras, 2015 [1818], 410 p.

SILVA, A. L. **A biopolítica no "século" do cérebro:** educação, aprimoramento cognitivo e Produção de capital humano. 2019. Tese (Doutorado em Educação). Faculdade de Ciências e Tecnologia – Universidade Estadual Paulista, 2019.

SIMONDON, G. **Do modo de existência dos objetos técnicos.** Rio de Janeiro: Contraponto Editora, 2020.

SINGER, M.; BULLED, N.; OSTRACH, B.; MENDENHALL, E. Syndemics and the biosocial conception of health. **The Lancet,** Series, v. 389, p. 941-950, mar. 2017.

SONTAG, S. **A doença como metáfora / A Sida e suas metáforas.** Lisboa: Quetzal Editores, 2009, 189 p.

STEPAN, N. **The idea of race in science:** Great Britain, 1800-1960. Basingstoke, Hampshire e Londres: Macmillan, 1982.

TASCA, R.; BENEVIDES, R. P. S. **SUS:** desafios para tornar eficiente um sistema universal e subfinanciado. *In:* OCKÉ-REIS, C. O. (org.) SUS: avaliação da eficiência do gasto público em saúde. 1. ed. Brasília: IPEA, CONASS, OPAS/OMS, 2022, p. 41-59.

THE University of Chicago Press for The American Society of Naturalists. Psychology. **The American Naturalist**, v. 20, n. 5, p. 474-479, 1886.

WAHRLICH, V.; ANJOS, L. A. Aspectos históricos e metodológicos da medição e estimativa da taxa metabólica basal: uma revisão de literatura. **Cad. Saúde Pública**, Rio de Janeiro, v. 17, n. 4, p. 810-817, 2001.

VESALIUS, A. The preface of Andreas Vesalius to De Fabrica Corporis Humani 1543. Proceedings of Royal Society of Medicine. Section of the History of Medicine, 1932, p. 38-48.

VEYNE, P. **Como se escreve a história e Foucault revoluciona a história.** 4. ed. Brasília: Editora da Universidade de Brasília, 1998, 285 p.

WATSON, J.; CRICK, F. Molecular structure of nucleid acids. **Nature,** n. 4356, p. 737-738, 1953.

WACQUANT, L. A aberração carcerária à moda francesa. **Revista de Ciências Sociais**, Rio de Janeiro, v. 47, n. 2, p. 215-232, 2004.

WILDE, O. **O retrato de Dorian Gray.** Rio de Janeiro: Ediouro, 1987, 188 p.

WHO – World Health Organisation. **History of the development of the ICD.** 2019. Disponível em: https://icd.who.int/icd11refguide/en/index.html#1.7HistoryofthedevofICD|history-of-the-development-of-the-icd|c1-7. Acesso em: 16 out. 2019.